道教典籍選刊

真誥（修訂本）

〔梁〕陶弘景 撰
趙益 點校

中華書局

圖書在版編目(CIP)數據

真誥/(梁)陶弘景撰;趙益點校. —2 版(修訂本). —
北京:中華書局,2023. 7(2023. 11 重印)
(道教典籍選刊)
ISBN 978-7-101-16236-3

Ⅰ. 真… Ⅱ. ①陶…②趙… Ⅲ. 道教-養生(中醫)
Ⅳ. R212

中國國家版本館 CIP 數據核字(2023)第 092276 號

責任編輯: 朱立峰
責任印製: 管 斌

道教典籍選刊
真 誥
〔梁〕陶弘景 撰
趙 益 點校
*
中 華 書 局 出 版 發 行
(北京市豐臺區太平橋西里 38 號 100073)
http://www. zhbc. com. cn
E-mail:zhbc@ zhbc. com. cn
三河市博文印刷有限公司印刷
*
850×1168 毫米 1/32 · 13⅜印張 · 2 插頁 · 230 千字
2011 年 9 月第 1 版 2023 年 7 月第 2 版
2023 年 11 月第 7 次印刷
印數:9301-10800 冊 定價:59. 00 元

ISBN 978-7-101-16236-3

道教典籍選刊緣起

道教是我國土生土長的宗教，歷史悠久，可以溯源到戰國時期的方術，甚至更古的巫術，而正式形成於東漢時期。它是我國傳統文化的重要組成部分，對我國人民的思維方式、生活方式，對古代科學、技術的發展，都産生過重要之影響，並波及社會政治、經濟等各方面。

道教典籍極爲豐富，就道藏而言，多達五千餘卷，是有待進一步發掘、清理和利用的文化遺産之一。爲便於國内外學術界對道教及其影響的研究，便於廣大讀者瞭解道教的概貌，我們初步擬訂了道教典籍選刊的整理出版計劃。其中既有道教最基本的典籍，也包括各種流派的代表作，有不少書與哲學、思想史關係密切。所有項目，都選用較好的版本作爲底本，進行校勘標點。

由於我們缺乏經驗，工作中難免有失誤之處，亟盼關心此項工作的專家和廣大讀者給以指導與幫助。

中華書局編輯部

一九八八年二月

目録

附

前言

真誥是中國古代道教最重要的經典之一，也是得以保存至今的東晉南北朝時期重要的社會文化史料之一。它在中國宗教史、文化史上具有非常獨特的地位。

「仙真降誥」的創撰及流傳經過

根據南朝梁陶弘景的記録和一些早期上清道教内史文獻的陳述，東晉興寧三年乙丑歲（三六五），大約從六月份開始，有衆多的仙真下降至一位有通靈之質的年輕人——楊羲——的館舍，向他口唆了許多修真的要旨，委託他以世間文字書寫記録下來，傳達給殷勤向道並有志修真上仙的句容人氏許謐、許翽父子。降唆、記録的時間持續了好幾年，一直到東晉簡文帝登極之後方纔停止，但其中乙丑這一年降唆内容最多，地點或在東晉京城建康（因爲楊羲一度做了瑯琊王司馬昱的公府舍人），或在楊羲句容的家裏，或在許氏父子位於茅山的山館中。楊羲將筆録傳示給許氏父子，後者又做了一些轉鈔，並在修道的過程中不斷通過通靈者楊羲向仙真們詢問，彼此的問答同樣由楊羲書寫傳遞。楊羲、許氏父子的這些手書，經過許氏後人及衆多向道者之手，頗經散佚，最後由陶弘景搜集整理成真誥一書，傳於後世。

這是一個典型的宗教創生故事，故事的核心就是真誥。

陶弘景編纂的真誥，大致可以分爲三個部分。第一部分是「仙真降誥」，第二部分是「在世記述」，第三部分是「敘録」。「仙真降誥」主要是由通靈代言的楊羲本人筆録的仙真口旨，另外也有楊羲轉述、而由二許（許謐、許翽）筆録的内容，以及二許轉鈔的楊羲筆録。「在世記述」是楊羲、二許自己的一些冥通記録，以及楊羲與仙真、楊羲與二許、二許與仙真（二許與仙真乃通過楊羲）的書信往來。第一、二部分是真誥的「本文」，陶弘景撰有注釋。「敘録」則是陶弘景關於真誥的解題，「悉隱居所述，非真誥之例」，包括真誥敘録、真經始末、真胄世譜三篇文字（今或統稱爲「真誥敘録」）。

從今天的觀點來看，真誥本文部分是擬託於仙真降誥的一部宗教著作，它毫無疑問是「人」而不是「神仙」的作品。真誥本身是宗教語録彙編，但也可以視爲上清派道教最早創撰的經典文本之一，因此，它的作者應該就是上清派的創教者。但究竟是通靈者楊羲的創作〔二〕，還是其背後隱藏着的如魏華存後人及其弟子集團一類「先知」們的作品〔三〕，抑或是二許的構造，已經很難得出確切的答案。儘管如

〔二〕有不少當代研究者傾向於楊羲是包括上清系經典在内的主要作者。參閲李養正楊羲與上清大洞真經，中國道教，一九八七年第四期。

〔三〕大約形成於陶弘景之前的上清源統經目註序（雲笈七籤卷四）謂：「（魏）華存以咸和九年歲在甲午，乘飈輪而升天。去世之日，以經付其子道脱，又傳楊先生諱羲。」按：上清源統經目註序所載魏華存以上世系，基本都屬於傳説或擬託，而衹有魏華存是可考的歷史人物，也是最有可能的實際創教者。

此，我們仍可以做一些分析。

所謂「上清派道教」（以下簡稱「上清系」），乃是晉室南渡以後，南北各種道教因素在南方得到義理化重構而新生的一個創生型宗教派別，其初創可以追溯到兩晉之交的魏華存等，其定型即在於東晉中後期的茅山「楊羲—許氏」集團，而其發揚光大，陶弘景起到了重要作用。儘管北方「五斗米道」及其流變「正一盟威之道」或「天師道」，南方靈寶、三皇道經出現的時間都更早一些，但實際上，其對整體道教的「形成」與進化所起到的作用均要弱於上清系。當時道教經典仿照佛藏而形成「三洞」體系，即上清一派所爲〔一〕，因此，「洞真」的地位最高。後來「四輔」特別是「正一總括三洞」的修正，不過是道教内部不斷融合與調整的結果。至於道教的義理化擡升，則主要有賴於上清系的貢獻。作爲東晉以後逐漸形成的新道教之一的上清系，在充分體現出道教整合、新變的歷史特性之外，還有另外兩個顯著特點：一是繼承了南方固有民間宗教信仰如薩滿教遺存等因素，二是有衆多文士參與了義理化的整理與新創。

上清系之創教，具有較爲明顯的薩滿風格，所有的真人降誥都是由通靈者（薩滿）的代言實現的。

〔一〕Ninji Ōfuchi（大淵忍爾），"The Formation of the Taoist Canon", in H. Welch and A. Seidel eds., *Facets of Taoism*, Yale University Press, 1979.

根據對真誥及陶弘景所撰敘録的分析可以發現，早期的通靈者可能不止一人（如升平三年就有仙女愕緑華降羊權），後來則是華僑。陶弘景謂：「衆真未降楊之前，已令華僑通傳音意於長史。」（真誥卷十九）真誥卷七載許謐答書，亦曰「昔因華氏，累白書敬」、「昔憑賴華氏，每輒獎勸」。華僑是地方上的官吏，可能是較早遷入江南的吴姓人氏。晉陵華氏很早就與許氏聯姻，並世代通婚，其家本歷世奉事當地的民間信仰，此後改換門庭，接受了魏華存或周季通等一系的上清道法〔一〕。後來道史的一種説法是，華僑最終改詣丹陽許氏受教〔二〕。總之，華僑成爲「靈媒」，即二許用以通神的媒介，實質上也可能是早期重要創教者之一。華僑受教後，因不能遵守隱祕原則，妄泄天機，故被逐出〔三〕。華僑一家均參與了初期的道法傳授，真誥中提及者即有華騎、華團、華西姑。按照當時的道教教義，「漏泄天文」的華僑

〔一〕 Rolf Stein, "Religious Taoism and Popular Religion from the Second to Seventh Centuries", in H. Welch and A. Seidel eds., *Facets of Taoism*.

〔二〕 見紫陽真人内傳附録。今存紫陽真人内傳，爲上清諸真傳之一，據陶弘景真誥注，即爲華僑所撰（參閲陳國符道藏源流考，中華書局，一九六三年，第八頁）。則此附録中關於華僑的描述，當爲後人增入。因其與陶弘景真誥敘録所言吻合，應屬可靠。

〔三〕 陶弘景真誥敘録，真誥卷二十。Rolf Stein 認爲這實際上是原本信奉民間俗神的華氏立場不堅定的結果，見"Religious Taoism and Popular Religion from the Second to Seventh Centuries"。

不僅「得有死罪」，「尋輪頭皮於水官」（真誥卷七），「今猶在鬼伍」（周氏冥通記卷三），其家人或有死後在冥世仍爲此遭受到極爲嚴酷的刑罰。此後楊羲起而代之，而華僑則被削奪名簡，從此排除在上清教法世系之外。華僑被排除後，楊羲成爲出現在前臺的唯一的靈媒。陶弘景真經始末曰：「伏尋上清真經出世之源，始於晉哀帝興寧二年太歲甲子，紫虛元君上真司命南嶽魏夫人下降，授弟子瑯琊王司徒公舍人楊某，使作隸字寫出，以傳護軍長史許某並第三息上計掾某某，二許又更起寫，修行得道。凡三君手書，今見在世者，經傳大小十餘篇多掾寫，真受四十餘卷多楊書。」（真誥卷十九）據此，原始上清經典也是由楊羲「隸字寫出」的。陶弘景真冑世譜云：

楊君名羲，成帝咸和五年庚寅歲九月生，本似是吴人，來居句容，真降時猶有母及弟。君爲人潔白，美姿容，善言笑，工書畫。少好學，讀書該涉經史，性淵懿沉厚，幼有通靈之鑒，與先生、長史並懸殊，而早結神明之交。長史薦之相王，用爲公府舍人自隨。簡文登極後，不復見有迹出。顧云是簡文師，或云博士。楊乃小簡文十歲，皆恐非實也。按真誥云「應以太元十一年丙戌去」，又云「苦不奈風火，可修劍解之道，作告終之術」。如此，恐以早逝，不必丙戌也。得真職任，略如九華所言，當輔佐東華爲司命之任，董司吴、越神靈人鬼，一皆關攝之。楊先以永和五年己酉歲受中黄制虎豹符，六年庚戌又就魏夫人長子劉璞受靈寶五符，時年二十一。興寧三年乙丑歲，衆真降授，年三十六。真降之所，無正定處，或在京都，或在家舍，或在山館。山館猶是雷平山許長史廨，楊恒數來就掾，

非自山居也。（真誥卷二十）

「真受」的書寫，當然更是由楊羲完成：

二許雖玄挺高秀，而質撓世迹，故未得接真。今所授之事，多是爲許立辭，悉楊授旨疏以示許爾。唯安妃數條是楊自所記録。今人見題目云某日某月某君許長史及掾某，皆謂是二許親承音旨，殊不然也。今有二許書者，並是别寫楊所示者耳。（真誥卷十九）

這就是説，由於二許並未接真，故而所有真受皆由楊羲書寫並傳達給二許，但其中有部分内容（如安妃數條）是降授給楊羲本人的（這部分内容主要見於卷二）。二許所書，不過是過録或别寫楊羲的記録，或者是通過楊羲轉呈的信函。從薩滿教原則上説，人、神睽隔，二許身入仙籍之前，並無由見真，故必需靈媒之中介，即陶弘景真誥敘録所云：

二許應修經業，既未得接真，無由見經，故南真先以授楊，然後使傳，傳則成師，所以長史與右英書云：「南真哀矜，去春使經師見授洞房。」云云。而二許以世典爲隔，未崇禮敬，楊亦不敢自處，既違真科，故告云：「受經則師，乃恥之耶？」然則南真是玄中之師，故楊及長史皆謂爲玄師。又云「疾者當啓告於玄師，不爾不差」。而長史與右英及衆真書亦稱「惶恐言」者，此同於師儀爾，實非師也。（真誥卷十九）

楊羲的「靈媒」身份是没有疑問的。據真誥中保留的楊、許來往書信推斷，楊羲雖非許家門客，但確實接受過許家的資助〔一〕，並且這種資助主要是用於通靈代言。楊羲對二許的態度均極謙卑，所以陶弘景纔有「楊亦不敢自處」的推論。

重要的是，根據真誥所透露出的一些信息，華僑和楊羲都是信奉當地道教的重要人物，較早地接受了地方信仰及早期上清道法，或許是其影響了許氏家族而不是正相反。楊羲是較明確的魏夫人（或其兒子）最早的弟子〔二〕，「幼有通靈之鑒」，並由許謐「薦之相王」，共同參與爲簡文帝舉行的祕密降授活動。至於陶弘景在整理「真誥」時，有一定程度的尊許抑楊的傾向，其原因可能是試圖抹去「薩滿通靈」的色彩而强調上清教法的義理化性質，從而達到清理、弘揚教法的目的。

但真誥以及其它原始上清經典的確實作者是否即是「靈媒」楊羲，仍難遽定。因爲上清系内史所承認的創教者魏華存，既可以肯定是一個歷史人物，其週邊也有可能確實存在過一個祕密的宗教集團，並有過一些具體的創教活動。有證據表明，很多上清經典在東晉中後期以前就可能出現〔三〕。所以真誥的語録，也不能排除是魏華存子弟們的創作，而由楊羲書寫傳達。

〔一〕關於楊、許此方面的關係，參閱王家葵陶弘景叢考第三章真誥叢考，齊魯書社，二〇〇三年。

〔二〕陶弘景真誥敘録以及比較可靠的早期文獻如上清原統經目註序（雲笈七籤卷四引）皆明文記録。

〔三〕參閱蕭登福六朝道教上清派研究第一至第三章，文津出版社，二〇〇五年。

上清系的創立過程中，有衆多文士參與了義理化的整理與新創，而這些文士即以二許爲核心的許氏家族爲主（二許爲主要參與者，而許氏家族其它成員及其姻親爲週邊骨幹）。這一群體不僅實際主導着創撰經典的活動〔二〕，而且又曾敷演古老傳説，撰寫了相當一批仙真傳記〔三〕。因此，在真誥的作者問題上，許氏也不能完全排除。至少，二許既然通過楊羲的轉述「又更起寫」了一些真啰，就存在着添加、發揮的可能性。另外，自楊羲、二許先後去世後，「真啰」文本經歷了一個較長時間的流散過程，並又先後經過顧歡、陶弘景的整理，很難保證其中没有被增加的内容。

總之，宗教著作的作者是一個複雜並且很難有確切答案的問題。對於今人來説，衹要認識到真誥是上清系創教者的創造而非「仙真降誥」，即已距真相不遠。

關於楊羲、許謐、許翽「三君」手書的流傳情況，陶弘景所撰敘録中的真經始末是最重要的資料，它

〔二〕關於上清經典的創撰時間與創撰主體，當代研究有兩種意見：一是認爲很多上清經典在東晉興寧以前就可能出現，其作者非爲一時之人（參閲蕭登福六朝道教上清派研究第一至第三章）；一是認爲上清經的實際形成即在興寧二年仙真降啰以後，主要爲華僑、楊羲、許謐、許邁所創製（參閲小林正美六朝道教史研究，李慶譯，四川人民出版社，二〇〇一年，第二六—二七頁）。

〔三〕參閲陳國符道藏源流考，第八—一四頁。

清楚地敘述了上清經喽的流傳過程。其中的「經」、「傳」與「真喽」（「真迹」）是分别而言的，「真喽」即是真誥内容。陶弘景云：「凡三君手書，今見在世者，經傳大小十餘篇……真喽四十餘卷……」細考陶弘景所述，這得以保存的四十餘卷「真喽」主要是兩部分：

第一是許謐之孫許黄民於元興三年（四〇四）攜經卷入剡後，由供養者馬朗、馬罕堂兄弟所獲取的部分。其中「真喽二十餘小篇」由樓惠明通過殳季真獻給了宫廷，後歸陸修静，被糊連裝揭成二十四篇。陸亡，歸徐叔標；徐亡，又歸陸修静兄之子陸瓌文。其間散失三篇，最後剩下二十一篇，「悉以還封昭臺」。樓惠明另外還存留於鍾義山處「雜喽十餘篇」，最後只剩下二篇，後亦爲陶弘景搜集，「還封昭臺」。馬罕子馬智最後因改奉佛法，遂又將何道敬爲其父繕寫的包括經書四五卷、真喽六七篇送給鍾義山，此部分内容在樓惠明所受者之外。其中，「真喽」部分，後亦「還封昭臺」，合前二十一篇，接近三十篇。第二是許黄民從馬家移居錢塘時帶走的十數卷，後爲杜氏家族所受部分。由顧歡同杜京産、戚景玄、朱僧標「共相料視」，「分别選出」經傳四五卷、真喽七八篇。「其經二卷並真喽，已還封昭臺」。兩部分合計，已近三十五六篇。其它數篇來源，陶弘景没有具體交待，大約是許黄民未入剡時「散落在諸親通間，今句容所得者」。昭臺，即真誥卷十三陶弘景附記所提到的用於安經的昭靈臺。

以此對照陶弘景從子陶翊撰華陽隱居先生本起録（載雲笈七籤卷一百七）所述陶弘景尋訪路線、對象等，一一合若符節，可以證明真喽手書的確切傳承。必須注意的問題是，楊、許手書和「經」、「傳」

有一個重大的不同，即前者重在是楊、許所書，摹寫文本在性質上不屬於「真誥」範疇。陶弘景編成的真誥本文證明了這一點，其中非三君所寫的「異手之書」，數量很少。

陶弘景對真誥的整理與編纂

陶弘景本人並没有創撰及重構上清道教的經典，但他仍然是上清經典乃至上清系得以光大的最關鍵人物。特别是上清系所創撰的「仙真降誥」，正是由於陶弘景的最後編纂、整理與注釋，纔形成了真誥一書，並得以傳世。

陶弘景之所以編纂真誥，當然首先是由其好道之志所決定的。但他選擇上清系並有意發揚，則另有原因。據華陽隱居先生本起録，陶弘景七世祖陶濬爲吴鎮南將軍，封句容侯，許謐之祖許尚即妻陶濬之女，許、陶兩家由此聯姻。許謐本人則妻陶威女，陶威爲陶璜子、陶濬侄。許謐妻陶科斗是許氏一門中得道階位僅次於許邁、許謐、許翽的人物。由此，陶弘景與上清系創教者許氏家族有着極深的淵源。在某種程度上甚至可以認爲，許氏、葛氏、陶氏三個有着相同社會背景與利益追求的家族，在創立新教以度末世的意識上，具有高度的認同〔二〕。東晉至南朝，正是道教整合的關鍵階段，各地造經層出不窮，

〔一〕Michel Strickmann, "The Mao Shan Revelations: Taoism and Aristocracy", *T'oung Pao* 63, N0. 1(1997), pp. 1–64.

但陶弘景並没有把精力放在編次總結上清經典，而是放在了整理「楊許真迹」之上。一是因爲傳統上清經典已經基本定型，而陶弘景本人對新出僞撰經典深惡痛絶；二是因爲在陶弘景看來，「楊許真迹」是真正原始的仙授，包含了更爲豐富的内容，有助於他重新建構整體的上清教法。事實證明，陶弘景對一系列上清教義和組織儀規的整合，完全是建立在「楊許真迹」這一基礎之上的〔二〕。賈嵩華陽陶隱居内傳序稱，「著隱訣以析綱目，著真誥以旌降哎」〔三〕，實中肯綮。

陶弘景的第一步工作是搜集楊許手書。

陶弘景搜訪真迹的工作，據陶翊華陽隱居先生本起録所載，大約是從甲子歲（四八四）至壬申歲（四九

〔二〕參閲趙益六朝南方神仙道教與文學，上海古籍出版社，二〇〇六年，第一四〇—一四一頁。

〔三〕賈嵩華陽陶隱居内傳卷首，道藏，文物出版社等三家出版社影印本，一九八八年，第五册第四九九頁。按：賈嵩之時代有二説：一曰宋人（葉德輝觀古堂彙刻書、王家葵陶弘景叢考，第二九一頁注釋①），一曰晚唐時人（Michel Strickmann，“On the Alchemy of T'ao Hung-ching，”in H. Welch and A. Seidel eds.，*Facets of Taosim*，p. 142.，任繼愈主編道藏提要，Kristofer Schipper and Francisus Verellen eds，*The Taoist canon：A Historical Companion to the Daozang*〔道藏通考〕，the University of Chicago Press，2004）。前者的理由是今本華陽陶隱居内傳卷三載有宋宣和封誥；後者的理由是全唐文載有同名賈嵩之夏日可畏賦，且卷三内容不見於賈嵩原序，恐爲後人所增。按：晚唐説近是。雲笈七籤所載陶翊本起録顯非全帙，而賈嵩所見仍是原本；雲笈七籤編成於宋真宗時，其後本起録主要就賴此而傳。若謂宣和以後之人尚得見本起録原本，恐難合事理。

二)年間,「先生以甲子、乙丑、丙寅三年之中,就興世館主東陽孫游嶽咨稟道家符圖經法,雖相承皆是真本,而經歷模寫,意所未愜者。於是更博訪遠近以正之。戊辰年,始往茅山,便得楊許手書真迹,欣然感激。至庚午年,又啓假東行浙越,處處尋求靈異,至會稽大洪山,謁居士婁慧明;又到餘姚太平山,謁居士杜京產;又到始寧兆山,謁法師鍾義山;又到始豐天台山,謁(諸)〔朱〕僧標及諸處宿舊道士,並得真人遺迹十餘卷,遊歷山水二百餘日乃還」。庚午以後至壬申歲,陶弘景投紱入山,其間一年多時間,應該也在不斷搜訪之中。從真經始末中陶弘景對上清經典及楊、許手迹流傳散佚的熟悉程度來看,陶弘景搜集尋訪的工作是極富成效的。

搜集過程同樣也是一個判别的過程。前已説明,「真嗳」的本質在於它們是楊、許的手書,不需要通過内容的鑒别而單憑其書法就可判定真僞,而陶弘景絶佳的書法素養保證了搜集的純正性。

其次是整理並加以注釋。

其中有一個比較重要的問題是顧歡在傳承過程中所起的作用。顧歡確實做過楊、許手迹的整理工作,據真誥敘録記載,顧歡先在樓惠明處得睹真迹,於是同杜京產、戚景玄、朱僧標「共相料視」,「分别選出」經傳四五卷、真嗳七八篇,並似乎已經纂集成册〔二〕。無上祕要引用了題爲「真迹經」、「道迹經」

〔二〕陶翊華陽隱居先生本起録「真誥一秩七卷」下注曰:「此一誥是晉興寧中衆真降授,楊許手書遺迹。顧居士已撰,多有遺謬。」(雲笈七籤卷一百七)

的內容，可能即爲顧歡編纂。日本學者石井昌子通過研究發現，其中與真誥內容完全相同的分別有四條和五條，部分相同的分別有三條，完全不同的則分別有一條和七條。因此，陶弘景編纂真誥，除了在顧歡的基礎上進行改編和增飾外，亦另外還據有原始材料〔二〕。這個結論與楊、許手迹流傳過程的一個事實——亦即顧歡並没有收集到完整的手迹——相吻合，因而是可以成立的。

不過，儘管顧歡所編可能是陶弘景的主要基礎，陶弘景在真誥敘録中却基本否定了顧歡的工作，其中的主要原因並非是陶弘景對顧歡整理「多有漏謬」的不滿，而是他認爲顧歡的理解和解釋有誤。最典型的例子是陶弘景堅持將顧歡所擬的題名「真迹」改名爲「真誥」，云：「真誥者，真人口㖟之誥也。猶如佛經皆佛説，而顧玄平謂爲『真迹』，當言真人之手書迹也，亦可言真人之所行事迹也。若以手書爲言，真人不得爲隸字；若以事迹爲目，則此迹不在真人爾。且書此之時，未得稱真，既於義無旨，故不宜爲號。」顯然，陶弘景對真誥降㖟原委及上清宗旨的理解是正確的。

陶弘景的整理工作主要包括以下一些方面：

〔二〕石井昌子真誥の成立をめぐる資料的檢討——登真隱訣・真靈位業圖及び無上祕要との關係をに中心，載吉岡義豊、Michel Soymié 主編道教研究第三册，東京：昭森社，一九六五，第七九—一五六頁；真誥の成立に關する一考察，載吉岡義豊、Michel Soymié 主編道教研究第一册，第二一五—二七〇頁。

一、確定真誥的書名。前面已經説到，陶弘景對顧歡所擬的「真迹」一名非常不滿，因此根據自己的理解確立了真誥的名稱。

二、對每一條真受的字迹、文字、載體形制、書寫者、書寫情況做了儘可能的考證，並加以描述，附在每條真受之後，如「右一條有楊書」、「右一條有長史寫」、「右從……來凡……條，有……寫」等等。此項工作，即陶弘景自己所謂「三君（楊、二許）手書，各注條下，以示區别」。同時對楊書的不同情況，在真誥敍録中做了總體説明，即：（一）草、行多儳、黵者，都是楊羲受旨當時所書，後再憑記憶增損；（二）「謹正好書」者，則是後來重寫以示二許；（三）對不知爲三人中何人所書者，注云「某書」。對三君書以外的四五種「異書」（即不同於三君書法的一些字迹），各在其條下注明甲、乙、丙、丁，以示區分。

三、陶弘景將零散的真受條分縷析，並加以編排，「依本事，並日月、紙墨相承貫者，以爲詮次」，最終分爲六篇（第七篇翼真檢是陶弘景所撰敍録），各題篇名，分别是：運題象（明道藏本卷十九真誥敍録作此。卷一正文卷端作「運象篇」，當爲刻寫之誤）、甄命授、協昌期、稽神樞、闡幽微、握真輔。其中前五篇爲真人誥語的彙編，第六握真輔則是所謂「三君」即楊羲、許謐、許翽在世的自所記録及書疏往來。

四、校訂文字，加以注釋。這是陶弘景整理真誥最重要的工作。

在文字校訂方面，主要工作有：（一）對三君手書所使用的特殊寫法，標明其與今體的同異，另載於登真隱訣；（二）對三君書中的疑字，用朱欄框注，並注於條下。

注釋方面，陶弘景所作注釋概以「朱書細字」書寫，即今明道藏本真誥雙行小字。今本這些注釋古今都認爲是陶弘景所撰，實際上，其中也保留了一些楊、許原注，陶弘景原以「墨書細字」區分，後因傳寫而混淆。注釋内容包括：（一）解釋真哠内容，包括語詞意義、誥語大旨、仙真品秩、事迹、人物生平等；（二）闡發意義，或作進一步説明；（三）對真哠内容與其它道經所載進行比較，校勘異同；（四）對真哠時間、文字、書寫、分條、紙張、品相等情況作具體説明。

陶弘景所作注釋，不僅對理解真誥具有無法取代的作用，同時還具有較高的史料價值。陶弘景在注釋中引用了較多的文獻，道教經傳以外的世典及單篇文獻有：毛詩、左傳、老子内解、涓子内法、河圖、河圖中要元篇、河圖内元經、河（書）〔圖〕中篇、名山記、名山内經福地誌、孔子福地記、涼州記、關中記、漢官儀、列仙傳、抱朴子、穆天子傳、竹書、史記、漢書、諸家後漢書、魏書、諸家晉書、揚雄玄爲論、庾闡揚都賦等。除直接引用外，陶注中尚有很多未明出處的材料。這些文獻，有不少今已不存。

五、除握真輔的内容外，三君手書另外還有一些非真哠的内容，比如鈔寫了很多「經中雜事」。對此，陶弘景另予鈔録，並將它們與真哠「各相配類，共爲證明」。卷九第1至15條，卷十四第55、56、57條等，即是此一内容。

六、撰作敘録即第七篇翼真檢，對自己的編纂體例予以總結性的交代，並對上清經典及真哠的流傳始末及楊、許特别是許氏世系，做了詳盡的敘述。

七、統一進行繕寫。三君真受本文用「墨書大字」，注釋用「朱書細字」；原有既非真受本文，又非己注者，用「墨書細字」；所鈔經中雜事，則用「朱書大字」。對這個問題，今人認識上不無模糊之處，需要再作一些論述。

嚴格來説，陶弘景最後是否對所編真誥特別是真受本文統一進行繕寫，缺乏確鑿的證據，因爲當時的原本現在已經無從睹見。從某種道理上講，陶弘景編輯真誥的用意不僅在傳承仙真誥語，亦在保存三君手迹，或不需要對編排本統一進行繕寫。但綜合種種證據來看，陶弘景應該是做了繕寫工作的。真誥敘録有曰：

三君手書，今既不摹，則混寫無由分別，故各注條下。

書字中有異手增損儳改，多是許丞及丞子所爲，或招引名稱，或取會當時，並多浮妄，而顧皆不能辨，從而取之。今既非摹書，恐漸致亂或，並隨字注銘。若是真手自治，不復顯別。

其中「今既不摹」、「今既非摹書」，是不「摹」，並非不「寫」，其確切意思是指當下謄録時不採摹寫之法以全三君手書原貌，而是統一書寫（「混寫」），故不得不於各條下一一説明之，以免「無由分別」並致後世「亂惑」。此顯非預爲後人而言，而實在是陶弘景的夫子自道。從邏輯上講，如果陶弘景自己没有對編排本進行繕寫，亦即「混寫」，也就不需要專門説明。符圖非文字，原無「混寫無由分別」的問題，故卷九的兩件符圖，陶弘景便予以摹畫，即所謂「郭填」，並注明「此符摹長史畫」、「此符摹掾畫」。

陶弘景具有無須「郭填」而直接摹寫真迹的水平，他自己説：「但一筆就畫，勢力殆不異真。」（真誥卷十九）但他之所以不採取摹寫而是統一「混寫」，大約是出於尊重三君真迹的考慮。三君手書真喚以及經文最後都妥善保存，永作祕藏。從這個角度講，三君手書之原本既悉已「封還昭臺」，所編真誥將不得不做謄録。否則，其書又何由編纂呢？

另外，假如最後不統一繕寫，而僅僅是將注釋另紙糊綴於三君手書各條下，要想在手迹文字中插入注釋便很難處理。事實上，陶弘景的注釋存在着不少文中插注。真誥中存在一些「右某字本朱書」的説明性文字，若非因繕寫而失去其顔色，亦不必專門説明。

最重要的是，真誥敘録云：

> 真誥中凡有紫書大字者，皆隱居别抄取三君手書經中雜事，各相配類，共爲證明。諸經既非聊爾可見，便於例致隔，今同出在此，則易得尋究。又此六篇中有朱書細字者，悉隱居所注，以爲誌别。其墨書細字，猶是本文。

這顯然是説「别抄取三君手書經中雜事」，用「紫書大字」書寫；注釋用「朱書細字」另寫，各綴條下；此外，注釋中還有一部分用「墨書細字」。此「墨書細字」部分，覆考真誥内容，應該是指楊羲、二許的原注或説明文字。因非陶弘景己注，且畢竟爲三君所書，故云「猶是本文」。按此推理，三君手書之真喚本文，應該是用「墨書大字」繕録。

真誥敘録又曰：

三君書字有不得體者，於理乃應治易，要宜全其本迹，不可從實。闇改則澆流散亂，不復固真。今並各朱郭疑字，而注其下。

「於理乃應治易」實際上正表明陶弘景面臨着是否改動字形「不得體者」的問題，即：是「全其本迹」之照録，還是校勘整理之改易。若非繕寫，顯然不存在照録還是徑改的困惑。陶弘景最後選擇了存真，即照原形鈔録，而「朱郭疑字」並加附注於其下，相當於今世之校勘記。

所有這一切都表明，真誥編輯的最後一步就是統一繕寫。若非如此，陶弘景所做的一切整理、詮次、説明、注釋的工作都不可能得到充分的體現，真誥只能成爲一件文物而無法成爲一部書籍。可惜的是，陶弘景繕寫時所作的形式區分，後世因傳鈔、雕印，除了正文以大字，注釋以雙行小字尚能基本保持原貌外，其它概已不存。

真誥的編成時間，當代學者普遍認爲在公元四九九年（齊永元元年，己卯）〔二〕，其理由主要是，真

〔一〕Michel Strickmann："On the Alchemy of T'ao Hung-ching", in H. Welch and A. Seidel eds., *Facets of Taoism* p. 141; 王家葵陶弘景叢考，第二二一頁；Isabelle Robinet, "Zhen'gao", in Kristofer Schipper and Francisus Verellen eds., *The Taoist Canon: A Historical Companion to the Daozang*（道藏通考）, p. 198.

誥卷十五「夏啓爲東明公，領斗君師」條下及卷十三「昔在華陽下食白李，味異美，憶之未久，而忽已三千年矣」條下陶注，有「今已卯歲」、「堯至今不啻二千八百年」云云，且真誥陶注中並無齊已卯以後之年代〔二〕。王家葵又據賈嵩華陽陶隱居内傳序「陶翊乃作本起録，至齊末遂已，亦事多遺闕」句認爲：「既然作於齊末永元元年（四九九）的本起録中已記載真誥七卷，則知真誥在此前已完成。」〔三〕儘管陶翊本起録只是記事「至齊末遂已」，而非定撰成於齊永元元年，但其成文時間亦不會距齊梁之際太遠，故王家葵的意見基本能夠成立。照常理而論，陶弘景在分條注釋之後，必然還需要統一整理乃至繕寫，注語中既有「至今已卯歲」，則最終完成全稿，或當稍後。

真誥的主要内容及其宗教内涵

根據陶弘景的分篇，真誥主體部分「仙真誥語」爲五篇，即運題象至闡幽微。明道藏本卷十九的雙行小注稱運題象的内容爲「立辭表意，發詠暢旨，論冥數感對，自相儔會」；甄命授爲「詮導行學，（誡）〔誡〕厲愆怠，兼曉諭分挺，炳發禍福」；協昌期爲「修行條領，服御節度，以會用爲宜，隨事顯法」；稽神

〔二〕參王家葵陶弘景叢考，第二一一—二一四頁。
〔三〕王家葵陶弘景叢考，第二一一頁。

樞爲「區貫山水，宣敘洞宅，測真仙位業，領理所闕」；闡幽微爲「鬼神宮府，官司氏族，明形識不滅，善惡無遺」〔二〕。以上總結，大體恰當。具體來説，運題象主要是有關仙真契會的原則和修真達仙的基本義旨；甄命授主要是具體方面的勸導；協昌期則大抵爲實踐方法；稽神樞是宗教地理與宗教神譜；闡幽微是關於冥府地獄的構建。第二部分「在世記述」大體是關於一些具體問題的問答與個人感受，與前五篇互相關涉。總體而言，真誥的主旨在於勸導一許向道修真，同時備言人世災苦，傳達仙府美妙，講解事例，曉諭禍福，傳授要旨，指導實踐。

陶弘景所分七篇皆依讖緯立名，所謂「謹仰範緯候，取其義類，以三言爲題」。這有兩個原因：一是魏晉南北朝時期，政治黑暗，讖緯之風仍頗盛行。此起彼伏的民間救世運動所興起的預言、神諭與之相結合，發揮着巨大的影響。陶弘景本人亦曾刻意構造政治讖言，蕭衍將代齊之際，「弘景援引圖讖，數處皆稱『梁』字，令弟子進之」（梁書陶弘景傳）。二是真誥作爲「仙真降誥」，與讖緯的「神諭」、「預言」本性，仍有較大的相通之處。陶弘景以讖緯的風格來命名他所編成的真誥各篇，正是因爲他很清楚地體會到了這一點。真誥是一部帶有「啓示」意味的宗教著作，它汲取了東漢魏晉以來

〔二〕按：以上篇名題解，或以爲非陶弘景所撰。今尋繹文意，仍斷爲陶氏自注。惟其後「分爲某卷」之數字，當爲入藏時所改。

民間盛行的末世思想，如「金闕後聖李君」降世預言、「壬辰」劫運之説，以及種種度災理論。儘管較爲淡薄，但仍然體現出彌賽亞主義(Messianism)、千年王國主義(Millennialism)、啓示主義(Apocalypticism)的種種傾向。它的此一性質，充分反映出漢末魏晉以來悲苦亂世中創生型宗教拯救與解脱的根本母題。

作爲整合新創的道教新派上清系的主要經典之一，真誥廣泛吸收並綜合了前此神仙信仰、各種道教因素、民間宗教成份以及佛教的理論。「成仙」原是所有道教因素的共同核心，真誥綜合了源遠流長的神仙信仰，並在葛洪的基礎上予以義理化改造，使其上升爲一種成熟的宗教思想。在道教因素方面，真誥吸收了東方濱海地區的傳統信仰，接受了北方傳入的「五斗米道—正一盟威天師之道」的衆多元素，同時採録了同時並起的靈寶系、三皇系内容，從而進一步完善了上清道教的框架與内涵。真誥更汲取了較多的佛教理論元素，公元四、五世紀以上清系爲主導的道教派系整合，根本上也就是在佛教的刺激下得以展開並完成的。

上清創教者在繼承的基礎上，已經構造了很多基本經典，但由於上清系屬於東晉時期的新道教派別，完全新創的經典在内容多樣性、生動性以及接受程度上並不十分理想。真誥作爲創教者的直接作品，「口授」的形式以及「啓示録」的性質，決定了它具有「先知文學」以及「預言文學」的種種特徵，戲劇化的人神交接場景，多樣化的占卜、預言與神諭，大量的神聖詩歌與讚美詩歌、神話與寓言故事，體現出豐富的象徵性和隱喻意義。因此，真誥得以進一步交代了創教淵源、神靈譜系，完善了天堂與地獄建構，同時結合對有關經典的介紹與闡釋，生動地闡發了上清道教的基本主張與實踐方式。

真誥思想内涵中最富特色的是兩個方面：第一是宗教義理的建構，第二則是其實踐方式的革新。漢魏以來在民間宗教基礎上新生的各種道教因素，如太平道、五斗米道及北方天師道、南方靈寶道教等，儘管都具有救世宗教的因素，但基本停留在祈禳咒禁的層面上，尚未達到成熟宗教所要求的高度。而源遠流長的神仙信仰，其基本目標是成仙，在總體上符合以拯救爲旨歸的創生型救世宗教的根本精神。但是，這種成仙信仰中的拯救有其獨特的意藴，亦即追求靈肉俱得不死，而不像大多數高等宗教那樣追求超越生命，擺脱肉體的束縛而達至精神的永恒。因此，早期各種以神仙信仰爲核心的諸多道教因素，一方面往往過多地注重「技術」手段，帶有濃厚的「巫術」傾向，接近於神祕主義而缺乏宗教精神。這一點在真誥中仍有大量的遺留，民間信仰中更是普遍存在。另一方面則爲道家思想、儒家思想不斷修正，被賦予哲學意趣以及倫理精神。葛洪抱朴子内篇正是這兩個方面的集大成反映。因此，嚴格來説，與佛教相比，當時本土的創生型宗教都没有完全解決宗教義理的合理構建。

上清道教實現了相當程度的提升，真誥集中地體現出這方面的内涵。首先，真誥樹立了以堅定信仰而不是藥物、禳祓、禁咒等手段實現解脱的根本精神，促成了神仙信仰向成熟宗教的轉變。在真誥中，仙真們反復强調的是精神解脱與肉體長生並重，「上論九玄之逸度，下紀萬椿之大生」，主張「不爲穢欲所惑，不爲衆邪所誑」，以排除塵世束縛而保全至素，只有「握玄筌以藏領，匿穎鏡於紛務，凝神乎山巖之庭，頤真於逸谷之津」、「遊躡九道，登元濯形，投思絶空，人事無營」，纔能「迴日薄之年，反爲童嬰」，並以肉體不死進至精神的永恒，「仰擲雲輪，總轡太空」。甚至融合佛教思想，主張邁出形骸，拔越生死，所謂「欲殖滅度根，當拔生死栽；沉吟墮九泉，但坐惜形骸」，進一步尊顯出精神解脱的終極旨歸。一言蔽之，仙真啓示的核心，就是通過對神仙的絶對信仰而實現自我拯救。爲此，真誥中的娓娓教諭，都在强調信仰堅誠、向道勤至的重要性，告誡修道者時時保持警惕，以「水火不能懼」、「榮華不能惑」之不懈心志，通過仙真的種種試察與考驗，同時輔以具體的修煉，層層進階。其次，真誥完成了宗教基本價值觀的構造。文明産生以後的所有創生型宗教，都必須解決它與世俗特别是一般價值觀的關係，並提出自身的主張。真誥在這方面的内容十分豐富。最主要的一點是繼承吸收了民間宗教信仰中的天堂地獄、首過懺悔觀念，以及佛教因果報應學説，建立起「三官按核」、「墓注冢訟」的功過德罪體系，以地獄、天堂的不同歸宿强調前世今生積累功德的重要性，從而完美地結合了中國傳統農業社會一脉相承的「積善餘慶，積惡餘殃」的價值核心，成功地建立起自己的宗教道德與信條。其中，真誥將現世統治階層死後僅列爲「鬼官」、「諸有英雄之才，彌羅四海，誅暴整亂，拓平九州，建號帝王，臣妾四海者，既終，受書於三官四輔，或爲五帝上相，或爲四明公賓友，以助治百鬼，綜理死生者，此等自奉屬於三官，永無進仙之冀，坐煞伐積酷害生死多故也」，尤其展現了宗教批判現實的精神。

在宗教義理建構之外，真誥綜合了前此種種實踐方式與技術手段，尤其進行了較大程度的革新。真誥中的真人⿰口受語始終排斥低級的方術如黃赤合氣等，其所尊尚的「併景雙修」，傾向於人神的精神和合。真誥重視金丹、服食、導引、煉氣等等方法，「豈若守丹真於絳宮，朝元神於泥丸，保津液而不虧，閉幽術於命門，餌靈朮以頤生，漱華泉於清川」，但更强調它們與精神活動的融合：「研玄妙之祕訣，誦太上之隱篇，於是高棲於峯岫，並金石而論年耶！」在真⿰口受中，真人們所强調的前所未有的修行方式是「存思」，這種修行手段雖然淵源有自，並從黃庭經開始就有所發展，但却是在真誥中達到了一個極致。真誥的「存思」不再僅僅是對身體内神的觀照以修煉肉體本身，而是擴大至對一切永恒高尚的超驗體的存注與冥想，服日餐霞，奔辰步星，以祛除邪惡，蕩滌污穢，使人「聰明朗徹，五藏生華，魂魄制煉，六府安和」，最終仙真來迎，上登太霄。在根本上，它更傾向於一種精神活動而不是肉身修煉。同時，存思的冥想既不完全是内斂與返觀，更不是寂滅的入定，它的想象生動靈活，不拘一格，它的終極目標是通過這樣的精神活動，最終達至與存思對象融合爲一，使心靈進入到神聖而永恒的境界。「道成，則同與天地共寓在太無中矣。若洞虛體無，則與太無共寄寓在寂寂中矣。」

真誥在道教中的地位及教外影響

總體上看，真誥在道教内部固然佔有重要的地位，但這種地位也體現出一種歷史的矛盾性。一方面，真誥作爲原始上清系的根本文獻之一，它所包含的豐富的内容——吸收融會者如前此種種道教因素與民間信仰，新造别創者如神靈譜系、聖徒事迹、神聖地理、儀式規範、理論體系、修真方法與實踐方式等——都已成爲後世道教的不可或缺的古典源泉與基本材料。無論道教在其漫長的歷史發展過程中如何不斷發生變化，真誥所鎔鑄而成的一種傳統始終是一個極其重要的經典性元素。

但在另一方面，真誥的地位是與上清系的歷史地位緊密相關的。道教從來就不是一種單純的個體，而是原始宗教遺存、民俗信仰、各類民間創生型宗教以及道家學説、佛教義理的一大混合體，在其長期的發展過程中，始終體現出叢生與混雜的特色。上清系在唐代較爲興盛，但在宋以後就基本消融於一個更大的混合體中。上清名義、經典及戒籙儀規，與「三洞四輔」的經典組織和其它早期齋醮儀式一樣，都成爲形式上的存在。另外，真誥屬於仙真口哫，雖然一度成爲傳授戒籙（見三洞奉道科戒營始），但本身性質規定了其無法始終成爲經戒體系中的一環，因此它在後期道教内部的儀式地位並不甚高。宋元以降，道教新派不斷叢生，各具經籍；而道教義理化道路又趨於與儒、佛融合，内丹思想成爲主流，真誥在道教内部的實際作用，更趨微弱。明以後道教既走向異化，徒具其表而乏善足陳，真誥更不可能得到教内的推讚與發揚。

然而真誥在道教之外特别是對古代普通士人則始終具有較大的影響，這歸功於其「宗教啓示録」的思想内涵以及豐富的神仙學説内容。首先，它對文學創作影響頗巨。真誥所創造的神仙形象、修真故事，不僅成爲後世詩歌、小説的材料淵藪，更重要的是其構造的仙真世界與神仙意趣，刺激了人們的想象，從而拓展與豐富了文學作品的意境。其次，真誥所創造的那種人神欣會、相攜雙清、玉女併衿、娱歎良會，「同掇絳實於玉圃，併採丹華於閬園，分歃於紫川之水，齊濯於碧河之濱」的美妙境界，與古代文士内心深處揮之不去的樂生精神高度契合，有助於使外儒内道、三教融合成爲其輩意識深處所堅信的合理途徑。由此，他們對道教的某些僞鄙荒誕或有不滿，但對真誥構造的美麗圖景則無不欣然。口雖不道，心實向往。另外，真誥所集合融會的豐富的長生修真的方法技術，因其具有高度的原典性和神祕性，也始終成爲古代士人攝生養真的取資寶庫。

真誥的源流、版本與整理情況

古代書目對真誥的著録，始見於舊唐書經籍志。此後歷代書志均有著録。陶翊華陽陶隱居先生本起録已提到陶弘景編集、注釋真誥一帙七卷，云：「此一誥並是晉興寧中衆真降授楊許手書遺迹，顧居士已撰，多有漏謬。更詮次敘注之爾，不出外聞。」其中「不出外聞」云云，可能是謂真誥尚未普遍流傳。但北周、隋之間的無上祕要已有對真誥（包括顧歡所纂真迹經）的引用，文字基本與今本真誥相同，這似乎能證明真誥已開始發生影響。敦煌本三洞奉道科戒儀範殘卷「上清大洞真經目」（明道藏本洞玄靈寶三洞奉道科戒營始卷五）載有「真誥十卷」，並爲「無上洞真法師」受經之一。大多數研究者認爲，三洞奉道科戒儀範的成書下限在唐初〔一〕。太平御覽卷七百二十三方術部四引梁書，曰陶弘景「撰真誥十卷」。案此姚思廉梁書不載，應爲别家梁書之文。據隋書經籍志，唐初有「梁書四十九卷，梁中書郎謝(吴)〔昊〕撰，本一百卷」；舊唐書經籍志著録有「謝昊、姚察梁書三十四卷」，時間當不晚於唐初。可另一方面，唐初南史陶弘景本傳提到了孝經、論語集注、帝代年譜、本草集注、效驗方、肘後百一方、古今州郡記、圖像集要及玉匱記、七曜新舊術疏、占候、合丹法式，並曰以上皆祕密不傳，「撰而未訖又十部，唯弟子得之」〔二〕，仍不道真誥。結合陶翊「不出外聞」的記載，真誥即使已爲無上祕要、洞玄靈寶三洞奉道科戒營始所引用，但仍有可能在當時不爲一般外人所知。

可以發現，唐初人很少提到真誥；盛唐詩人中，如李白受神仙道教漬染較著，他的作品中雖然已經有真誥的痕迹，但也没有直接引稱。中唐以後，真誥開始爲詩人們所提及，並逐漸成爲唐人愛讀的道教作品之一〔三〕。至唐李渤撰梁茅山貞白先生傳（載雲笈七籤卷一百七）時，則已明言陶弘景「纂真誥、隱訣，注老子等書，二百餘卷」，顯然是把它作爲一種成書來看待的。因此，真誥開始廣爲流傳，大概在唐初以後。

〔一〕見道藏通考。吉岡義豐認爲編於六世紀中葉，見吉岡義豐三洞奉道科戒儀範の成立，載道教研究第一册，昭森社，一九六五年；又收入道教經典史論，吉岡義豐著作集第三卷，五月書房，一九八九年。

〔二〕南史隱逸上陶弘景傳。

〔三〕參閱趙益真誥與唐詩，中華文史論叢，二〇〇七年第三期。

從真誥的卷帙體式變化上，也可以進一步證明這一點。

真誥經歷了從七篇（卷）、十卷到今本（指明道藏本，下同）二十卷的過程。真誥七卷的著録，首見於陶翊華陽陶隱居先生本起録，唐白居易味道詩亦云「七篇真誥論仙事」。前已提及，敦煌本三洞奉道科戒儀範殘卷及太平御覽引謝昊梁書已稱十卷，舊唐書經籍志丙部子録道家始著録作十卷，此後新唐書藝文志、宋史藝文志、中興館閣書目（宋陳騤等撰，趙士煒輯考）俱作十卷。晁公武郡齋讀書志指出十卷乃七卷所析出：

> 真誥十卷。右梁陶弘景撰。皆真人口授之誥，故以爲名。記許邁、許謐、楊羲諸仙受道之説。本七卷……後人析第一、第二、第四，各爲上下。

此後文獻通考經籍考亦作十卷，明道藏本則作二十卷。明道藏本真誥二十卷的卷數乃是入藏時再度析分，明俞安期〔二〕、清四庫全書總目提要都指出了這一點。目前所存的明嘉靖二年韋興刻本，即保存了十卷本的原貌。考察今本真誥的内容，也可以肯定真誥原本爲七卷，後析爲十卷，再析爲二十卷。

這樣的證據很多。較爲典型者如今本卷十「辛玄子所言」下陶弘景注語曰：「辛玄子事在第五卷中。」按七卷本，卷五應是闡幽微；十卷本，則應是稽神樞；二十卷本，則是甄命授，所在篇目是絶不相

〔二〕明俞安期校刻真誥凡例，載俞安期刻萬曆三十二年重修本真誥卷首。

同的。檢今本「辛玄子」記載不見於稽神樞、甄命授，恰恰在闡幽微中。再如卷一清靈真人「道士有耳重者」下注曰「事亦在第三卷」，七卷本第三卷是協昌期，十卷本是甄命授，二十卷本則應是運題象，而「道士有耳重者」云云一段正在協昌期中〔二〕。

古代書籍的體式變化往往是由載體的變化所決定的。陶弘景所編真誥原爲手寫本，當一旦需要鈔録複製以敷流傳時，爲了保持各卷文字數量的大致平衡，原有的篇卷格局必然要進行調整，因此原有的七篇演變爲十卷。舊唐書經籍志既著録爲十卷，表明真誥開始廣泛流傳的下限在唐開元以前。此後至明正統年間的相當長一段時間裏，真誥一直保持着十卷的體制，直至明道藏雕印時析爲二十卷。

必須要注意到的是，顧歡對「真人降誥」進行整理而撰集的真迹經或道迹經，北周、隋之間編成的無上祕要也有不少引録，説明顧歡所編真迹與陶弘景所編真誥曾經並存了一段時間。但毫無疑問的是，真誥更加完整、更加系統，影響也更大，因此顧歡的真迹經漸漸淪亡。

真誥目前所存主要是兩種版本系統：以嘉靖二年韋興刻本爲代表的十卷本系統和以明道藏本、俞

〔二〕以上見趙益六朝南方神仙道教與文學附録二。另外，石井昌子對此有專文研究，日本京都大學「六朝道教研究班」真誥校注對此有詳盡標識，並可參看。

安期校本爲代表的二十卷系統〔二〕。明以後真誥的其它版本，均出於明道藏本系統，如清四庫全書本、學津討原本、道藏輯要本、道藏精華録本等。

前文已述，真誥原爲七篇，後因傳寫或入藏需要，析爲十卷。舊唐書經籍志、新唐書藝文志、宋史藝文志、崇文總目、郡齋讀書志、直齋書録解題，均作十卷。真誥從唐代就開始入藏，宋金元時期各次道藏編纂，均爲收入。明正統修、道藏，再析爲二十卷。自此以後的真誥版本，主要就是「十卷本」、「二十卷本」這兩個系統，明代的俞安期稱之爲「世本」和「藏本」，云：「真誥有刻本，有藏本。大都刻本十卷，行世久矣。入藏時分作二十卷，刻自我明。故勘校處稱目謂刻本爲『世本』，入藏者爲『藏本』云。」據此，知俞安期所見十卷本，僅爲元刻本。而明道藏本載有宋高似孫序，且多宋避諱字，則藏經系統的真誥原本，應源出於宋本。

俞安期，初名策，字公臨，後改名，字羨長，吴江人，明萬曆時人。有翏翏集四十卷（題萬斯同明史卷三百八十八俞允文傳後附有其生平簡述）。俞氏另輯有唐類函二百卷、詩雋類函一百五十卷、啓雋類函一百九卷、續世説十卷，又編刻莊騷合刻。俞安期先後兩次刊刻真誥（後一次爲訂正修補），其最初刊

〔二〕上海圖書館藏有華陽隱居真誥一卷，著録爲「宋葛長庚寫本」，節録真誥約五十條。二〇〇五年北京圖書館出版社收入中華再造善本。此本是節録本，篇幅較小，文字上亦無校勘價值。

刻時，用的底本也是明道藏本，「付之某生，未經勘校，遽爾入刻。刻成，未令余勘樣本，業已布之肆中，其舛繆殊甚」（明俞安期三十二年重修本校刻真誥凡例）。後來錢謙益曾對此本作過評論，亦謂之「舛繆可笑」（牧齋有學集卷四十六跋真誥）。但俞氏刻成後不久，就見到了當時已經流傳較稀的元刻十卷本，遂根據這個本子，對其刊本進行了校訂，「購其板爲之訂正」，並且在每卷末增加了一些「辨訛」和難字的直音反切，再於萬曆三十二年刊出。因此，俞安期的重修本，實際上是基於二十卷本而參校十卷本的校訂本。

十卷本自明以後，漸至湮没。清吴昌綬曾著録過一種十卷本，謂爲「元明間黑口本，半葉十行，行十九字，存甄命授一册，標題與藏本迥異。十卷原次，顯然可案，略校文字，多所是正，巨帙精刊，實僅存之善本」（松鄰遺集卷一真誥殘本跋）。然吴氏所見殘本下落不明。今唯一能見到的十卷本系統的本子是南京圖書館藏明嘉靖二年韋興刻本。此本十卷，存卷一至卷六、卷九至卷十，黑口，半頁十行，行十九字，所闕卷七、卷八處裝訂有署李振卿薩真人戒行實録。前有明嘉靖元年王瓚序，末附北宋宣和六年五真人（告）〔誥〕及此前茅山玉晨觀丁安行所上茅山乞封五真人（誥）劄子，均見於元劉大彬編茅山志卷四「誥副墨・宋詔誥」（明正統修、萬曆續修道藏本），前者題宣和封楊郭許陶五真人誥，後者題乞封五真人奏札，時間分别爲宣和六年的八月和七月。又有署南宋嘉定十六年癸未（一二二三）「太一宫高士玉京外臣小兆易如剛」題記一篇。據茅山志卷十五載寶慶元年七月易如剛先生敕牒，易如剛原即在茅山修道，慶元元年時召充太一宮高士並都監住持，專任祈禱；嘉定六年蒙恩特賜「通妙先生」；嘉定十四年「得旨降香，設醮茅山。旋事回奏，乞老還山」。題記主要内容是爲皇后祈禱而刊刻真誥，其中有曰「而真誥一書未嘗傳，詞非闕歟！臣思欲推鴻源，廣英訓，爰訪神京舊本，載加精摹，命道士臣包守明録於曲林館」，與明道藏本載嘉定十六年高似孫真誥敘所云「太乙宫高士玉京外臣易如剛告予以茅山刊真誥，欲敘其略」印合。但此本是否直接出自嘉定茅山刻本，並不能確定，因爲：第一，據前載王纘序，此本乃内侍省太監韋興從陶仲文處獲得，「出貲梓之，以庋諸茅山隱居所嘗居之丹室」；第二，此本最後一葉刻有「嘉靖元年孟秋吉旦蒼梧存誠子韋興書」一句，可見五真人(告)〔誥〕、茅山乞封五真人(誥)劄子及易如剛題記實乃韋興之鈔録，而非陶仲文原書所已有。今新編天一閣書目著録天一閣藏有真誥殘本三卷〔二〕，存卷一至卷三，原著録「明嘉靖元年王瓚刻本」實誤，應與韋本爲同版。

韋本屬於十卷本系統無疑，俞安期據其所見「世本」而改動的字詞、條目起訖、注文格式以及所作「辨訛」等，韋本均同；韋本還保留了不少俞安期限於條件而未能照遵的「世本」原貌，以及俞安期没有注意到的異文。卷十九真誥敘録第一段，韋本完全是以七篇十卷的框架進行描述，更是最好的證明。但韋本與俞安期所依據的「世本」即「大都刻本」，有相當大的差異：俞本之文字校改，與韋本存在很多

〔二〕駱兆平編著新編天一閣書目，中華書局，一九九六年，第一二四頁。

不一致的地方；俞安期校語中所指出的「世本」格式，亦有數處與韋本完全不合。另外，韋本編校不精，文字訛誤甚夥，刊印質量極差，平均每兩三頁就有未刷印出文字的空闕，與吴昌綬所見到的「元明間黑口本」「巨帙精刊」，相差甚遠。儘管如此，韋本是真誥十卷本系統之孑遺，保留了十卷本的形式樣貌；同時在文字、格式方面，韋本不誤，而藏本明顯錯誤，俞本又未能據「世本」而改正者，數量亦有不少。故韋興本雖闕失兩卷，仍然具有十分重要的校勘價值。

真誥由七篇析爲十卷時，尚爲寫本。宋以後歷次入藏，已屬雕版印刷。古代典籍經過長期流傳，特別是經過由寫本到印本的複製方式的變換，文字訛誤以外，外在形式也不得不發生變化。就真誥來説，其形式原貌丢失甚多，最主要的，一是條目起訖頗已失真，二是陶弘景所作「墨書大字」、「墨書細字」、「朱書細字」、「紫書大字」的區分亦有混淆。正統道藏承繼金元道藏而來，且藏本又源出宋本，照理其版本品質應該不低於元刻十卷「世本」，可實際情況却並非如此。正統道藏本最大的問題，除了錯簡、倒簡、字句錯訛外，因入藏統一版式再析爲二十卷，使真誥原有的編排原貌進一步喪失。而十卷本至少在條目分合上，還多少有所存真。俞安期既看到了十卷本，也就發現了明道藏本的這個問題，但「今既刻成，尤難更正」，遂只能「第於斷處作一横截，其當別起者，悉疏之辨訛中」。無論如何，由於俞安期既能據十卷本校正字句，同時還做了一些復原的工作，其校訂本遂成爲目前最好的本子。

明代的俞安期以後，真誥並未得到進一步的整理。清乾隆時編修四庫全書收入真誥時，可能對文字做了一定程度的校訂〔二〕，但總體上仍襲藏本之舊。清張海鵬輯學津討原（刊於嘉慶十年），亦收入真誥，並做了一些文字訂正。不過，他們都未能像俞安期那樣有十卷本作爲版本依據，因此其校訂既少，同時也未必正確。

現當代對真誥的整理，以日本學者的成就最爲突出。先有吉岡義豐、石井昌子對其進行了專門的文獻學研究，此後日本京都大學吉川忠夫、麥谷邦夫教授組織「六朝道教研究課題共同研究班」對真誥進行研讀，歷時十年之久，編成真誥校注（初發表於日本東方學報第六十八至七十一册，題作真誥譯注稿；後合併出版，改題真誥研究譯注篇。二〇〇六年由朱越利翻譯整理，中國社會科學出版社出版中文本，改作現名）。該書箋證詳密，校勘精審，除吸收俞安期校本成果外，又參考了其它材料，作出不少新訂。特别是校正了兩處錯簡，並儘可能復原陶弘景編輯原貌，創獲不凡。真誥校注，堪稱是真誥整理史上的里程碑之作。國内的真誥整理，除中華道藏收入真誥時對其進行標點外，迄今並無更好的成果出現。

本次整理，旨在爲學界提供一個方便易讀之點校本。鑒於真誥的特殊性以及前有整理的缺憾，校點中以恢復真誥原有分條爲重點。在俞安期的基礎上，根據真誥文本的内容及藏本尚存的種種痕迹，交互參酌，力求復其舊貌。同時標出人名、地名、書名、朝代、年號等專名，俾便閲讀。書後附歷代著録、

〔二〕可參清王太岳等編欽定四庫全書考證卷七十三，書目文獻出版社影印清内府鈔本，一九九〇年。

題跋及論述一編，用助考證。

〔修訂附記〕

本書出版於二〇一一年，存在不少疏誤，歷次重印時修改了一些，但未能盡數訂正。此次借取韋興本覆校的機會，予以全面修訂，包括改正錯誤、增加文字校訂和異文參校等，同時也對前言、點校説明和附録作了一定程度的修正、補充，俾能儘量完善。十餘年來，蒙四方賢達不吝賜教，特别是西南民族大學周作明教授、成都中醫藥大學王家葵教授、西南交通大學吕鵬志教授數度指正錯訛，提示失校和標點不當之處，隆情高誼，未敢或忘。楊杜菲中華書局版真誥校補——以日藏稿本真誥及真誥校注爲參照（古文獻整理與研究第四輯，鳳凰出版社，二〇一九年）一文，校訂文字誤植數十餘處，救我錯失，感荷不勝。此次修訂，又承南京大學武秀成教授通讀全稿，提供重要材料之外，並指出了不少我難以察覺到的闕失，良朋嘉惠，無任銘感。南京出版社惠賜韋興本真誥影印清樣以供校勘，助我亦多，並此鳴謝。限於個人學力，此一點校本可能還有不少錯誤，懇請海内外專家學者繼續批評指正。

點校説明

一、本次校點以明道藏本爲底本，以明俞安期萬曆三十二年重校本（簡稱「俞本」）、南京圖書館藏明嘉靖二年韋興刻本（簡稱「韋本」）、今日本京都大學「六朝道教研究課題共同研究班」真誥校註本（簡稱「日校」）爲參校本，並適當參考晉南北朝隋唐道經和重要類書、彙編如無上祕要、上清握中訣、上清修行經訣、三洞珠囊、上清道類事相、楊君傳記、墉城集仙録、太平御覽、雲笈七籤等所引及四庫全書本。宋以後道經及其它典籍所引，除特别重要者外，不作參校。

二、誤字、衍字用（）標出。正字分别用【】、〖〗、〔〕三種符號標出。凡取俞本、日校兩家成果，俞本以【】標識，日校以〖〗標識，除特别需要説明者外，一般不再附出校記。兩家之説未敢輕從者，間出校記以説明之。兩家之外有所新訂者，以〔〕標識，並以校記説明。韋本作爲「世本」之一，其文字可取處絶大部分已經被俞安期校本所吸收。凡俞本没有採納但仍具有一定價值之異文，另以校記説明。其它參校文獻中有價值的異文，並出校記説明。

三、俞安期重校本每卷之後附有「辨訛」，包括「世本」的條目起訖和原有格式、文字修訂和未採異文的説明等。其中關於文字校訂的内容，以「俞校」爲名，於校記中適當注出。

四、點校本正文中的圓圈「〇」，爲底本原有的校勘符號，圈中的文字即是被校的詞語（作「厶」者除外），今一仍其舊。

五、日校汲取了日本宫内廳藏明道藏校本的成果。此校本未見。根據其校勘内容來看，主要是吸收了俞安期校本的成果，大約也參考了四庫全書本和學津討原本等。對此，除俞安期已校出的内容外，一律視爲日校成果。

六、點校中力求恢復陶弘景編纂原貌，儘量區别真啰正文、墨書細字（注釋中的非陶弘景注部分）、朱書細字（陶弘景注釋）、紫書大字（陶弘景所鈔三君手書中的「經中雜事」）。凡有校正，均出校記以説明之（其中區别「墨書細字」，主要是根據日校的成果）。惟陶弘景所加之説明性文字「右某條有（並）某書（寫）」、「右從……來凡某條，有某書」等，正統道藏本或刻作大字而另起一行，或刻作小字而接於注下，不盡一致。俞安期所見「世本」及韋本，亦不完全統一作大字另起。因不能排除陶弘景當時即有此情形存在，故一律不作改動。

七、根據真誥中陶弘景整理説明之語及注釋，並參考俞安期的意見，考核本文，重新分條。以卷爲單位標明序號。卷十九、卷二十爲陶弘景所述，非真誥本文，不再分條。

八、除明顯的刻誤字外，道教文獻使用的一些特殊字體，不作改動。爲保留將來進一步校勘的綫索，異體字、刻本字，除個别統一作正字外，一般均照原文，不作處理。

九、人名（含神仙名）及字號、地名（含仙境地名、宫觀）、朝代、年號，用專名號。經名、書名用書名號。
十、附録二「歷代著録、題跋及論述」，分爲著録、題跋及論述二類，各以時代先後順序排列。

真誥敘

誥者，告也。書有湯誥、洛誥諸篇。孔安國云：「誥，以大義告乎天下者是也。」經有緯，緯者，相經緯也，其事皆足以輔翼乎經，故言緯也。真誥之作，其緯於經者乎！其目自運象至於翼真檢者凡七，蓋有象乎緯，能通乎緯，必知誥矣。陶君之意，亦謂卦六十四，道之玄也；道德五千言，玄之道也；其餘賾玄之奥，鉤玄之微，能與易、老貫者，各形乎言，各見乎事。雖然，事與言非玄矣，其書所載，往往出乎緯之所以輔經者。予少耽黄老説，搜索道家者流幾千家，殫精日月，無能深鑿其鍵。嘗接江西道士吴靜，極言玄事，靜曰：「誤矣。」余驚拜曰：「願學道。」靜曰：「讀易乎？讀易足矣。」後乃以易悟，所得者易也。陶君固甚知道，凡有啓於後學者，其或自此始歟？太乙宫高士玉京外臣易如剛告予以茅山栞真誥，欲敘其略。昔者沈約遺陶君書，深言先生「糠粃流俗，超然獨覽，名書絳簡，至理精微，唯欲下風問道，未知厥路」，若有屬於誥者矣。然陶君銘茅山曲林館，廼云：「祈生翊命，各謂知道，參差經術，跌宕辭藻。」是數語者，全爲誥設。此翁一銘，猶足爲山中無窮清風，況書乎！嘉定十六年十一月冬至日朝散大夫行祕書郎高似孫敘。

真誥卷之一　運【題】象（篇）第一〔一〕

1 愕緑華詩

神嶽排霄起，飛峰鬱千尋。寥籠靈谷虚，瓊林蔚蕭森。⦶此一字被墨濃黵，不復可識。正中抽一脚出下，似是「羊」字。其人名權。生標美秀，弱冠流清音。棲情莊慧津，超形象魏林。揚彩朱門中，内有邁俗心。我與夫子族，源胄同淵池，宏宗分上業，於今各異枝。蘭金因好著，三益方覺彌。靜尋欣斯會，雅綜彌齡祀。誰云幽鑒難，得之方寸裏。翹想籠樊外，俱爲山巖士。無令騰虚翰，中隨驚風起。遷化雖由人，蕃羊未易擬。所期豈朝華，歲暮於吾子。

2 愕緑華者，自云是南山人，不知是何山也。女子，年可二十，上下青衣，顔色絶整。以升平三年十一月十日夜降〇〇，剪缺此兩字，即應是羊權字。自此往來，一月之中輒六過來耳。云本姓〇，又剪除此一字，應是「楊」字。贈此「此」一字本是「權」字，後人黵作「此」字。詩一篇，並致

〔一〕「運題象第一」，原作「運象篇第一」，俞校據卷十九真誥敍録校改，是，據改。下同。

火澣布手巾一枚，金、玉條脱各一枚。條脱乃太而異，精好。神女語見：此本是草作「權」字，後人黵作「見」字，而乙上之。「君慎勿泄我，泄我則彼此獲罪。」

3 訪問此人，云是九嶷山中得道女羅郁也。宿命時，曾爲師母毒殺乳婦。玄州以先罪未滅，故令謫降於臭濁，以償其過。與權此「權」亦草作，故似前體而不被黵耳。尸解藥。今在湘東山〔一〕，本懸此中一寸。此女已九百歲矣。尋此應是降羊權。權字道輿，忱之少子，後爲晉簡文黄門郎，即羊欣祖，故欣亦修道服食也。此乃爲楊君所書者，當以其同姓，亦可楊、權相問，因答其事而疏説之耳。按升平三年是己未歲，在乙丑前六年，衆真並未降事。

右三條，楊君草書於紙上。

4 南嶽夫人與弟子言，書識如左：弟子即楊君自稱也。此衆真似是集洞宮時，所以司命最在端，當爲主人故也。夫人向楊説次第位號如此，非降楊時也。

東嶽上真卿司命君

東宮九微真人金闕上相青童大君

〔一〕「山」，葦本刻作陰文字，性質同俞本、藏本之圈起。

蓬萊右仙公賈寶安鄭人。自此後皆是稱諸真人之字，非其人名也。氏族亦見世道書傳中也。

清虚小有天王王子登案青童高尊，乃可不敢稱諱字。此清虚是南嶽之師，尚稱字，獨不顯茅司命字，亦爲難詳也。

桐柏真人右弼王領五嶽司侍帝晨王子喬

青蓋真人侍帝晨郭世幹衛人。

戎山真人太極右仙公范伯華(幽)〔豳〕〔一〕人。

少室真人北臺郎劉千壽沛人。

嶓冢真人左禁郎王道寧常山人。

大梁真人魏顯仁長樂人。

岷山真人陰友宗

陸渾真人太極監西郭幼度

九嶷山侯張上貴楚人。

岱宗神侯領羅酆右禁司鮑元節東海人。

〔一〕「豳」，原作「幽」，據韋本及無上祕要卷八十四引改。

華山仙伯秦叔隱馮翊人。
葛衍真人周季通
陽洛真人領西歸傅淳于太玄西域人。
潛山真伯趙祖陽涿郡人。
勾曲真人定録右禁郎茅季偉
鬱絶真人裴玄人〔一〕
白水仙都朱交甫
三官保命司茅思和
太和真人山世遠
右二十三真人坐西起，南向東行。此於禮乃是南向，以西方爲上。而後女真東向，則應起南，今反北者，當是以側近高真故也。
太和靈嬪上真左夫人
北海六微玄清夫人

〔一〕「人」，真靈位業圖、雲笈七籤卷九十七俱作「仁」。

北漢七靈右夫人

太極中華右夫人

紫微左宫王夫人

滄浪雲林右英夫人案右英是紫微姊，今反在後，當位業有升降耳。

上真司命南嶽夫人此即魏夫人也。自説，故不稱姓。

八靈道母西嶽蔣夫人案有數號者，並以多爲高。西王母稱九靈，則八靈宜在七靈前，而今返在後者，亦所未詳。又受讀黄庭事云「北嶽蔣夫人」，與今不同。

上真東宫衛夫人

方丈臺昭靈李夫人

紫清上宫九華安妃

朱陵北絶臺上嬪管妃

北嶽上真山夫人

西漢夫人

長陵杜夫人

右十五女真東向坐，北起南行。説此事時，雖不記月日，不知在何年，既是衆真名位，故出以居前。按衆真位號，前云以爲高者，猶今世之徽號也。

5 六月二十一日夜，定録問云：「許長史欲云何尋道？」登答「懃修真誠」之意。定録又言：「昔有趙叔臺、王世卿，亦言篤學，而竟不如人意，遂爲北明公府所引。此是乙丑年六月也。自此前唯有六月十五日定録授，是答長史書論茅山中事。此前又已有一授，不記何月日，並在第四卷中。自餘無有先此者。北明公府，酆都宫中官屬也。昔扉廓天津，採華赤丘，是時聲穎靈袂，蒙塵華喬，此即應是説初降華僑事。字少「倚人」。發煥秀山，高説延霄。自謂玄響所振，無往不豁，既濯以靈波，實望與物榮〔二〕菴。既末能暢業駢羅，遊岫逐逸，然後知悟言之際，應玄至少。於是佛音弗。駕而旋，偃靜葛臺。夫玄刃無親，流鑒遁真。若以雲壁一往，想齊獨邁，俯自啓灑，動應潛逸，始乃吾等並有欣慨耳。往見，況意相知篤。」末書云：「伏覽聖記，事跡淵妙，金策素著，青録玄定，遂跨塵俗，逍遥紫陽。何蕭蕭之清遠，眇眇之真貴哉！若能者矣，請借來喻。」又云：「得道之階，錯厲精神，靖躬信宿，洗誠求矜，如斯而言，道已邇也。然夤夜之間，宜篤經營，乃後得手結天維，足浮靈網〔三〕，心遊太空，目擊洞房，不待久日也。若五情愆波，三

〔二〕「榮」，俞校曰：「世本作『縈』。」案：韋本即作「縈」。

〔三〕「網」，疑當作「綱」。

魂越丕，於是三真舞劒，黄闕（捷）【楗】關耳。可不力之！可不力之！」

六月二十二日夜雞鳴，喻書此，紫陽旨也。

右二條，有長史寫。

6清靈真人説寶神經云云。抄此修行事，出在第三卷中，不復兩載。

7紫微夫人喻書如左云云。事亦在第三卷。

8興寧三年歲在乙丑，六月二十三日夜，喻書此。其夕，先共道諸人多有耳目不聰明者，欲啓乞此法，即夜有降者，即乃見喻也。此楊君自記也。長史年出六十，耳目欲衰，故有咨請。楊不欲指斥，託云諸人。

9又告云「道士有耳重者」云云。事亦在第三卷。

右一條清靈真人言。

10真人告云：「櫛頭理髮，欲得過多。」事亦在第三卷。

右一條紫微夫人言。

11其夜初降者，適入户，未坐，自言：「今夕波聲如雷。」弟子請問其故，答云：「向見東海中大波耳。」弟子者，楊君自稱也。

右南嶽夫人言。

12又告云：「汝憎血否？」答曰：「實憎之。」云：「血在路上，若汝憎之，當那得行？」又答曰：「當避之耳。」又云：「避之佳，故不如目不見乃佳。」

右南嶽夫人言。

13自此後諸真共語耳。

14又云：「寶神經是裴清靈錦囊中書，侍者常所帶者也。裴昔從紫微夫人授此書也。吾亦有，俱如此寫，西宮中定本。」

15問西宮所在，答云：「是玄圃北壇，西瑤之上臺也。天真珍文，盡藏於此中。」

右南嶽夫人言。

16裴真人又言：「此書與隱書同輩，事要而即可得用也。一名七玄隱書。」右二十三日授訖此。

17南嶽夫人見告云：「紫微左夫人王諱清娥，字愈意。阿母第二十女也。鎮羽野玄壟山，主教當得成真人者。」

右一條先此一夕所授。此一條即是二十二日夜，與紫陽所喻同夕，當復大應有事，後云「聲氣下」，亦是此夕。楊後又追憶此一事，更疏在二十(二)【三】日例中，故云「先此一夕」也。

右從「清靈」來凡十二條，有長史寫。

18 六月二十四日夜，紫微王夫人來降。因下地請問：「真靈既身降於塵濁之人，而手足猶未嘗自有所書，故當是卑高迹邈，未可見乎？敢諮於此，願誨蒙昧。」夫人因令復坐，即見授，令書此以答曰：此楊君自述事也，例多如此。

「夫（沈）【汎】景虛玄，無塗可尋，言發空中，無物可縱，流浪乘忽，化遁不滯者也。此二行皆浮沈冥淪，儵遷灼寂，是故放蕩無津，遂任鼓風桅〔一〕，存乎虛舟而行耳。故實中之空，空中之有，有中之無象矣。至於書迹之示，則揮形紙札，文理昺注，麤好外著，玄翰挺焕，而範質用顯，默藻斯坦，形傳塵濁。苟騫露有骸之物，而得與世進退，上玷逸真之詠，下虧有隔之禁，亦我等所不行，靈法所不許也。今請陳爲書之本始也：造文之既肇矣，乃是五色初萌，文章畫定之時，秀人民之交，別陰陽之分，則有三元八會群方飛天之書，又有八龍雲篆明光之章也。其後逮（二）【三】皇之世，演八會之文，爲龍鳳之章，拘省雲篆之迹，以爲順形梵書，分破二道，（壞）【壞】真從易，配別本支，乃爲六十四種之書也，遂播之于三

〔一〕「任鼓風桅」，上清僊府瓊林經引作「任風鼓桅」。

十六天十方上下也。各各取其篇類，異而用之，音典雖均，蔚跡隔異矣。校而論之，八會之書是書之至真，建文章之祖也。雲篆明光是其根宗所起，有書而始也。今三元八會之書，皇上太極高真清仙之所用也；雲篆明光之章，今所見神靈符書之字是也。爾乃見華季之世，生造亂真，共作巧末，趣徑下書，皆流尸濁文，淫僻之字，舍本效假，是囂穢死迹耳。夫真仙之人，曷爲棄本領之文迹，手畫淫亂之下字耶！夫得爲真人者，事事皆盡得真也，奚獨於凡末之麤術，淫浮之弊作，而當守之而不改，玩之而不遷乎？夫人在世，先有能書善爲事者，得真仙之日，外書之變亦忽然隨身而自反矣。真事皆邇〔二〕者，不復廢今已得之濁書，方又受學於上文，而後重知真書者也。鬼道亦然，但書字有小乖違耳。且以靈筆真手，初不敢下交於肉人，雖時當有得道之人，而身未超世者，亦故不敢下手陳書墨，以顯示於字迹也。至乃符文神藻所求所佩者，自復始來而作耳。所以爾者，世人固不能了其端緒，又使吾等不有隱諱耳。冥中自相參解矣，內外自相關矣。又四極明科，高上禁重，亦自不聽我等復爲世間常書也。我既下手，子固不解，亦將何趣兩爲煩濫耶？此亦當闇其可否，殆不足嫌，想少暢豁於胸懷，盡不自書之流分矣。」

〔二〕「邇」，俞本作「爾」。

19上真司命南嶽夫人授，令書如左：

「若夫仰擲雲輪，總轡太空，手維霄網〔一〕，足陟玉庭，身升帝闕，披寶歙青，上論九玄之逸度，下紀萬椿之大生，遂竦景雹肅，千霞煥明，真言玄浪，高談玉清，激朱脣之流徽，運日氣之零零，爰乃吐烽却煙，彈金奏瓊，鸞音蒨粲，鳳唱嘉聲耳。若但應景下旋，迴靈塵埃，參輦弊宇，敖拂朝市，來成真才，訓我弟子，則玉振落響，琳鐘內抑，周目五濁，契闊愆室，神勞臭腥，填鼻斂氣，遂閉蘭音於中華之元，退案金聲之劣劣而發【微】耳。」

20「夫神者，言微於邇，萬里必接，奇韻雖觸，（鏥）【鏡】鑒無滯。故真理之既分，聞遐則道高邈，璞不肆瑩，而致有卑微之聰也。今子乃有心覺之至，將致嫌似之思，外觀流俗之對，內有遲疑之悟乎？不運事宜，亦已邁也。望所營者道，研咏者妙耳。道妙既得，高下之音必坦然矣。此非所謀，吾子加之至慮，散蕩斯念，宜慎之耳。」

右三條有楊書。

21六月二十四日夜，南嶽夫人見授，令書此。先是二十二日夕，有在別室共論講道，紫

〔一〕「網」，韋本作「綱」。

微、南嶽二夫人，聲氣語音殊下，不解其趣。今故授書此，以答所共講者之疑心也。初來見授時，色氣猶〔二〕不平，授畢，可爾。弟子唯覺色有不平，都無他可道。此一條亦是楊君自記論。

22南嶽夫人其夕語弟子言：「我明日當詣王屋山清虚宫，令汝知之所至也。」

23其夕又言：「海東桐柏山西頭，適崩二百許丈。」

24紫微王夫人云：「世人之思慮，何得事事真審耶？可不事有答其心也。」南嶽夫人言：「戲之耳。欲建豎之也，瑩實之也。」

25興寧三年，歲在乙丑，六月二十五日夜。此是安妃降事之端，記録别爲一卷，故更起年歲號首也。紫微王夫人見降，又與一神女俱來。神女着雲錦襹，上丹下青，文彩光鮮，腰中有緑繡帶，帶係十餘小鈴，鈴青色、黄色，更相參差。左帶玉佩，佩亦如世間佩，但幾小耳。衣服儵儵有光，照朗室内，如日中映視雲母形也。雲髮鬃此應是「鬒」字。鬒，黑髮貌也。鬢，整頓絶倫。作髻乃在頂中，又垂餘髮至腰許。指着金環，白珠約臂。視之，年可十三四許。左右又有兩侍女，其一侍女着朱衣，帶青章囊，手中又持一錦囊，囊長尺一二寸許，以盛書，書當有十許卷也。以白玉檢檢囊口，見刻檢上字云「玉清神虎内真紫元丹章」。其一侍女着青衣，

〔二〕「猶」，韋本作「有」。

捧白箱，以絳帶束絡之。白箱似象牙箱形也。二侍女年可堪十七八許，整飾非常。神女及侍者顔容瑩朗，鮮徹如玉，五香馥芬，如燒香嬰氣者也。香嬰者，嬰香也，出外國。初來入户，在紫微夫人後行。夫人既入户之始，仍見告曰：「今日有貴客來，相詣論好也。」於是某即起立，夫人曰：「可不須起，但當共坐，自相向作禮耳。」夫人坐南向，某其夕先坐承床下，西向。神女因見，就同床坐，東向。各以左手作禮。作禮畢，紫微夫人曰：「此是太虚上真元君金臺李夫人之少女也。太虚元君昔遣詣龜山學上清道，道成，受太上書，署爲紫清上宫九華真妃者也。於是賜姓安，名鬱嬪，字靈簫。」紫微夫人又問某：「世上曾見有此人不？」某答曰：「靈尊高秀，無以爲喻。」夫人因大笑：「於爾如何？」某不復答。紫清真妃坐良久，都不言。妃手中先握三枚棗，色如乾棗，而形長大，内無核，亦不作棗味，有似於梨味耳。妃先以一枚見與，次以一枚與紫微夫人，自留一枚，語令各食之。食之畢，少〔二〕久許時，真妃問某：「年幾？是何月生？」某登答言：「三十六，庚寅歲九月生也。」真妃又曰：「君師南真夫人，司命秉權，道高妙備，實良德之宗也。聞君德音甚久，不圖今日得敘因緣，歡願於冥運之會，依然有松蘿之纏矣。」某乃稱名答曰：「沈湎下俗，塵染其質，高卑

〔二〕「少」，俞校曰：「世本作『小』字，較勝。」

雲邈，無緣稟敬。猥虧靈降，欣踊罔極。唯蒙啓訓，以袪其闇，濟某元元，宿夜所願也。」真妃曰：「君今語不得有謙飾，謙飾之辭，殊非事宜。」又良久，真妃見告曰：「欲作一紙文相贈，便因君以筆運我鄙意，當可爾乎？」某答：「奉命。」即襞紙染筆。登口見授，作詩如左。詩曰：

「雲〔一〕闕豎空上，瓊臺聳鬱羅。紫宮乘緑景，靈觀藹嵳峩。琅軒朱房內，上德煥絳霞。俯漱雲〔二〕瓶津，仰掇碧柰花。濯足玉天池，鼓枻牽牛河。遂策景雲駕，落龍轡玄阿。振衣塵滓際，褰裳步濁波。願爲山澤結，剛柔順以和。相攜雙清內，上真道不邪。紫微會良謀，唱納享福多。」

某書訖，取視之，乃曰：「今以相贈，以宣丹心，勿云云也。若意中有不相解者，自有(微)〔徵〕〔三〕訪耳。」

26紫微夫人曰：「我復因爾作一紙文以相曉者，以示善事耳。」某又襞紙染筆，夫人見

〔一〕「雲」，雲笈七籤卷九十七引同；侍帝晨東華上佐司命楊君傳記引作「靈」。

〔二〕「雲」，侍帝晨東華上佐司命楊君傳記、雲笈七籤卷九十七引俱作「靈」。

〔三〕「徵」，原作「微」，據雲笈七籤卷九十七引改。

授詩云：「二象内外泮，玄氣果中分。冥會不待駕，所（其）【期】貴得真。南嶽鑄明金，眇觀傾笈帉。良德飛霞照，遂感靈霄人。乘飆儔衾寢，齊牢攜絳雲。悟歎天人際，數中自有緣。上道誠不邪，塵滓非所聞。同目咸恒象，高唱爲爾因。」書訖，紫微夫人取視，視畢，曰：「以此贈爾。今日於我爲因緣之主，唱意之謀客矣。」紫微夫人又曰：「明日，南嶽夫人當還，我當與妃共迎之於雲陶間。明日不還者，乃復數日事。」又良久，紫微夫人曰：「我去矣，明日當復與真妃俱來詣爾也。」覺，下牀而失所在也。真妃少留在後而言曰：「冥情未攄，意氣未忘，想君俱咏之耳。明日當復來。」乃取某手而執之，而自下牀。未出户之間，忽然不見。

27 六月二十六日夕，衆真來，疏如左：

紫微王夫人

紫清上宫九華真妃

上真司命南嶽夫人，某師。凡此前後云「某」者，皆楊君自隱名也。

紫陽真人

茅中君

清靈真人

茅小君

28又有一人年甚少，整頓非常，建芙蓉冠，著朱衣，以白珠綴衣縫，帶劍，都未曾見。此人來，多論金庭山中事，與衆真共言，又有不可得解者。揖敬紫微、紫清、南真三女真，餘人共言平耳。云是桐柏山真人王子喬也，都不與某語。又前後初有真人來見降者，時皆自不即與某共語耳。

29各坐良久，紫清真妃曰：「欲復煩明君之手筆書一事，以散意忘言，可乎？」某又襞紙待授。真妃乃徐徐微言而授曰：「我是元君之少女，太虛李夫人愛子也。昔初學真於龜臺，受玉章於高上，荷虎録於紫皇，秉瓊鉞於天帝，受書(於)【爲】上真之妃，以遊行玉清也。常數自手扉九羅，足躡玄房，霄形靈虛，仰歠日根，入宴七闕，出轡雲輪，攝三辰而俱升，散景霞以飛軒也。非不能採擇上室，訪搜紫童，求(王)【玉】宮之良儔，偶高靈而爲雙，接玄引奇，友于帝郎〔一〕矣。直是我推機任會，應度歷〔二〕數，俯景塵沫，參龍下邁，招冥求之雄，追得匹之黨耳。自因宿命相與，乃有墨會定名，素契玉鄉，齊理二慶，攜鴈而行，匏爵分

〔一〕「郎」，侍帝晨東華上佐司命楊君傳記作「鄉」。
〔二〕「歷」，韋本作「立」。

味，醮衾結裳，顧儔中饋〔一〕，内藏真方也。推此而往，已定分冥簡，青書上元。是故善鄙之心，亦已齊矣；對景之好，亦已域〔二〕矣。得願而遊，歡兼昔旨，豈不冥乎自然。此復是〔三〕二象大宗内外之配職耳，實非所以變無反淡，凝情虛刃，靈刀七累，遺任太素，保真啓玉，單景八空之謂也。秀寂高清，鬱輿流霄，使鳳歌雲路，龍吟虎嘷，天皇雙景，遠升辰樓，飛星擲光，日月映軀，口吐冥煙，眼激電光，上寢瓊房，流行玉清，手掣景雲，足陟金庭。若自此之時，在得道之頃，爲當固盡内外，理同金石，情纏雙好，齊心幃幙耳。（爲）【奚】必抱衾均牢，有輕中之接，塵穢七神，悲魂任魄乎？蓋是妾求氏族於明君耳，非有邪也。今可謂得志懷真，情已如一，方當相與結駟玉虛，偶行（此）【北】玄，同掇絳實於玉圃，併採丹華於閬園，分飲於紫川之水，齊濯於碧河之濱，紫華毛帔，日冕蓉冠，逍遥上清，俱朝三元，八景出落，鳳扉雲闕〔四〕，仰漱金髓，咏歌玉玄，浮空寢晏，高會太晨，四鈞朗唱，香母奏煙，齊首偶觀，攜帶交裙，不亦樂乎！不亦得志乎！明君其順運隨會，妾必無辭，且亦自不得背實反

〔一〕「饋」，侍帝晨東華上佐司命楊君傳記引作「會」。

〔二〕「域」，侍帝晨東華上佐司命楊君傳記引作「成」。

〔三〕「豈不冥乎自然。此復是」，侍帝晨東華上佐司命楊君傳記引作「豈不宜乎。然此自復是」。

〔四〕「雲闕」，侍帝晨東華上佐司命楊君傳記引作「龍臺」。

冥，苟任胸懷矣。」授畢，復自取視而言曰：「今以此書相詣，庶豁其滯疑耳。」言畢乃笑。良久，紫微夫人曰：「真妃之辭盡矣，論好之緣著矣。爾亦不得復有所容也。玄運冥分，使之然耳。」南岳夫人見授書曰：「冥期數感，玄運相適，應分來聘，新〔二〕搆因緣，此攜真之善事也。蓋示有偶對之名，定内外之職而已，不必苟循世中之弊穢，而行淫濁之下迹矣。偶靈妃以接景，聘貴真之少女，於爾親交，亦大有進業之益，得而無傷絶之慮耳。千神於是可使，試觀不得復陳矣。真旍必可尅往，雲輧必可俱駕也。吾往曾因紫微夫人爲汝搆及此意，今遂如願，益使我欣欣，慎【勿】復疑矧〔三〕於心胸矣。我昨見金臺李夫人於清虚中，言爾尚有疑正之心，色氣小有眼眼。謂應作「悢悢」字。汝違此舉，誤人不小。真妃有神虎内真丹青玉文，非爾所有者輩。良才求寫，故當不爲隱耳。今日相攜，何但文章而已，將必乘景（王）【玉】霄乎！若有未悟者，宜（微）【徵】訪可否。」真妃見夫人書言，乃笑而言：「攜手雙臺，娛歎良會，景輧同機，於此齊乎！」

〔二〕「新」，俞校曰：「世本作親。」韋本、侍帝晨東華上佐司命楊君傳記引作「親」。
〔三〕「矧」，俞本作「哂」。侍帝晨東華上佐司命楊君傳記引同。

真誥卷之二　運題象第二

1清虛〔一〕真人授書曰：「黄赤之道，混氣之法，是張陵受教施化，爲種子之一術耳，非真人之事也。吾數見行此而絶種，未見種此而得生矣。百萬之中，莫不盡被考罰者矣。千萬之中，誤有一人得之，得之遠至於不死耳。張陵承此以教世人耳。陵之變舉，亦不行此矣。爾慎言濁生之下道，壞真霄之正氣也。思懷淫慾，存心色觀，而以兼行上道者，適足明三官考罰耳。所謂抱玉赴火，以金棺葬狗也。色觀謂之黄赤，上道謂之隱書，人之難曉，乃至於此。」

2紫微夫人授書曰：「夫黄書赤界，雖長生之祕要，實得生之下術也，非上宫天真流𩨂晏景之夫所得言也。此道在長養分生而已，非上道也。有懷於淫氣，兼以行乎隱書者，

〔一〕「虚」，無上祕要卷四十二引作「靈」。

適足握水官〔一〕之筆，鳴三官之鼓耳。玄挺亦不可得恃，解謝亦不可得賴也。要而言之，貞則靈降，專則神使矣。夫真人之偶景者，所貴存乎匹偶，相愛在於二景，雖名之爲夫婦，不行夫婦之迹也。是用虚名，以示視聽耳。苟有黄赤存於胷中，真人亦不可得見，靈人亦不可得接，徒劬勞於執事，亦有勞於三官矣。

3 雞鳴時，南岳夫人授書曰：「雞既鳴矣，論好之緣篤也。」

4 紫陽真人授書曰：「太虚遠逸，高卑同接，體賢之義，著之於冥運耳，慎心係於黄赤之疑也。」

5 茅中君授書曰：「玄標觸景，俯和塵藹，玉振𢛳房，清風逸邁，可不勖之也。」

6 言畢，諸真人去。真妃少留在後，曰：「又煩明君爲一辭也。」而授書曰：「忘懷蘭〔二〕素，暉心齊契，方當數親虔清宇，德與流景，合宜歡會，理髮領秀。伏度明君高尚靈映，縱滯忘鄙耳。」言畢，持手而下牀，未至户之間，忽失所在。

7 六月二十六日，夜降八真人：

〔一〕「握水官」，無上祕要卷四十二引作「摇三官」。
〔二〕「蘭」，侍帝晨東華上佐司命楊君傳記引作「簡」。

紫微左夫人一
紫清上宫九華真妃二
上真司命南岳夫人三
紫陽真人四
清靈真人五
茅中君六
茅小君七

8又有一人，甚少整頓，建芙蓉冠，朱衣，帶劍，未曾見也，意疑是桐柏山真人王子喬。多論金庭山中事，言多有不可解者。恭敬紫微、上真、九華妃也，皆禮揖稱「下官」。此條重出而小異者，前所書是楊君自記九華降事，隱之不出。從此後是更疏説長史事，以示長史，故此一片【有】兩本也。

9上真云：「昨與叔申詣清虚宫，校爲仙真得失之事耳。近頓除落四十七人，都復上三人耳。并復視爾輩之名簡，如今佳耳。許某乃得在伯札中。」許某即長史名也。楊君疏呈，故不載名耳。

10「吾初不悟其如此益好也。其洗心勲邁，宗注理盡，心丹意竭，如履冰火，若久如此者，真人亦不得逊矣，仙道亦不得隱矣。但當杜絶其淫色之念，吾等亦即可得見。可疏示之。」

此南嶽夫人言。此即是前二十四日所道「明日當詣王屋山」事也。

11中君曰：「伯舉在於下官耳，大老子將復可念。江東未見有如此而懃道者，然勿恃伯而忘道也。」

12「虛妄者德之病，華衒者身之災，滯者失之首，恥者體之籥。遣此四難，然後始可以問道耳。於是靈軫鳴轅，日有彷彿也。有淫慾之心，勿以行上真之道也。昨見清虛宮正落除此輩人名，而方又被考罰，以度付三官推之。可不慎乎！」

右南嶽夫人言。

13「許長史慎臨尸、弔喪年内耳，示許仙侯如此。」〔【此】小君言，言畢大笑。〕〔二〕

14「叅心既忘，得亦不同，鄙恥不除，生籍不書。許長史雖已蹔除，當復曾除而復除之。」

〔此清靈言。〕

〔二〕「小君言，言畢大笑」，原作雙行小字注文，日校以爲即真誥敘録中所謂「墨書細字」者，是，據改。下文「此清靈言」、「此南岳夫人言」同。

15「東卿司命甚知許長史之慈肅，小有天王昨問：『此人今何在，修何道？』東卿答曰：『是我鄉里士也，鄉里者，謂句容與茅山同境耳，非言本咸陽人也。內明真正，外混世業，乃良才也。今修上真道也。』此語乃稱人，意略有伯形也。」

〔此南岳夫人言。〕

右從「六月二十四日」來，〔凡二十四條，并有楊書〕〔一〕。

16 蕭邈真才，內鏡外和。曾參出田，丹心同（丹）【舟】，素糸三遷，來庇方頭。此四句是離合作「思玄」字，即長史之字也。錄名太極，金書東州。蹇裳七度，躭凝洞樓。內累既消，魂魄亦柔。守之不倦，積之勿休。五難既遣，封伯作侯。七度，飛步事也。洞樓，洞房事也。

右紫微王夫人所喻，令示許長史。

右一條有長史寫。

〔一〕「凡二十四條，並有楊書」，原作雙行小字注文，據俞本及文例改。案：上卷「六月二十四日夜」以後凡九條，合本卷十五條，共計二十四條。

17紫微夫人喻曰「披華蓋之側」云云。此事出在第三卷中。

六月二十七日夜，喻書此。

右一條有楊書。

18積精所感，萬物盡應；妙誠未匝，則形華不盡；形華不盡，則洞房之中，難即分明也。吾昔受此法，常向西北存之耳。西北存如小爲易見，可明示如此。西北爲天地之爽，内照之玄門也。

六月二十七日，紫陽所喻。此二十七日衆真復降，其事亦應甚多，並不出。

右一條有長史寫。

19二君各有六僮。裴君從者持青髦之節，一僮帶繡囊。

20周君從者持黄髦之節。〔無囊〕〔一〕。

右二條是甲手書。

〔一〕「無囊」，原作雙行小字注文，據文例改。

21 六月二十九日，九華真妃授書曰：

「景應雙粲，雲會玄落，龍秀五空，採瓊閬臺，長歌靈幙，焕啓玉扉，眇矣遺事，與世長辭。霞軫絳波，電赴紫栖，共攜清響之外，同遊雲岫廣崖，豈不善乎，豈不樂哉！日者霞之實，霞者日之精，君唯聞服日實之法，未見知餐霞之精〔二〕也。夫餐霞之經甚祕，致霞之道甚易，此謂體生玉光、霞映上清之法也。」

「眼者身之鏡，耳者體之牖。視多則鏡昏，聽衆則牖閉。妾有磨鏡之石，決牖之術，即能徹洞〔三〕萬靈，眇察絶響，可乎？面者神之庭，髮者腦之華，心悲則面燋，腦減則髮素，所以精元內喪，丹津損竭也。妾有童面之經，還白之法，可乎？精者體之神，明者身之寶，勞多則精散，營竟則明消，所以老隨氣落，耄已及之。妾有益精之道，延明之經，可乎？此四道乃上清內書立驗之真章也，方欲獻示，以補助君之明照耳。」

授畢，取以見與。某口答「唯唯」，乞請之也。

22 六月二十九日夜，桐柏真人同來降，復諭授，令某書曰：「夫八朗四極，靈峰遼遐，

〔二〕「精」，疑當同下句作「經」。

〔三〕「徹洞」，章本作「洞徹」。

奇言吐穎，瓊音(餐)〔粲〕〔一〕振，晨飛陵清，玄氣赴霄，體邁玉虛，心遺艱鋒，沈滯於眇羅之外，凝和于寂波之表。若此人者，必能旋騰玄漢，周灑〔二〕真庭矣。三元可得而見，絳名可得而立耳。如其心併愆浪，目擊色袂，動與罔罟共啓，靜(興)〔與〕〔三〕爭競之〔四〕分者，此乃適仙路邈，求生日闊也。子其慎之。」某書畢，取視，乃以見與。此前是桐柏辭也。既同一夕，安妃授竟，桐柏次唆，故云「復授」耳。卒看如似猶是安妃，故顯注之。

23六月三十日夜，九華真妃與紫微王夫人、南嶽夫人同降。真妃坐良久，乃命侍女發檢囊之中，出二卷書以見付，令寫之。題如左：

上清玉霞紫映内觀隱書；

上清還晨歸童日暉中玄經。

右二卷名目。此題本應是三元八會之書，楊君既究識真字，今作隸字顯出之耳。

24七月一日夜，紫微王夫人、

〔一〕「粲」，原作「餐」，據韋本及侍帝晨東華上佐司命楊君傳記引改。

〔二〕「周灑」，侍帝晨東華上佐司命楊君傳記引作「同棲」。

〔三〕「與」，原作「興」，據侍帝晨東華上佐司命楊君傳記引改。

〔四〕「之」，侍帝晨東華上佐司命楊君傳記引作「爲」。

南嶽夫人、

九華真妃、

紫陽、

桐柏、

清虛三真人、

茅二君同降。良久，某乃自陳於衆靈，求安身之術，欲知貴賤之分，年命之會，多少定限。於是真妃乃笑，良久，見授書此曰：

「明君夷質虛閑，祕搆玉朗，蘭淵高流，清響金宮，可謂能珍寶藏奇，幽真内焕，標拂靈篇，乘數順生，素德神園，丹録玉清，興煙拔景，冥鼓遐聲也。必三事大夫，侍晨帝躬，高佐四輔，承制聖君，理生斷死，賞罰鬼神，攝命千靈，封山召雲，主察陰陽之和氣，而加爲吴越鬼神之君也。妾將挺命凝觀，憑華而生，靈飛九天，虛音飆房，因運四覺，玄梯同象，紫名太上，清文八景，神映西暉，德明〔二〕内（隸）【穎】，乃受書乘氣，得爲真妃之任矣。又當助君總括三霍，綜御萬神，對命北帝，制敕酆山。又應相與攜袂靈房，乘煙七元，嘉會希林，内攄因

〔二〕「明」，侍帝晨東華上佐司命楊君傳記引作「朗」。

緣也。是故，君姓於楊，我得爲安。妾自發玄下造，君自受書於西宮，從北策景，乘輧東轅，握（髦）【旄】秉鉞，專制東蕃。三官奉詔，河山啓源，天丁獻武，四甲衛輪。當此之時，實明君之至貴，真仙之盛觀也。三官中常有諺謡云「楊、安大君，董真命神」，正我等之謂耳。蓋聖皇之方駕，於今有二十八年也，復二十二年，明君將乘龍駕雲，白日昇天，先詣上清西宮，北朝玉皇、三元，然後乃得東軫執事矣。此自是君玉朗紫微，金音虛領，爲太極所旍，乃玄德上挺，不復用懃學劬勞，陟足山川矣。若爲精勗之者，當小神清瑩鮮耳，亦不甚今日不勞之舉也。世俗縈網貴賤之間，涉塵塗之役，在得失之津，信非真人所得經營，乃自坦乎艱泰之用，任乎遇否之頃耳。見明君之逸，誠欣然也；覩明君之否，誠慼顔也；此二感發於顔色之上也，復未足以致遠悲、抱長慼矣。至於内冥偶景，併首玄好，輕輪塵藹，參形世室，妾豈以愆累浮卑少時之滯，而虧辱於當真之定質耶？夫陰陽有對，否泰反用，二象既羅，得失錯綜，此皆往來之徑陌耳。今人居風塵之休盛者，乃多罪之下鬼，趣死之考質也。夫處無用於嚻塗，乃得真之挺樸，任凡庸以内觀，乃靈仙之根始也。蓋富貴淫麗，是破骨之斧鋸，有似載罪之舟車耳。榮華矜世，爭競徼時，適足以誨愆要辱，爲伐命之兵，非佳事也。是故古之高人，覽罪咎之難豫，知富貴之不可享矣，遂肥遯長林，栖景名山，咀嚼和氣，漱濯清川，欲遠此惡迹，自求多福，超豁緼聘〔一〕，保全至素者也。君亦奚足汲汲於人間之貴賤，投身於榮辱之肆哉！且方交兵日會，三災向臻，神風駈除，臭氣參天；明金生穢於泥瀆，寶玉投糞以招塵；褰衣振血，濁精虧真。玄通遠逸，是其時也。君若其不耐風火之煙，欲抱真形於幽林者，可且尋（解劍）〔劍解〕〔二〕之道，作告終之術乎？自盡出嘿之會，隱顯之迹，臨時分處，有任於明君矣。冥數上感，有命而交，靈書玉臺，真契合景，是以言單於辭，心訖於筆，妾豈獨歎於一人乎！蓋亦名分之判例也。」書訖，取以與某，復曰：「君省此，當少愈不？」

右從「六月二十九日」來凡（十）四條〔三〕，並楊君自記書。

25東卿大君昨四更初來見降，侍從七人。入户，一人執紫旄節，一人執華幡，一名十絶靈幡，一人帶緑章囊，三人捧牙箱，一人握流金鈴。乃年少於二弟。二弟昨並倚立，東卿命

〔一〕「緼聘」，侍帝晨東華上佐司命楊君傳記引作「纏躬」。
〔二〕「劍解」，原作「解劍」，據雲笈七籤卷五改。
〔三〕「四條」，原作「十四條」，案：自「六月二十九日」至此，應爲四條，「十」字衍。俞校曰：「按此云十四條，豈一篇之中分數條而書耶」，乃不明「十」爲衍字之故。

坐，乃坐耳。良久，言語委曲。

26先昨神女來降，意本疑是王母女，昨又來，定是也。南真説云：「是阿母第十三女王媚蘭，字申林，治滄浪山，受書爲雲林夫人。」此兩事並是七月五日夜略記，後更復委曲重數在後。如此則右英夫人始以七月三日、四日頻夕降也。

右二條有楊自記。

27乙丑歲晉興寧三年七月四日夜，司命東卿君來降，侍從七人。入户，其一人執紫旄之節，其一人執華幡，一名十絶靈幡，一人帶緑章囊，其三人捧白牙箱，箱中似書也，其一人握流金鈴。侍人並朱衣。司命君形甚少於二弟，著青錦繡帬、紫毛帔，巾芙蓉冠。二弟並同來倚立，命坐，乃坐耳。言語良久。

28七月六日夜，司命君又降，良久，喻書曰：

「若必範玄秉象，清淨罕時，遂拔羣幽藻，戢翼高棲，感味上契，淵渟岳峙，蕭寥玉篇，翫寶神生，遺放俗戀，調彈清靈，澄景虚中，五道發明，色絶化浪，慾與淡并，空同冥衢，無視無聽。爾乃遠齊妙真，重起玄覺，明德内圓，靈標外足矣。終能策雲軿以赴霄，書司命之丹録耳。若精散萬念，爲生不固，炁隨塵波，心不真合〔一〕，適足勞身神於林殂，謂應作「岨」字。實有誤於來學也。其道微而易尋，其道艱而難得乎！」亦令示許長史。此二條又有長史寫。

29 許長史欲山居。

30 宗道者貴無邪，栖真者安恬愉。

31 至寂非弘順之主，惔然非教授之匠，故當因煩〔二〕以領无耳。意云爾不？代謝奚必四時？氣如呼吸，千齡如寄，趙子可憂不？信而未疑，其心亦已醢矣。

司命君與南岳夫人言。

32 爲道者常淵淡以獨處〔三〕，每栖神以遊閑，安飲啄以自足，無旂謂應作「祈」字。眄於籠樊。哀樂所以長去，夭閼何由而臻者乎！

〔一〕「合」，韋本及上清三真旨玉訣引作「舍」。
〔二〕「煩」，韋本作「順」。俞校曰：「世本『煩』作『順』，非。」
〔三〕「處」，韋本作「住」。

33稟志各有所宅，資性咸有其韻。豈可履逐物之邪蹤，矯我之正業乎！

34何不肆天標之極縱，適求真之内娱；從幽淨以熙心，綏〔一〕所託以栖意；處東山以晦跡，握玄筌於妙領；保隨珠以含照，遣五難於胸次耶！此三條亦似是東卿言。

35七月十五日夜，紫微王夫人授書曰：

「懃精者，味玄之靈標也；凝安者，拘真之寢衾矣。子懃澡丹心，競赴高嶺，可謂務道之柄，懃甚至也。然道柔真虚，守淡交物，安靜任栖，神乃啓焕耳。要而言之，躁疾非盡理矣。違之者亦取勞乎！」

與許玉斧。

36七月十五日夜，清靈真人授詩：

「企望人飛，若感若成，威不内接，驕女遠屏。三四縱横，以入帝庭，歷紀建號，得爲太齡。亦必秀映，四司元卿，翻然縱羽，遂登上清。」此離合掾大名（名）〔二〕「翽」字也。

〔一〕「綏」，無上祕要卷四十二引作「援」。

〔二〕「名」，日校以爲衍字，是，據删。

與許玉斧。此夕又有中君授書與許卿，答「欲知洞天中之事」。今載在第四卷中。

37 鳳巢高木，素衣衫然；此八字是作長史小名「穆」字也。履順思真，凝心虛玄。仍取此「思」字、「玄」字，即成長史字也。五公石腴，彼體所便，急宜服之，可以少顏。三八令〔一〕明，次行玄真。解駕偃息，可誦洞篇。瓊刃應數，此「瓊刃」字即是掾小名玉斧也，與外傳青録義同，故云「應數」。精心高棲，隱嘿沉閑〔二〕，正氣不虧。朮散除疾，是爾所宜，次服餌飯，兼穀勿違，益髓除患，肌膚充肥。然後登山，詠洞講微。

38 寅獸白齒，此四字即是云虎牙也。亦能見機，遂得不死，過度壬辰。偃息盛木，玩執周書，此八字即是作「楊」字也。太極植簡，金名西華。學服可否，自應靈符，理異契同，神洞相求。

定録、中候告。〖道藥事是定録言也〔三〕。〗

此並離合譬喻四人姓名，各詮所宜修行服御事。尋辭意皆相貫次，不知云何得兩人共説。

〔一〕「令」，雲笈七籤卷一百六引作「合」。

〔二〕「閑」，韋本作「閉」。

〔三〕「道藥」句，原作雙行小字注文，日校以爲乃「墨書細字」者，是，據改。下「保命言」、「保命臨去言」同。

39寓言必可用，不用是無情。焉得駕欻迹，尋此空中靈。微音良有旨，當用慎勿輕。事事應神機，保爾見太平。

右右英吟此。

40茅定錄言良箴也，可記之。仙才不用心煩曲，故能得也。〔保命言。〕

41八月中，彼人必東秀塹看，燒香必也。〔保命臨去言。〕

右從「乙丑歲」來凡十五條，並有楊書。

42欽想風流，託心靡景，愧以愆昧，鄙悉素彰。思自策勵，沐浴陶冶，濟否之階，幸垂眷逮耳。許玄惶恐再拜，長史大名謐，字思玄，今此直云「玄」，其意未允。詣賈先生。此是長史聞楊宣周紫陽說賈玄道等主知試校事，故有此書。賈即以呈司命，司命後所答云「賈生近以此書來」者也。周君說事在第四卷中也。

右一條是長史自書本也。

43太元真人以此書見與，因授令書如左：

「若夫能眇邈於當世，則所重唯身也，罕〔一〕營外難者，則無死地矣。是以古之學者，握玄筌以藏領，匿穎鏡於紛務，凝神乎山巖之庭，頤真於逸谷之津，於是散髮高岫，經緯我生，暉暉景曜，採吸五靈，遊躡九道，登元濯形，投思絶空，人事無營，閉存三氣，研諸妙精，故能迴日薄之年，反爲童嬰耳。苟事累沙會，交軒塞路，但所守之不能勖也，何試校之能停耶！物物相要，觸類興患，天人之眄，豈時漏哉！所司賞於修業，所試在於不日新矣。賈生近以此書來，託向亹亹，可謂有情。然無逝我梁，有似逆詐耳。」

七月十六日。此一條又有掾書。

44 省所諮，有心哉！子望對山嶺，增懷遠想，欣然稟向，常見此意。夫爲道者，精則可矣，有情〔二〕不懃，則無所能爲也。懃而不專，亦不能有成也。要當令厺心消豁，穢此後人黵爲「穢」字，不可復識。疾開散。此亦似東卿告長史。

45 爾何以不數看東山，鬱望三秀，徘徊華宇，目擊林水（平）〖乎〗？彼人往，殆無所復益耳。凡云三秀者，皆謂三茅山之峯。山頂爲秀，故呼三秀也。

〔一〕「罕」，無上祕要卷六十五引真迹經作「周」。

〔二〕「情」，無上祕要卷四十二引作「精」。

右南嶽夫人與弟子言。

46夫言者性命之全敗也，信者得失之關楗也。張良三期，可謂篤道而明心矣。

右南嶽夫人與弟子言。

47性甚寬仁，而所聞急，而應物速者，更違旨耳。火棗事，未宜問也。論火棗事在後。

右九華真妃言。

右從「太元」來凡五條，並楊書。

48纏景落滄浪，騰躍清海津。絳煙亂太陽，羽蓋傾九天。雲輿浮空洞，倏忽風波間。來尋冥中友，相攜侍帝晨。王子協明德，齊首招玉賢。下眄八阿宮，上寢希林顛。漱此紫瓊腴，方知穢塗辛。佳人將安在，懃之乃得親。

七月十八日夕，雲林右英王夫人授詩。此詩與長史，兼及掾事。

49高興希林虛，遐遊無員方。蕭條象數外，有無自冥同。亹亹德韻和，飃飃步太空。盤桓任波浪，振鈴散風中。內映七道觀，可以得兼忘。何必反覆酬，待此世文通。玄心自宜悟，嘿耳必高蹤。

七月二十六日夕，紫微夫人喻作，令與許長史。

50絳闕扉廣霄，披丹登景房。紫旗振雲霞，羽晨撫八風。停蓋濯碧谿，採秀月支峰。咀嚼三靈華，吐吸九神芒。椿數無絶紀，協日積童蒙。攜袂明真館，仰期无上皇。北鈞唱羽人，玉玄粲賢衆。云（河）【何】波浪宇，得失爲我鍾。引領闉庭内，開心擬璣衡。習適榮辱域，罕躡希林宫。一静安足苦，試去視滄浪。

右右英夫人所喻。

右從「鬱景」來三篇，並有長史寫。

51弱喪淵瀁，篤靈未盡，倚伏異因，雲梯未抗。雖有懷於進趣，猶未淵於至理矣。君才實天工，〔志〕〔一〕以清瀾，凝浪於高韻，（志）栖神乎太玄，期紫庭而步空矣。有心洞於飛滯，柔翰蔚乎冥契也。動合規矩，等圓殊方，静和真味，吐納興音，可謂縱誕德挺，良爲欽然矣。然穢思不豁，鄙忞内固，淫念不漸〔二〕，靈池未澄，將未得相與論内外之期，汎二景之交耳。夫失機者，貴在能改，相釋有情，今無妨矣。雖蹔弭羣聽，故克和也。前塗⦶謂應作「攸」字。

〔一〕「志」，原在下句，據文意乙。此句，墉城集仙録卷五引作「君才實天工，心以清瀾，凝浪於高韻，栖神乎太玄」。
〔二〕「漸」，雲笈七籤卷九十八引作「斬」。

邈，此比非一，漏緒多端，當恒戰〔二〕密。苟情有愆散，得隨事失，悟言微矣。將何以遏之？將何以遣之？

右七月二十六日夜，雲林右英王夫人喻書，見與勿答。

右一條有長史寫。

52世珍芬馥交，道宗玄霄會。振衣尋冥疇，迴軒風塵際。良德映靈暉，穎根粲華蔚。密言多儻福，沖淨尚真貴。咸恒當象順，攜手同衾帶。何爲人事間，日焉生患害。

七月二十八日夕，右英王夫人授書此詩，以與許長史。後十二月，長史答書云「咸恒之喻」，即是酬此詩也。咸恒義出周易。

右一篇有長史寫。

53清響散空，神風灑林，身超冥衢，志詠靈音，仁侯其人也。欲以裴真人本末示郄者可

〔二〕「戰」，雲笈七籤卷九十八引作「戢」。此據周作明點校本真誥述評——兼論魏晉南北朝道經的整理，古典文獻研究第十五輯，鳳凰出版社，二〇一二年。

矣，其必克諧，不善誘之心亦内彰也，裴亦何人哉！郗即愔也，小名方回。裴真人本末，即是清靈傳也。有謝過及七經之（十）【事】，故令示之。

八月七日夕，右英王夫人授書，令與許長史。

右一條楊書，又有長史寫。

54 守真一篤者，一年使頭不白，秃髮更生。夫内接兒孫，以家業自羈，外綜王事，朋友之交，耳目廣用，聲氣雜役，此亦道不專也，行事亦無益矣。夫真才例多隱逸，栖身林嶺之中，遠人間而抱淡，則必嬰顔而玄鬢也。

55 玉醴金漿，交梨火棗，此則騰飛之藥，不比於金丹也。仁侯體未真正，穢念盈懷，恐此物輩不肯來也。苟真誠未一，道亦無私也，亦不當試問。

56 火棗交梨之樹，已生君心中也。心中猶有荆棘相雜，是以二樹不見。不審可剪荆棘出此樹？單生，其實幾好也〔一〕。

57 雖云問也，其欲希之近也。當爲君問主領者，三年更相問，以即日始。

〔一〕「不審」句，墉城集仙録卷五引作「不審可翦荆棘出此樹否？此樹單生，其實幾好也」。

丑年此二字長史後益上。八月七日夜，雲林右英王夫人口授答許長史。

58凝心虛形，内觀洞房，抱玄念神，專守真一者，則頭髮不白，禿者更鬒。「鬒」字亦應是「（琴）【鬒】」。（未）〖夫〗有以百思纏胸，寒熱破神，營此官務，當此風塵，口言吉凶之會，身扉凡作「扉」字者皆是「排」音，非「扉扇」之「扉」也。得失之門，衆憂若是，萬慮若此，雖有真心，固爲不篤。

59抱道不行，握寶不用，而自然望頭不白者，亦希聞也。玉醴金漿，交生神梨，方丈火棗，玄光靈芝，我當與山中「許道士」，不以與人間「許長史」也。

八月七日夜，紫微王夫人授答許長史。

右六條有掾寫。

60擬駕東岑人，停景招隱靜。仁德乘波來，俱會三秀嶺。靈芝信可食，使爾無終永，噏真獻金漿，不待百丈井。

八月十六日夕，清靈真人授。

右一篇有長史寫。

61虛和可守雄，蕭蕭可守雌。夫蕭蕭者，單景獨往也。君絳宮中渠謂應作「詎」字。能仰飛空同上，上雲玄之涯不？道易聞而患不真，書易得而患不行。若專如此，大天之中盡真仙比肩也，我亦無咎於不能爲者。

62心不定而欲書，將欲沽之哉？意不往而求真，似欲衒之也。願告。

八月十七日夜，右英王夫人授書此，與許長史。似答心求守雌之真一也。

63肇祖植德，華條翁隊，即謂七世祖許肇也。「隊」字應作「墜」。頓足懸車，無早晚也。但心堅注真，微密靈機，則可矣。至於高逸長嶺，寢冥林澤，縱時事之難鄙，遺九親而味神，實美舉也。心苟不專，愆念填胷，雖躡閬山以遊步，造圓壟以朝冥，然亦必敗也。若必空空，我自當相告有可動之時也，今且未可議耶。

八月十七日夜，保命仙君小茅口授，與許長史。

64含仁守慈，發拔幽憂，單心慈誘，栖神靈鏡者，許長史其人也。所恨在於應物速，招真急耳。夫浩挺虛映，乃可守雌。已求，故當能守之。守之蓋易，恐亦宜無不可耶。

八月十八日夜，紫微王夫人授，示許長史。

右四條有楊書。

65穆奉被音告，頻煩備至。仰銜恩潤，光華彌焕。披覽欣慶，感荷罔極。穆沉滯流俗，豈忘拔迹，輒已誓之中心，思爲階漸，考室東山，栖景林壑，此志必也，此舉決也。方當憑庇靈宗，諮稟神規，若此之心，揆亦鑒之。真一之雌，其道玄遠，妙出祕領，穆愆穢未蕩，俗累未拔，胷心滓濁，精誠膚淺，未敢預聞。南真哀矜，去春使經師授以方諸、洞房、步綱之道，八素、九真，以漸修行，不敢恪謂應作「怠」字。懈。九真至須幽靜，人事雜錯，患在未專耳。昔人學道，尋師索友，彌積年載，經歷山岳，無所不至，契闊險試，備嘗勞苦，然後授以要訣。穆德薄罪厚，端坐愆室，橫爲衆真所見採録，鑒戒繼至，啓悟非一。古人有言：非知之難，其行之難。夫人垂恩所賜，自可徐徐須此「須」字長史自儳。移東山，然後親授。道之來也，不計遲速，恩之隆也，何限早晚。命使願告，敢不上答。謹白。此長史答前右英論雌一事者，掾爲書之。既被儳更寫，故此本得存焉。

真誥卷之三　運題象第三

1北元中玄道君李慶賓之女，太保玉郎李靈飛之小妹，受書爲東宮靈照夫人，治方丈臺第十三朱館中。夫人著紫錦衣，帶神虎符，握流金鈴。有兩侍女，侍女年可二十許，夫人年可十三、四許。

2聞呼一侍女名隱暉。侍女皆青綾衣，捧赤玉箱二枚，青帶束絡之，題白玉檢曰太上章，一檢曰太上文。此記（織）【識】檢上文，亦同前九華也。

3夫人帶青玉色綬，如世人帶章囊狀。隱章當長五丈許，大三四尺許。

4臨去，授作一紙詩畢，乃吟歌。

5雲墉帶天構，七氣焕神馮。瓊扇啓晨鳴，九音絳樞中。紫霞興朱門，香煙生緑窻。四駕舞虎旂，青軿擲玄空。華蓋隨雲倒〔一〕，落鳳控六龍。策景五嶽阿，三素眄君房。適聞

〔一〕「倒」，雲笈七籤卷九十七引作「列」。

臊穢氣，萬濁蕩〔一〕我胷。臭物薰精神，囂塵互相衝。明(王)【玉】皆摧爛，何獨盛德躬。高揖苦不早，坐地自生蟲。

八月二十二日夜，靈照夫人授作此詩。此長史書作靈照夫人，而楊君書多(其)【云】「照靈」。

6臨去，吟曰：「心勿欲亂，神勿淫役。道易不順，災重不逆。永喪其真，遂棄我適。」

7「復生〔二〕許家不？」

8「我方當復來，爾勤之而已。」

右從「北元」來八條，有長史寫。

9王子晉父周靈王，有子三十八人。子晉，太子也，是爲王子喬。靈王第三女名觀香，(自)【字】衆愛，是宋姬子，於子喬爲別生妹，受子喬飛解脱網之道，得去入緱外書作「維」字。氏山中，後俱與子喬入陸渾。積三十九年，觀香道成，受書爲紫清宮内傳妃，領東宮中候真夫人。此即中候王夫人也。

〔一〕「蕩」，雲笈七籤卷九十七引作「污」。

〔二〕「生」，墉城集仙録卷二引作「往」。

10子喬弟兄七人得道。五男二女。其眉壽是觀香之同生兄，亦得道。此似別有眉壽事，今不存。而掾書中有夢見人云：「我是王眉壽之小妹。」疑此或當是相答也。

右二條，有楊書。

11駕欻敖八虛，徊宴東華房。阿母延軒觀，朗嘯躡靈風。我爲有待來，故乃越滄浪。

右英王夫人歌。

12乘飆遡九天，息駕三秀嶺。有待徘徊眄，無待故當淨〔一〕。滄浪奚足勞，孰若越玄井。

右紫微夫人答英歌。

13寫我金庭館，解駕三秀畿。夜芝披華鋒，謂應作「峰」字。咀嚼充〔二〕長饑。高唱無逍遥，(冬)【各】興有待歌。空同酬靈音，無待將如何。

右桐柏山真人歌。

14朝遊鬱絶山，夕偃高暉堂。振轡步靈鋒，謂應作「峰」字。無近於滄浪。玄井三仞際，

〔一〕「淨」，雲笈七籤卷九十七引作「靜」。
〔二〕「充」，上清道類事相卷一作「無」。

我馬無津梁。倏欻九萬間，八維已相望。有待非至無，靈音有所喪。

右清靈真人歌。

15龍旂舞太虛，飛輪五嶽阿。所在皆逍遥，有感興冥歌。無待愈〔一〕有待，相遇故得和。滄浪奚足遼，玄井不爲多。鬱絶尋步間，俱會四海羅。豈若絶明外，三劫方一過。

右中候夫人歌。

16縱酒觀羣惠，倏忽四落周。不覺所以然，實非有待遊。相遇皆歡樂，不遇亦不憂。縱影玄空中，兩會自然疇。

右昭靈李夫人歌。

17駕欻發西華，無待有待間。或眄五嶽峯，或濯天河津。釋輪尋虛舟，所在皆纏綿。芥子忽萬頃，中有須彌〔二〕山。小大固無殊，遠近同一緣。彼作有待來，我作無待(親)【觀】〔三〕。

右九華安妃歌。

〔一〕「愈」，雲笈七籤卷九十七引作「喻」。

〔二〕「須彌」，無上祕要卷二十引真迹經作「蓬萊」，雲笈七籤卷九十七引作「崑崙」。

〔三〕「觀」，原作「親」，據無上祕要卷二十引及俞本改。

18無待太无中，有待太有際。大小同一波，遠近齊一會。鳴絃玄霄顛，吟嘯運八氣。奚不酣靈液，眄目娛九裔。有無得玄運，二待亦相蓋。

右太虚南嶽真人歌。

19偃息東華靜，揚軿運八方。俯眄丘垤間，莫覺五嶽崇。靈阜齊淵泉，大小互相從。長短無少多，大椿須臾終。奚不委天順，縱神任空同。

右方諸青童君歌。

20控飆扇太虚，八景飛高清。仰浮紫晨外，俯看絶落冥。玄心空同間，上下弗流停。無待兩際中，有待無所營。體無則能死，體有則攝生。東賓會高唱，二待奚足爭。

21命駕玉錦輪，儛轡仰徘徊。朝遊朱火宫，夕宴夜光池。浮景清霞杪，八龍正參差。我作無待遊，有待輒見隨。高會佳人寢，二待互是非。有無非有定，待待各自歸。

右南極紫元夫人歌。按此諸歌詩，並似初降語，而嫌衆真多高唱，上清童、紫元、太虚未嘗有雜降處，恐或遺失耳。有待之説並是指右英事，非安妃也。

【右從「駕欻」來有十一篇，有兩手寫。】〔一〕

〔一〕「右從」句，原脱，據俞本、韋本補。

22騰躍雲景轅，浮觀霞上空。霄軿縱横儛，紫蓋託靈方。朱煙纏旌旄，羽帔扇香風。電嘷猛獸攫，雷吟奮玄龍〔一〕。鈞籟昆庭響，金笙唱神鍾。採芝滄浪阿，掇華八渟峯。朱顏日愈新，劫往方嬰童。養形靜東岑，七神自相通。風塵有憂哀，隕我白鬢翁。長冥遺遐歎，恨不早逸縱。

九月三日夕，雲林王夫人喻作，令示許長史。

23停駕望舒移，迴輪反滄浪。未覩若人遊，偶想安得康。良因俟青春，以敘中懷忘。右右英吟此再三。

24龜闕鬱巍巍，墉臺絡〔二〕月珠。列坐九靈房，叩璈吟太无。玉簫和我神，金醴釋我憂。

25宴酣東華内，陳鈞千百聲。青君呼我起，折腰希林庭。羽帔扇翠暉，玉珮何鏗零。俱指高晨寢，相期象中冥。

右紫微歌此二篇。

〔一〕「電嘷猛獸攫，雷吟奮玄龍」，雲笈七籤卷九十八及衆仙讚頌靈章、墉城集仙録卷五引「電」、「雷」均互乙。
〔二〕「絡」，雲笈七籤卷九十七引作「落」。

26超舉步絳霄，飛飆北壟庭。神華映仙臺，圓曜隨風傾。啓暉挹丹元，扉景滄月精。交袂雲林宇，浩軫謂應作「皓鬒」。還童嬰。蕭蕭寄无宅，是非豈能營。陣上〔二〕自擾競，安可語養生。

右玄壟紫微作。

27控晨浮紫煙，八景觀泒流。羽童捧瓊漿，玉華餞琳腴。相期白水涯，揚我萎蕤珠。

28滄房煥東霞，紫造浮絳辰。雙德秉道宗，作鎮真伯蕃。八臺可眄目，北看乃飛元。清淨雲中視，眇眇躡景遷。吐納洞領秀，藏暉隱東山。久安人事上，日也無虛閑。豈若易翁質，反此孩中顏。

九月六日夕，雲林喻作，與許侯。

29解輪太霞上，斂轡造紫丘。手把八空炁，縱身雲中浮。一眄造化剛，再視索高疇。道要既已足〔三〕，可以解千憂。求真得真友，不去復何求。

九月六日夕，紫微夫人喻作，示許長史，並與同學。同學謂郗【方】回也。

〔二〕「陣上」，雲笈七籤卷九十七引作「世網」。

〔三〕「足」，雲笈七籤卷九十七引作「是」。

30晨闕太霞搆，玉室起霄清。領略三奇觀，浮景翔絶冥。丹空中有真〔一〕，金映育挺精。八風鼓錦被，碧樹曜四靈。華蓋廕蘭暉，紫轡策緑軿。結信通神交，觸類率天誠。何事外象感，須覩瑶玉瓊。

九月九日，雲林右英夫人喻作。

31紫空朗明景，玄宮帶絳河。濟濟上清房，雲臺焕崖峩。八輿造朱池，羽蓋傾霄柯。震風迴三辰，金鈴散玉華。七轡絡〔二〕九垓，晏眄不必家。借問求道子，何事坐塵波？豈能栖東秀，養真收太和。

九月九日，紫微夫人喻作，因許示郗。郗猶是方回也。

32二〔三〕景秀鬱玄，霄映朗八方。丹雲浮高晨，逍遥任靈風。鼓翮乘素飈，竦眄瓊臺中。緑蓋入協晨，青軿擲空同。右揖東林帝，上朝太虚皇。玉賓剖鳳腦，嗽酣飛蘂漿。雲鈞迴曲寢，千音何琅琅。錦旌召猛獸，華幡正低昂。香母折腰唱，紫煙排棟梁。總轡高清闕，解駕佳人房。昔運挺未兆，靈化順氣翔。心眇玄涯感，年隨積椿崇。形甘垢臭味，動静

〔一〕「丹空中有真」，雲笈七籤卷九十八引作「丹華空中有」。
〔二〕「絡」，雲笈七籤卷九十七引作「降」。
〔三〕「二」，雲笈七籤卷九十八引作「三」。

失滄浪。我友實不爾，榮辱昨已忘。

九月十八日夜，雲林右英夫人作，喻曰：「吾辭訖此。」

33 絳景浮玄晨，紫軒乘煙征。仰超緑闕内，俯眄朱火城。東霞啓廣暉，神光焕七靈。翳映氾三燭，流任自齊冥。風纏空洞宇，香〔一〕音觸節生。手攜熾謂應作「織」字。女儛，併衿匏瓜庭。左徊青羽旗，華蓋隨雲傾。晏寢九度表，是非不我營。抱真栖太寂，金（恣）【姿】愈日嬰。豈似愆穢中，慘慘無聊生。

九月二十五日夜，雲林右英夫人授作。

34 三轡抗〔二〕紫軒，傾雲東林阿。

右英吟此道。

右从「騰躍」來凡十三篇，並有楊書，又雜有掾寫。

35 遺滯惔，賴窮行德，不亦甚佳乎！不患德之不報，所患種福之不多耳。此一行則似

〔一〕「香」，上清道類事相卷四作「靈」。

〔二〕「抗」，墉城集仙録卷五引作「控」。

乎福田也。萬事云云，盡可觸類矣。

十二月三日，雲林右英夫人告。

右一條有楊書，又有一本小異。

36穆惶恐言：仁愛之至，猥惠新詩。雲藻綺絡，金聲玉粲，誠翰林之奇秀，華錦之盛肆也。義類淵微，仰覽無射，佩之丹心，奉以周旋。功德淺陋，冥報已重，福田之喻，敢不自勵！憑託徽猷，情若山海，動靜啓悟，望垂矜録。許穆惶恐言。詣雲林右英夫人机前。此即答「遣滯慅」書也，有自起草存。

37青童大君常吟詠曰：「欲殖滅度根，當拔生死栽。沈吟墮九泉，但坐惜形骸。」

38太虛真人常吟詠曰：「觀神載形時，亦如車從馬。車敗馬奔亡，牽連一時假。哀世莫識此，但是惜風火。種罪天網上，受毒地獄下。」

39西城真人王君常吟詠曰：「神爲度形舟〔二〕，薄岸當別去。形非神常宅，神非形常

〔二〕「神爲度形舟」，雲笈七籤卷九十六引作「形爲度神舟」。

載。徘徊生死輪，但苦心猶豫。」

40小有真人王君常吟詠曰：「失道從死津，三魂迷生道。生生日已遠，死死日已早。悲哉苦痛容，根華已顛倒。起就[illegible]落生，焉知反枯老。」

41以去月秋分日，於瑶臺大會，四君各吟此言，以和玄鈞廣韶之絃聲也。十月告云「去月」，如似是九月。（南）〔而〕〔二〕秋分必在八月，則「去月」自爲通（乎）【呼】耳。

十月十五日，右英夫人説此令疏。

右五條有掾書。

42四旍曜明空，朱軒飛靈丘。玉蓋蔭七景，鼓翮霄上浮。九音朗紫空，玉璈洞太無。宴詠三辰宮，唱嘯呼我儔。不覺椿已（來）【老】，豈知二景流。佳人雖兼忘，而未放百憂。長林真可靜，巖中多自娱。

十月十七日，雲林夫人作，與許侯。

43左把玉華蓋，飛景躡七元。三辰焕紫暉，竦眄撫明真。變踊期須臾，四面皆已神。

〔二〕「南」，俞本作「間」，韋本同，恐非，當作「而」，形近之誤。

靈發無涯際，勤思上清文。何事生〔一〕横涂，令爾感不專。陰烏禁反。痾烏賀反，此應作「喑啞」，言其速也。（夫去）〔失玄〕機，不覺年歲分。

十月十八日，紫微夫人作。

右二篇有楊書。

44 北登玄真闕，攜手結高羅。香煙散八景，玄風鼓絳波。仰超琅園津，俯眄霄陵阿。玉簫雲上唱，鳳鳴洞九遐。乘氣浮太空，曷爲躡山河〔二〕。金節命羽靈，徵兵折萬魔。齊挹二晨暉，千〔三〕椿方嬰牙。喪真投競室，不解可柰何。

45 仰眄太霞宮，金閣曜紫清。華房映太素，四軒皆朱瓊。擲輪空同津，總轡儛緑軿。玉華飛雲蓋，西妃運錦旌。翻然濁塵涯，儵忽佳人庭。宿感應期降，所招已在冥。乘風奏霄晨，共酣丹琳罌。公侯徒眇眇，安知真人靈。

右二篇十月二十日授。亦應是右英喻長史也。

〔一〕「生」，韋本同。雲笈七籤卷九十七引作「坐」。俞校曰：「『生』字，世本作『坐』。」

〔二〕「河」，雲笈七籤卷九十八引及上清諸真章頌均作「阿」。

〔三〕「千」，上清諸真章頌作「積」。

右二篇有楊書。

46車馬雖重，爲路人所略，推分任運，有以招之，不必忝也。柸子誠小，還爲童史所偷，故疾而惜之。今冥鑒即擒，蓋所以懼惡而善者別矣。今雖嘿然不言，小人足知靈驗。有訓在其中，非直區區若此小小而不能坦也。謹白。

呈雲林右英夫人。

十一月十九日。此所答右英授事，事今不存。

47穆惶恐言：沉染鄙俗，流浪塵昧，罪與年長，愆隨日積。幸遭玄運，靈啓其會，披散氛霧，朗然達觀。真靈清秀，並垂戒悟，猥辱文翰，華藻成林，金聲玉振，規矩有章。父子凡微，無以堪荷，夙興策勵，不敢怠惰。顒顒傾注，言不自暢。穆惶恐言。此亦是答右英詩，不審的是何詩，亦似不存。

右二條長史自書本。

48靈谷秀瀾榮，藏身栖巖京。被褐均衮龍，帶索齊玉鳴。形磐幽遼裏，擲神太霞庭。霄上有陛賢，空中有真聲。抑我曲晨飛，案此緑軒軿。下觀八度內，俯歎風塵縈。解脱遺波浪，登此眇眇清〔二〕。擾競三津竭，奔馳割爾齡。

十二月一日夜，南岳夫人作，與許長史。

49飛輪高晨臺，控轡玄壟隅。手攜紫皇袂，倏欻八風驅。玉華翼緑幃，青帬扇翠裾。冠軒焕崔嵬，珮玲帶月珠。薄入風塵中，塞鼻逃當塗。臭腥彫我氣，百痾令心殂。何不飈然起，蕭蕭步太虛。

十二月一日夜，方丈左臺昭靈李夫人作，與許玉斧。

50清晨揖絳霞，總氣霄上遊。徊軿躡曲波，遂覩世人憂。辭旨蔚然起，不散三秀嵎。何若巡玄鄉，撫璈爲爾娱。君安有〔三〕有際，我願有中無。

右英作此。

51駕景遊賢良，促轡東圃下。

右英吟此道。

52咀嚼玄句，柔音蔚暢。曲夾適宜，辭喻標朗。欽欽之詠，有由然也。玄宗以安，我其

〔二〕「清」，雲笈七籤卷九十九引作「身」。
〔三〕「安有」，雲笈七籤卷九十八引作「心安」。

會矣。

十二月十四日，雲林夫人作，與長史。此所答長史之詩，詩今不存。

右五篇有楊書。

53 該清道難，通幽妙達，許侯其人也。方將曜靈方丘，騰躍暉霞，身飛九天，作則羣真，師傅金闕，撫（極）【拯】種人。其德仁以融，其教整以和，可謂天秀標韻，爲後民之圓匠也。斧子乃潛晨密煥，秀霄空上，託心玄宅，神栖（入）【八】領，心標寂刃，歸形太初，志割姻親於内外，寄幽會於隱觀矣。雖自思入庇重岫，穎翳雲暉，故叛父也，若父愚，可也。交當同編雲札，列名靈簡，運會相遇，何以陳之耶？

54 昔薛旅，字季和，往學真道於鍾山北阿，經七試而不過，即長里薛公之弟也。不過者，由淫泆失位，炁鄙内滯，石性不迴，致敗其試耳。然其人好慈和篤，又心愛嘯音鳳響及玄絃之彈，是故虛唱凝神，徽聲感魂，神不遂落，由好嘯唱，願鳳鳴之故矣。長里先生，燕代人，周武王時人也。先生比乞之於太上，太上故使生繫⃝謂應作「繼」字。肇阿之陰運，致欲其該微釋滯，（於）【令】染練新暉，速升虛之超，長里君之願也。若由⃝謂應作「猶」字。慾波不激，淫炁由⃝謂應作「愈」字。出，雖百過試之，故亦昔之薛旅耶。師宗相期，拂飾盡性，苟能其事，我亦罕勞。賢者之舉，此復宜詳，密告由來宿命之始，想有已應作「以」字。悟也。燕氣内果外柔，沉德樂景，故其人聞北風則心悲，覩啓曜則懷泰，思駿騄以慕騁，嘉柔順以變蔚。彼人之心，曷曾不爾乎！此則本鄉之風氣，首丘之内感也。苟能信之，君其諧矣。如其雍謂應作「壅」字。忝秉欲，丹絳不暢，靈人攜手而空反，高友斂袂而迴晏，神氣不眄其宅，寂通不鼓其目，命矣夫，固可悲耶！長里之弟，本燕代人，故此稱其（谷）【俗】氣，以喻長（皮）【史】之心也。

十二月十六日夜，右英告。

右二篇有楊書。

55 太元真人、

雲林右英王夫人、

南嶽紫虛元君、

九華真妃、

清靈真人、

紫陽真人、

桐柏真人、

昭靈李夫人。

右八人。

十二月十七日夜。

56方諸宮東華上房靈妃歌曲

紫桂植瑶園，朱華聲悽悽。月宮生蘂淵，日中有瓊池。左拔員靈曜，右掣丹霞暉。流金焕絳庭，八景絶煙迴。緑蓋浮明朗，控節命太微。鳳精童華顔，琳腴充長（肌）【飢】。控晨揖太素，乘欻翔玉階。吐納六靈氣，玉嬪把巾隨。彈璈南雲扇，香風鼓錦披。叩商百獸舞，六天攝神威。儵欻億萬椿，齡紀鬱巍巍。小鮮未烹鼎，言我巖下悲。按楊君記云：「東方赤氣中有言曰『小鮮未烹鼎，（言）〔二〕言我巖下悲。』」當以此事諮啓司命，故答稱此詩，仍及後篇也。

57太微玄清左夫人北渟宮中歌曲

鬱藹非真虛，太无〔三〕爲我館。玄公豈有懷，縈蒙孤所難。落鳳控紫霞，矯轡登晨

〔二〕「言」，當爲衍字，據俞本删。

〔三〕「无」，雲笈七籤卷九十七引作「元」。

岸。寂寂無濠涯，暉暉空中觀。隱芝秀鳳丘，逡巡瑶林畔。龍胎嬰爾形，八瓊迴素旦。琅華繁玉宮，綺〔二〕葩凌巖粲。鵬扇絶億領，撫翮扶霄翰。西庭〔三〕命長歌，雲璈乘虚彈。八風纏緑宇，蘩煙豁然散。靈童擲流金，太微啓（壁）【璧】案。三元起折腰，紫皇揮袂讚。朗朗扇景曜，曄曄長庚焕。超軿竦明刃，下盻使我惋。顧哀地仙輩，何爲栖林澗。

十二月十七日夜，太元真人司命君書出此詩，云是青童宫中内房曲，恒吟讚此和神。其夜衆真降集，唯有此書存，餘悉不顯。後丁卯年論挺分事，亦是十二月十七日，恐偶同耳。此前一事不應是卯年也。

右三條有楊書。

58「玄玄即排起」注之曰：

故玄玄以八風爲（闢）〔槖〕籥，天地爲隄防，四海爲甕盎，九州爲粃糠，積之以萬殊，蒸之以陰陽。其陶鑄也，充隆炊累，剛柔清濁，象類不同，呼吸吐合。

〔二〕「綺」，雲笈七籤卷九十七引作「結」。

〔三〕「庭」，韋本作「度」。俞校曰：「『庭』字，世本作『度』。」

59「恭伯榮」注之曰：

九絶獸，神禽也，在乎羣猛之中，猾狡乎激奇之際。千年不足極其變，萬殊不足適其内，日月不足照其眉，八澤不足遊其足。清雲爲卑，九垓爲淺，八（宏）【紘】爲小，四極爲近，變動無常，恒入之芥子之内，玉晨之玉寶，太微之威神矣。此二條是釋神虎隱文中語，不知何真所告。又無日月，是兩手同書。

60君惶恐言：仁德流映，高廕彌綸，每貽翰音，恩逮繾綣。旨諭有咸恒之順，宗期則玄霄之會。雖欽願榮崇，欣想靈誥，竊懼熠燿之近暉，不可參二景之遠麗；嘒彼之小宿，難以厠七元之靈觀。尊卑殊方，高下異位，俯仰自失，罔知所據。凡善誘者勤其切磋，忠愛者憂其怠惰，大易所以乾乾，仲尼所以發歎於不倦者也。自奉教以來，洗心自勵，沐浴思新。其勸獎也，標明得道之妙致；其檢戒也，陳宿命之本迹。淫丟所以喪基，鄙滯所以伐德，雖盧醫之貢針艾，扁鵲之獻藥石，無以喻也。子張存聖教於紳帶，西董佩韋絃以自矯，蓋以外戒内，以義規心。仰銜清訓，謹書之丹懷，藏之六腑，奉以周旋，弗敢失墜。庶五難解凍於爐門，七試飈靜於淵谷，方將逍遥東山，考室龍林，靈搆蕭蕭，丘園沖深，庭延雲駕之奇友，堂列羽服之上真，句金〔二〕錫五芝之寶，滄浪施長年之珍，(期)【斯】實夙夜之乃願，信誓不敢誣於神明者也。唯少鑒之。君惶恐言。此長史答右英前七月二十八日喻詩「世珍芬馥交」者，并酬前書論薛旅事。猶恐是十二月中。

右此一篇，長史令乙寫。

〔二〕「金」，俞本作「曲」。

真誥卷之四　運題象第四

1仙道寂寂，尋之亦使人不勸也，況復求之於無涯耶！假令東山忽有石髓磐結，紫芝映林，夜光焕燭，燕胎曜峰，靈津肆顯，衆真羅吟，人人往者，皆得掇玄華而揖玉腴，對天仙以散想也，將必相與把臂太虚，駕絡慶雲矣。未審子當（刀）【力】赴，此二日暫遊山澤不？將故以官私自切，不獲一果耶？今之所以爲懈難者，蓋闇推於有無之間耳。以無期我，我亦無也。空中有真，子不覩之，不可謂罕彷彿矣。所望在於不褰裳耳。二日可不果，何時能屈駕看金陵乎？

十一月二十九日夜，定録君告許侯。

2豈能割目前之近滯，慕難成之遠功耶？若故栖情丘林，憑託京畿者，覩金陵以偶想，將任意於吾子，勿謂我無方，從無以鑒矣。心單則試不眄，神苦則教不生，賢者之舉，可不察耶？

保命君告。

右二條楊書。斯告實至言矣。

3奉十一月二十九日告，「得道者以其能排却衆累，直面而進，於是百度自淨，衆務雲散。該其優者，不足爲勞，披于艱者，可以表心。正月中必有龜山客來東山，至時渠此應作「詎」字。可不一力【赴】乎？」奉覽高命，欣然無量。始入此月，公私艱掇，未獲從心。命使此本是「令塹」字，後人改作「命使」。到京，往返計日，還便沐浴，躬詣朝拜，不失此月。若吉日未過，願垂告敕。

4又告「賢者之舉，復宜詳之」。昔未受上道之前，有欲索側人意，有稱説堪陶奬者，受隱書之後，此計都冥也。此下有兩字被黵，又齊行剪去，後似復更有語。此論「賢者之舉」，似仍是前書上紙，而復酬十一月二十九日告。此告今不存，前十一月二十九日告語不同。又云正月龜山客來事，如此復酬後定録告，亦可是右英書中兼有此語耳。記不具存，難用顯證。

右二篇長史自書本。

5令懃者懃其事，耽其玄微耳。慎者亦觸類而作也。學道之難，不可書矣。有耻鄙之心者，於道亦遼乎！灌秉然後可貴耳。賢者之舉，自更始爾〔一〕，今且當内忘。

右紫微夫人道此言。（此是紫微見長史答右英道「賢者之舉」事，故復酬此語也。長史婦亡後更欲納妾，而修七元家事，最是所禁，故屢有及之。）

6手筆何其落落！盧醫之喻，復有韋絃之功，解凍爐門，其旨乃佳，當實心在此濟矣。

定録告。（此事中君見長史答右英書，復賞讚之也。）

7心已至也，不復須詣山也。每空懷以向真，單誠以汎道者，雖欲不教，其可得乎？瞻赴山澤，乃更餘事耳。要都無懷者，實使人悒然，今可停也。

十二月一日夜，定録告許侯。（尋此語，復似酬到京不得來事。事相關涉不可領。）

8正月二十七日，將不能蹔詣，欲營宅處耶？龜山真人似當其日來，未真至齋者，自可無彷彿，且欲令彼見我乎？

正月十四日，保命告。（案此告極似前所疑事，所以翻覆難解也。從此正月起至後，並是入丙寅年中事。）

右五條有楊書。

〔一〕「爾」，韋本作「耳」。

9 轡景登霄晨，遊宴滄浪宮。綵雲繞丹霞，靈藹散八空。上真吟瓊室，高仙歌琳房。九鳳唱朱籟，虛節錯羽鐘。交頸金庭内，結我冥中朋。俱挹玉醴津，儵欻已嬰童。云何當路蹲，愆痾隨日崇。

二月九日夜，雲林作。

10 晨遊太素宮，控軿觀玉河。夕宴鬱絶宇，朝採圓景華。彈璈北寒臺，七靈暉紫霞。濟濟高仙舉，紛紛塵中羅。盤桓囂藹内，愆累不當多。

二月十六日，右英作。

11 玄清眇眇觀，落景出東渟。願得絶塵友，蕭蕭罕世營。

吟此再三。

右三篇有楊書。

12 靈人隱玄峯，真神韜雲采〔一〕。玄唱非無期，妙應自有待。豈謂虛空寂，至韻故〔二〕常

〔一〕「采」，雲笈七籤卷九十七引作「來」。
〔二〕「故」，雲笈七籤卷九十七引作「固」。

在。攜襟登羽宮，同宴廣寒裏。借問朋人誰，所存唯玉子。卓雲虛之駿，抗翮於空同之上，斯人矣，豈不長揖南面，永謝千乘乎！

紫微詩，及詠此。

13駕風〔一〕騁雲軿，晨登太渟丘。絳津連岑振，清波鼓浚流。步空觀九緯，八剛皆已遊。暫宴三金秀，來觀建志儔。懃懈不相淹，是以積百憂。

二月三十日夜，右英作。

14褰裳濟緑河，遂見扶桑公。高會太林墟，寢宴玄華宮。信道苟淳篤，何不栖東峯。

紫微夫人歌此。

15陵波越滄浪，忽然造金山。四顧終日遊，罕我雲中人。

右英吟此。

16控景始暉津，飛飈登上清。雲臺鬱峩峩，閶闔秀玉城。晨風鼓丹霞，朱煙灑金庭。緑蘂粲玄峯，紫華巖下生。慶雲纏丹爐，練玉飛八瓊。晏眄廣寒宮，萬椿愈童嬰。龍旌啓靈電，虎旗徵朱兵。高真迴九曜，洞觀均潛明。誰能步幽道，尋我無窮齡。

〔一〕「風」，雲笈七籤卷九十八引作「氣」。

紫微夫人作。

17紫闕構虛上，玄館衝絕飈。琳瑯敷靈囿，華生結瓊瑶。騁軿滄浪津，八風激雲韶。披羽扇北〔一〕翳，握節鳴金簫。鳳籟和千鍾，西童歌晨朝。心豁虛無外，神襟何朗寥。迴僊太空嶺，六氣運重幽。我塗豈能尋，使爾不終〔二〕彫。

右英夫人作。

18翳薈紫微館，鬱臺散景飈。鸞唱華蓋閒，鳳鈞導龍軺。八狼攜絳旌，素虎吹角簫。雲勃寫靈宮，來適塵中囂。解轡佳人寢，同炁自相招。尋宗須臾頃，萬齡乃一朝。椿期會足衰，劫往豈足遼。真真乃相目，莫令心徂瘀。側交反。虛刀揮至空，鄙滯五神愁。

右紫微作。

19朝啓東晨暉，飛軿越滄淵〔三〕。山波振青涯，八風扇玄煙。迴眄易還房，有懷真感人。三金可遊盤，東岑宜永甄。紛紛當塗中，孰能步生津。飄飆八霞嶺，徘徊飛晨蓋。紫

〔一〕「北」，韋本作「此」。俞校曰：「『北』字，世本作『此』，恐非。」
〔二〕「不終」，雲笈七籤卷九十八引作「終不」。
〔三〕「淵」，雲笈七籤卷九十七引作「溟」。

軿騰太空〔一〕，（麗）【矖】眄九虚外。玉簫激景雲，靈煙絶幽藹。高仙宴太真，清唱無涯際。去來山岳庭，何事有待邁。

四月十四日，紫微夫人作。

20玄波振滄濤，洪津鼓萬流。駕景眄六虚，思與佳人遊。妙唱不我對，清音與誰投。雲中騁瓊輪，何爲塵中趍。

右同夕右英夫人吟歌此曲。

21松柏生玄嶺，鬱爲寒林桀。繁葩盛嚴冰，未肯懼白雪。亂世幽重岫，巡生道常潔。飛此逸轡輪，投彼遐人轍。公侯可去來，何爲不能絶。

右右英作。

22神玉曜靈津，七元焕神扉。靈〔二〕遷方寸裏，一躍登太微。妙音乘和唱，高會亦有機。齊此天人眄，協彼晨景飛。總轡六合外，寧有傾與危。

四月二十三日夜，紫微夫人作。

〔一〕「空」，雲笈七籤卷九十七引作「虚」。
〔二〕「靈」，雲笈七籤卷九十七引作「虚」。

23玄感妙象外，和聲自相招〔二〕。靈雲鬱紫晨，蘭風扇緑軺。上真宴瓊臺，邈爲地仙標。所期貴遠邁，故能秀潁翹。翫彼八素翰，道成初不遼。人事胡可豫，使爾形氣銷。

四月二十七日夜，南嶽夫人作。

右十二篇有楊書，又雜掾寫。

24清淨願東山，蔭景栖靈穴。愔愔閑庭虚，翳薈青林密。圓曜映南軒，朱鳳扇幽室。拱袂閑房内，相期啓妙術。寥朗遠想玄，蕭條神心逸。

閏月三日夜，右英作，示許長史。案晉曆，丙寅年閏四月也。

右有楊書，又掾寫。

25縱心空同津，總轡策朱軿。佳人來何遲，道德何時成。〖吟此道。〗〔三〕

26有心許斧子，言當採五芝。芝草不必得，汝亦不能來。汝來當可得，芝草與汝食。

〔二〕「自相招」，無上祕要卷二十引道迹經作「理自招」。

〔三〕「吟此道」，原爲雙行小字注文，日校以爲乃「墨書細字」者，是，據改。

此兩「得」及「來」，並戲作吴音。

右英吟此。

右二篇有楊書。

27 八塗會無宗，乘運觀嚚羅。化浮塵中際，解衿有道家。騁煙忽未傾，攜真造靈阿。虚景盤瓊軒，玄鈞作鳳歌。適路無軌滯，神音儛雲波。齊德秀玉京，何用世間多。

授書畢，又吟良久，而復授令書此詩。〖似不與書上相連也。〗〔一〕

28 坦夷觀天真，去累縱衆情。體寂廢機駟，崇有則攝生。焉得齊物子，委運任所經。

右中候夫人作。

29 薄宴塵飈領，代謝緣還〔二〕歸。奚識靈〔三〕劫期，顧眄令人悲。

紫微夫人作。

〔一〕「似不與書上相連也」，原爲正文，日校以爲乃陶弘景注，是，據改。

〔二〕「還」，韋本及墉城集仙録卷三引均作「環」。俞校曰：「『還』，世本作『環』」。

〔三〕「靈」，墉城集仙録卷三引作「萬」。

右三篇有掾書。

30林振須類感，雲蔚待龍吟。玄數自相求，觸節皆有音。飛軿出西華，總轡忽來尋。八遐非無娛，同詠理自欽。悼此四羅内，百憂常在心。俱遊北寒臺，神風開爾襟。

六月二十三日夜，南極夫人作。

31登軿發東華，扇欻儛太玄。飛轡騰九萬，八落亦已均。暫眄山水際，窈窕靈岳間。同風自齊氣，道合理亦親。龍芝永遐齡，内觀攝天真。東（岑）【岑】謂應作「岑」字。可長淨〔一〕，何爲物所纏。

六月二十三日夜，中候夫人作。

右二篇有楊書，又掾寫。

32五月十二日，中君喻書：此九字題卷外。從此後並似是丁卯年中授書此，事皆論三許挺分也。

阿映遂能絶志山林，懃心道味，淨神注精，研澄虛鏡，玄渟獨宴，孑栖偶真，乃翁道遠之

〔一〕「淨」，雲笈七籤卷九十七引作「靜」。

疇匹，姜伯真之徒也。服炁挹（夜）【液】，卒獲其益，亦至事也。昔又入在臨海赤山中，〔赤山一名燒山。〔二〕〕遇良友王世龍、趙道玄、傅太初者，此數子始以晉建興元年渡江，入東山中學道耳。並與相見，數人之業，皆勝於映矣。映遂師世龍，授解束之道，修反行之法，服玉液，朝腦津。二三年中，面有光華，還顔反少，極爲成道，但恨其所稟不饒，不得高品之通耳。於是司命敕吾舉之，使奏聞上宮，移名東方諸，署爲地仙。時三官都禁左郎遣典柄侯周魴、主非使者嚴白虎來於赤山中，即欲執之以去，且詰其罪狀。吾時禁牙，謂應作「訝」字。又乃馳啓司命，司命即遣中侯李遵握火鈴而來，呵攝之，於是魴及白虎乃走去耳。李遵未來之時，映懼怖失膽，亦喪氣矣。亦賴龔幼節、李開林助映爲答對，亦幾至敗也。自無此二人及其師王世龍，亦早惡矣。魴語謂應作「詰」字。之亦有實，映答對亦可可。三官出丹簡罪簿，各執一通而問映云：「夫欲學道慕生，上隸真人，玄心栖邈，恭誠高靈者，當得世功相及，禍惡不遘，陰德流根，仁心上逮，乃可步真索仙，度名青府耳。云何父手殺謝弓，且亂逆三光？又許朝斬李玘之頭，以代蔡扶之級，又走斬射潘綦等，支解鈴下曹表等，水沉湯雲之尸，火燒徐昂之骸，絞殺桓整，刳割振噲，酷害虐暴刑攬謂應作「濫」字。四十有三。張皇訟

〔二〕「赤山」句，原爲正文，據文意改。

冤，事在天帝，禍戾山積，善功無一。又汝本屬事帛家之道，血食生民，逋愆宿責，列在三官。而越幸網脱，奉隸真氣，父子一家，各事師主，同生乖戾，不共祭酒。罪咎之大，陰考方加，有如此積罪，亦無仙者，當可得欺太上之曹，使汝得名刋不死之紫録耶？汝其無對者，有司必執也！」映自强長嘯，振褐撫髮，爾乃整氣扉口，叱咤而答曰：「大道不親，唯善是與；天地無心，隨德乃矜。是以坂泉流血，無違龍髯之舉；三苗丹野，（逐）謂應作「涿」字。鹿絳草，豈妨大聖靈化，高通上達耶！吾七世父許子阿者，積仁著德，陰和鳥獸。遇凶荒之年，人民飢饉，加之疫癘，百遺一口，阿乃施散家財，拯其衆庶，親營方藥，懃勞外舍。臨人之喪，如失其親；救人之患，如己之疾。已死之命，懸於阿手，窮垂之身，撫之如子。度脱凶年，賴阿而全者四百八人。仁德不（隊）謂應作「墜」字。，後當鍾我等，是以功書上帝，德刋靈閣，使我祖根流宗澤，廕光後緒。故使垂條結華，生而好仙，應得度世者五人，登升者三人，録名太上，策簡青宮，豈是爾輩所可豫乎！」言畢，魴等豁然而笑，遵至而去矣。此意雖復是世龍之助，吾亦壯其辭也。於是即得度名東宮，當爲仙之中者。然其身中自宿有陰罪未了處，已日就補復，解謝太上，行當受書署者也。蓋爾不復受考於三官，已定名於不死之録矣。今已移〔二〕在

〔二〕「移」，韋本作「行」。俞校曰：「『移』字，世本作『行』。」

竹葉山中，或名此山爲蓋竹山，山之東面，兩隴西上，其中有石井橋，橋之北小道直入，其間有六叢杉樹，樹之左右三百步有小石深室，室前有流泉水，映與三人共止其中。此辰年當自蹔出還人食（詭）〔跪〕，亦欲蹔還鄉里山之近處，令其家兄弟見之者也。臨時自當令其弟知之所在，乃又寄謝，令弟子懃之。若欲至竹葉山索映，亦即得相見。竹葉山東上石橋，橋之北小道甚徑易。勿從南山上，山南道絶險。竹葉山中仙人陳仲林、許道居、尹林子、趙叔道，此四人並以漢末來入此山，叔道已得爲下真人，仲林大試適過，行復去。此是竹葉山中舊仙人也。其王世龍、趙道玄、傅太初、許映，或名遠遊，適來四年耳。

右從「五月十二日」至此，並楊書受旨本。

33納納長者，蔚蔚内明。撥于昔累，非復故形。變扇澡鍊，得道之情。和挹神心，仰秀雲靈。傾觀晨景，德音蘭馨。方及十載，季瑋謂應作「偉」字。舉名。每事勗焉，勿復不精。太和二年歲在丁卯，十二月十七日夜，太元真人司命君告穆。到丙子年爲十年矣，時當七十二也。到亥子年，神化變鍊，子年始餘十年。

34蕭條斧子，和心凝靜。道炁雖妙，乘之亦整。澄形丹空，擢標霄領。其神以暉，其光將穎，實侍辰謂應作「晨」字。之高舉，谷子之羅鼑，此古「鼎」字。可謂秀落衆望，縈渟之仙才。

又當懃進德修業，淡然虛眄。

十二月十七日夜，太元真人司命君告玉斧。「祖，司徒府辟掾，不赴，隱在本縣茅山五年」，此十六字榮（第）【弟】後所注，其公府辟似妄也。

35淵奇體道，解幽達精。虛中受物，柔德順貞。慈寬博採，聞道必行。道遥飛步，啓誠坦平。策龍上造，浮煙三清。實真仙之領帥〔二〕，友長里之先生，必當封牧種〔三〕邑，守伯仙京，傅佐上德，列書絳名。

右説道許長史所得限分。「爾時護軍長史」，此六字亦榮（第）【弟】所注。

36瑋灼清暉，潛光翳真。二景落鋒，飛霞流纏。於焉玉子，採此雙辰。遂開上道，允得妙門。儀璘洞煥，玉標玄金。登名五宮，懸書七元。寔迭域之併羅，爲上清之卿君。是子内和感虛、託真情專之所致，亦南人雲軫之必駕，三元景輦之攜遊也。此云「迭域」，即谷希子也，與前司命所答谷子之羅鼎事同。

右説道許玉斧之所得之分。此前後二「右」字下「説」字，出長史書云「右清靈真人説」云云。而楊君書無

〔二〕「領帥」，雲笈七籤卷一百六引作「師友」。

〔三〕「種」，雲笈七籤卷一百六引作「鍾」。

此四字，當是于時楊向長史口道是裴君也。

37 此是道成懃至受書之時，初所舉定目之名也，亦得道齋詣之分限矣。（[illegible]）【恃】而替者，得來必無從矣。當共寘此。

右五條有楊書、長史寫兩本。

38 保命告云：「許子遂能委形冥化，從張鎮南之夜解也。所以養魂太陰，藏魄于地，四靈守精，五老保藏，復十六年，殆覩我於東華矣。既適潛暢，莫覺不真。」許子即是掾也。按張係師爲鎮南將軍，建安二十一年亡，葬鄴東。後四十四年，至魏甘露四年，遇水棺開，見尸如生，出著牀上，因舉麈尾覆面，大笑咤又亡。仍更殯葬。其外書事迹略如此。未解夜解當用何法，依如許掾，似非劒杖也。

39 右英告曰：「自古及今，死生有津，顯默異會，藏往滅智，與世同之者，皆得道之行也。若夫瓊丹一御，九華三飛，雲液晨酣，流黃徘徊，仰咽金漿，咀嚼玉蕤者，立便控景登空，玄升太微也。自世事乖玄〔二〕，斯業未就，便當躡履太陰，潛生冥鄉，外身棄質，養胎虛宅，陶氣絶籥，受精玄漠。故改容於三陰之館，童顏於九錬之户，然後知神仙爲奇，死而不

〔二〕「玄」，無上祕要卷四十二引作「互」。

亡，去來之事，理之深也。」

40南人告云：「得道去世，或顯或隱，託體遺迹，道之隱也。或有再酣瓊精而叩棺，一服刀圭而尸爛。鹿皮公呑玉華而流蟲出户，仇季子咽金液而臭聞百里，黄帝火九鼎於荆山，尚有橋領之墓；季主服雲散以潛升，猶頭足異處；墨（秋）【狄】咽虹丹以投水，甯生服石腦而赴火，務光剪韮以入清泠之淵，柏成納氣而腸胃三腐，諸如此比，不可勝記。微乎！得道趣舍之迹無常矣！」南人即南真（人夫）【夫人】也。此諸仙人出諸傳記，而事迹有參差不同者。

右四條有長史書。

41保命又云：「既適潛暢，莫覺不真，如此之指，非真尸也。」

42人死，必視其形，如生人，皆尸解也。視足不青，皮不皺者，亦尸解也。要目光不毁，無異生人，亦尸解也。頭髪盡脱，而失形骨者，皆尸解也。白日尸解自是仙，非尸解之例也。

右一條，甲手書寫。

43若其人蹔死適太陰，權過三官者，肉既灰爛，血沉脉散者，而猶五藏自生，白骨如玉，七魄營侍，三魂守宅，三元權〔一〕息，太神内閑。或三十年、二十年，或十年、三年，隨意而出。當生之時，即更收血育肉，生津成液，復質成形，乃勝於昔未死之容也。真人鍊形於太陰，易貌於三官者，此之謂也。天帝曰：「太陰鍊身形，勝服九轉丹。形容端且嚴，面色似靈雲。上登太極闕，受書爲真人。」

44趙成子死後五六年，後人晚山行，見此死尸在石室中，肉朽骨在。又見腹中五藏自生如故，液血纏裹於内，紫包結絡於外。

45夫得道之士暫遊於太陰者，太乙守尸，三魂營骨，七魄衛肉，胎靈（掾）【録】氣。

右三條是長史抄寫九真經後服五石腴事。

46其用他藥得尸解，非是用靈丸之化者，皆不得反故鄉，三官執之也。有死而更生者；有頭斷已死，乃從一旁出者；有未斂而失尸骸者；有人形猶在，而無復骨者；有衣在形去者；有髮脱而失形者。白日去謂之上尸解，夜半去謂之下尸解，向曉向暮之際而謂之地下主者也。

右一條是掾抄寫劍經後論尸解事。

〔一〕「權」，雲笈七籤卷八十六引作「護」。

真誥卷之五　甄命授第一

道授。此有長史、掾各寫一本。題目如此，不知當是道家舊書，爲降楊時説。其事旨悉與真經相符，疑應是裴君所授。所以爾者，按説寶神經云「道曰」，此後云「我之所師南岳赤松子」。又房中之事，惟裴君少時受行耳。真誥中有「吾昔常恨此，賴（解）【改】之早耳」，此語亦似是清靈言故也。

1君曰：道者混然，是生元炁，元炁成，然後有太極。太極則天地之父母，道之奧也。故道有大歸，是爲素真。故非道無以成真，非真無以成道。道不成，其素安可見乎？是以爲大歸也。見而謂之妙，成而謂之道，用而謂之性。性與道之體，體好至道，道使之然也。此説人體自然，與道炁合，所以天命謂性，率性謂道，修道謂教。今以道教，使性成真，則同於道矣。

2君曰：太上者，道之子孫，審道之本，洞道之根，是以爲上清真人，爲老君之師。此即謂太上高聖玉晨大道君也，爲太極左真人中央黄老君之師。

3君曰：老君者，太上之弟子也。年七歲而知長生之要，是以爲太極真人。

4君曰：太極有四真人，老君處其左，佩神虎之符，帶流金之鈴，執紫毛之節，巾金精之巾。行則扶華晨蓋，乘三素之雲。此二條事出九真中經，即是論中央黃老君也。黃老爲太虛真人南岳赤君之師。裴既師赤君，所以崇其本始，而陳其德位也。

5 君曰：道有八素真經，太上之隱書也，在世。

6 君曰：道有九真中經，老君之祕言也，在世。

7 君曰：道有太清上經變化七十四方。

8 君曰：道有除六天之文三天正法，在世。

9 君曰：道有黃氣陽精藏天隱月。

10 君曰：道有三元布經道真之圖。

11 君曰：道有黃素神方四十四訣。

12 君曰：道有黃書赤【界】，長生之要。長史書本，杜家剪除此一行。

13 君曰：道有赤丹金精石景水母。

14 君曰：道有青要紫書金根衆文。

15 君曰：道有玉清真訣三九素語。

16 君曰：道有石精金光藏景録形，在世。

17 君曰：道有丹景道精隱地八術。

18君曰：道有白簡素籙得道之名。

19君曰：道有紫度炎光夜照神燭。

20君曰：此皆道之經也。黄書杜家黵易此字爲「經方」。世多有者，然亦是祕道之事矣。天師取其名而布其化，事旨大略猶同，但每增廣其法耳。此所云黄書赤界三一經，涓子所説「黄赤内真」者，非今世中天師所演也。

21君曰：仙道有飛步七元天綱之經，在世。

22君曰：仙道有七變神法七轉之經。

23君曰：仙道有大洞真經三十九篇，在世。

24君曰：仙道有大丹隱書八禀十決。

25君曰：仙道有天關三圖七星移度。

26君曰：仙道有九丹變化胎精中記。

27君曰：仙道有九赤班符，封山墜海。

28君曰：仙道有金液神丹、太極隱芝。

29君曰：仙道有五行祕符，呼魂召魄。

30君曰：仙道有曲素決辭，以招六天之鬼，在世。

31君曰：仙道有黄水月華，服之化而爲月。

32君曰：仙道有徊水玉精，服之化而爲日。

33君曰：仙道有鐶剛樹子，服之化而爲雲。

34君曰：仙道有水陽青映，服之化而爲石。

35君曰：仙道有赤樹白子，服之化而爲玉。

36君曰：仙道有絳樹青實，服之化爲黄金。

37君曰：仙道有琅玕華丹，服之化爲飛龍。

右此十七條在靈書紫文中，並琅玕〔二〕丹之所變化也。

38君曰：仙道有九轉神丹，服之化爲白鵠。右在茅司命傳中。

39君曰：仙道有天皇象符，以合元炁。亦在紫文中。〔三〕

〔二〕「琅玕」，俞校曰：「『琅玕』下疑有『華』字。」

〔三〕「亦在紫文中」，原爲正文，據俞本改。

40君曰：仙道有白羽紫蓋，以遊五岳。

41君曰：仙道有三皇内文，以召天地神靈。右世中雖有，而非真本。

42君曰：仙道有玉珮金鐺，以登太極。

43君曰：仙道有神虎之符，以威六天。

44君曰：仙道有流金之鈴，以攝鬼神。

45君曰：仙道有素奏丹符，以召六甲。

46君曰：仙道有金真玉光，以映天下。

47君曰：仙道有八景之輿，以遊行上清。

48君曰：仙道有飛行之羽，以超虚躡空。

49君曰：仙道有紫繡毛帔、丹青飛帬。

50君曰：仙道有白羽黑翮，以翔八方。

51君曰：仙道有翠羽華衣，金鈴青帶。

52君曰：仙道有曲晨飛蓋，御之，體自飛。在劍經中。

53君曰：仙道有三十七種色之節，以給仙人。

54君曰：仙道之妙，皆有方也。能盡此道，便爲九宫真人，不但登仙而已。然道之多方各備，則可知矣。此蓋能爲盡一條之道，便得九宮真人。若各各備具，則爲太極真人矣。

55君曰：今子既至心學道，當以道授子耳。然學者皆有師，我之所師南岳松子。松子爲太虛真人左仙公，谷希子爲右仙公。昔太上以德教老子以得道，松子以道授於我以得仙。我之得道於松子，今子欲學道，彼必試子。試而不過，是我之恥也。今既語子以得道之方，又（悟）【語】汝以試觀之法，於此試而不過者，亦子之愚也。夫欲試之人，皆意之所不悟、情之所不及者而爲之，子慎之哉！

56君曰：仙道十二試皆過，而授此經。此十二事，大試也，皆太極真人臨見之，可不慎哉！

57君曰：昔中山劉偉道學仙在嶓冢山，積十二年。仙人試之以石，重十萬斤，一白髮懸之，使偉道卧其下。偉道顔無變色，心安體悦，卧在其下，積十二年。仙人數試之，無所不至，已皆悟之，遂賜其神丹，而白日昇天。此應是漢時人。

58君曰：昔青烏公者，身受明師之教，審仙妙之理。至於入華陰山中學道，積四百七十一歲。十二試之，有三不過。後服金汋而升太極。太極道君以爲試三不過，但仙人而已，不得爲真人。況俗意哉！青烏公似是彭祖弟子也。

59君曰：大洞之道，至精至妙，是無英守素真人之經，其讀之者，無不乘雲駕龍。昔中央黄老君隱祕此經，世不知之也。子若知之，祕而勿傳。又，昔周君兄弟三人，並少而好道，在於常山中，積九十七年，精思無所不感。忽然見老公，頭首皓白，三人知是大神，乃叩頭流血，涕淚交連，悲喜自搏，就之請道。公乃出素書七卷以與誦之。兄弟三人俱精讀之。奄有一白鹿在山邊，二弟放書觀之，周君讀之不廢。二弟還，周君多其弟七過。其二弟內意或云仙人化作白鹿，呼周視之，周君不應。周君誦之萬過，二弟誦得九千七百三十三過。周君翻然飛仙。二弟取書誦之，石室忽有石爆成火，燒去書，二人遂不得仙，今猶在常山中，陸行五嶽也。子慎之哉！

60君曰：昔(在)〔一〕莊伯微，漢時人也。少時好長生道，常以日入時正西北向，閉目握固，想見崑崙，積二十一年。後服食，入中山〔二〕學道，猶存此法。當復十許年後，閉目乃奄見崑崙。存之不止，遂見仙人，授以金汋之方，遂以得道。猶是精感道應使之然也，非此術之妙也。

61君曰：真人隱其道妙，而露其醜形，或衣敗身悴，狀如癡人。人欲學道，作此試人，

〔一〕「在」，疑爲衍字。
〔二〕「中山」，無上祕要卷六十五引作「山中」。

卒不可識也。不識，則爲試不過。汝恒當慎此也。

62昔漢初，有四五小兒，路上畫地戲。一兒歌曰：「著青帬，入天門。揖金母，拜木公。」到復是隱言也，時人莫知之，唯張子房知之，乃往拜之。此乃東王公之玉童也。所謂金母者，西王母也；木公者，東王公也。仙人拜王公，揖王母。

63君曰：昔有傅先生者，其少好道，入焦[一]山石室中，積七年而太極老君詣之，與之木鑽，使穿一石盤，厚五尺許。云「穿此盤，便當得道」。其人乃晝夜穿之，積四十七年，鑽盡石穿，遂得神丹，乃升太清，爲南嶽真人。此有志之士也，子其識之。若有此試，慎勿言不能也。

64君曰：昔有黄觀子者，亦少好道，家奉佛道，朝朝朝拜叩頭，求乞長生。如此積四十九年，後遂服食入焦山。太極真人百四十事試之，皆過，遂服金丹，而詠太洞真經，今補仙官爲太極左仙卿。有至志者也。非佛所能致，是其中寸定矣。此説與傅含真奉佛事亦同。

65君曰：昔毛伯道、劉道恭、謝稚堅、張兆期，皆後漢時人也，學道在王屋山中，積四十餘年，共合神丹。毛伯道先服之而死，道恭服之，又死。謝稚堅、張兆期見之如此，不敢服

〔一〕「焦」，無上祕要卷六十五引作「霍」。

之，並捐山而歸去。後見伯道、道恭在山上，二人悲愕，遂就請道。與之茯苓持行方，服之，皆數百歲，今猶在山中，遊行五嶽。此人知神丹之得道，而不悟試在其中，故但陸仙耳，無復登天冀也。謝稚堅有三處出，一云與葛玄相隨，一云在鹿迹洞中，一即是此。未詳爲是一人，當同姓名耳。

66君曰：晉初有真人郭聲子，在洛市中作卜師。時劉、石、張、臧四姓，並欲學道，常自歎云：「不遇明師。」明師出而己不覺，皆爲試不過，皆無所得也。常當慎此，有異不覺，便爲試不過也。人有學道之心，天網踈而不失，皆並試人。汝深思此意，慎之也！

67君曰：昔閭成子少好長生，好學道，四十餘年後入荆山中，積七十餘歲，爲荆山山神所試。成子謂是真人，拜而求道，而爲大蛇所噬，殆至於死。賴悟之速，而存太上、想七星以却之，因而得免。後復爲邪鬼所惑，失其左目，遂不得道，而絶山中。子當慎此之試，恒存於師也。猶是成子用志不專，頗有邪心故也。

68君曰：黄子陽者，魏人也。少知長生之妙，學道在博落山中，九十餘年，但食桃皮，飲石中黄水。後逢司馬季主，季主以導仙八方與之，遂以度世。此六國時魏，非漢後魏世也。

69君曰：有劉奉林者，是周時人。學道在嵩高山，積四百年。三合神丹，爲邪物所敗，乃行徙入委羽之山，能閉炁三日不息，於今千餘年矣，猶未升仙，猶是試多不過，道數未足故也。此人但服黄（蓮）【連】以得不死耳，不能有所役使也。

70君曰：昔高丘子，殷人也。亦好道，入六景山，積五百二十餘歲，但讀黄素道經，服餌术。後合鴻丹，以得陸仙，遊行五嶽二百餘年。後得金液，以升太清也，今爲中嶽真人。此説與劍經序亦略同。

71君曰：爲道當令三關恒調，是根〔二〕精固骨之道也。三關者，口爲心〔三〕關，足爲地關，手爲人關，謂之三關。三關調則五藏安，五藏安則舉身無病。昔趙叔期學道在王屋山中，時時出民間。聞有能卜者在市間中，叔期往見之，因語叔期曰：「欲入天門，調三關，存朱衣，正崑崙。」叔期知是神人，因拜叩頭，就請要訣。因以一卷書與之，是胎精中記。拜受此書，入山誦之，後合神丹而升天。此皆前事之徵者，汝當識此言。三關事與黄庭同，並有説而無法。

72君曰：當存五神於體。五神者，謂兩手、兩足、頭是也。頭想恒青，兩手恒赤，兩足恒白者，則去仙近矣。昔徐季道學道在鵠鳴山中，亦時時出民間。忽見一人，着皮袴練褶，拄桃枝杖，逢季道，季道不覺之。數數非一，季道乃悟而拜謝之。因語季道曰：「欲學道

〔二〕「根」，無上祕要卷四十二引作「積」。
〔三〕「心」，無上祕要卷四十二引作「天」。

者，當巾天青，詠大曆，踑雙白，徊二赤，此五神之事也。」其語隱也。大曆，三皇文是也。此即太素五神事也，别有經法。

73君曰：欲使心正，常以日出三丈，錯手着兩肩上，以日當心，心中間暖則心正矣。常能行之，佳。昔有姜伯真者，學【道】在猛山中，行道採藥，奄值仙人。仙人使平倚日中，其影偏。仙人曰：「子知仙道之貴而篤志學之，而不知心不正之爲失。」因教之如此。後遂得道。定録目許先生云「姜伯真之徒」，不知即此姜不。

74君曰：常以夜半時，去枕平卧，握固放體，氣調而微者，身神具矣。如有不具，便速起燒香，平坐閉目，握固兩膝上，心存體神，使兩目中有白炁如雞子大，在目前，則復故也。五日一行之。此即二十四神中事也。

75君曰：食草木之藥，不知房中之法及行炁、導引，服藥無益也，終不得道。若至志感靈，所存必至者，亦不須草藥之益也。若但知行房中、導引、行炁，不知神丹之法，亦不得仙也。若得金汋神丹，不須其他術也，立便仙矣。若得大洞真經者，復不須金丹之道也，讀之萬過畢，便仙也。房中之術，導引行氣，世自有經，不復一二說之。此謂徒服藥存修，而交接之事不絶，亦不得長生，非言都不爲者。若都不爲，止服藥，皆能得仙。經曰：「得道者皆隱穀蟲之法，而見三尸之術。」夫穀蟲死則三尸枯，三尸枯，自然落矣。殺穀蟲自有别方，得者祕之。此即蘇傳中初神丸方也。其餘雜法，皆不及此也。

76君曰：人生有骨録，必有篤志，道使之然。若如青光先生、谷希子、南岳松子、長里先生、墨羽之徒，皆爲太極真人所友，或爲太上、天帝所念者，興雲駕龍以迎之，故不學道而仙自來也。過此以下，皆須篤志也。案此諸人學道，皆有事迹，並經辛懃，而云「不學自得」，其義未了。墨羽應是墨翟，亦或是木羽也。

77君曰：然則學道者有九患，皆人之大病。若審患病，則仙不遠也。患人有志無時，有時無友，有友無志，有志不遇其師，遇師不覺，覺師不懃，懃不守道，或志不固，固不能久，皆人之九患也。人少而好道，守固一心，水火不能懼其心，榮華不能惑其志，修真抱素，久則遇師，不患無也。如此則不須友而成，亦不須感而動也。此學仙之廣要言也，汝當思此。

78君曰：夫喜怒損志，哀慼損性，榮華惑德，陰陽竭精，皆學道之大忌，仙法之所疾也。雖還精胎息，僅而補之，内虚已徹，猶非本真。莫若知而不爲，爲而不散。此仙之要道，生之本業也。

79君曰：欲得延年，當洗面精心，日出二丈，正面向之，口吐死炁，鼻噏日精，須鼻得嚔便止，是爲炁通。亦以補精復胎，長生之方也。

80君曰：食慎勿使多，多則生病。飽慎便卧，卧則心蕩，心蕩多失性。食多生病，生病則藥不行。欲學道者，慎此未服食時也。

81君曰：式規之法，使人目明，久而徹視。常以甲子之旬，取東流清水，合真丹以洗目，日向清明平〔一〕旦二七過。常行之，佳。此事一出二十四神中，彼謂之「拂童」，而用庚午日中時也。

82君曰：欲爲道者，目想日月，耳響師聲，口恒吐死氣、取生炁，體象五星，行恒如蹦空，心存思長生，慎笑節語，常思其形，要道也。

83君曰：七五之法，常當存之。五者在身，七者在經。

84君曰：世有下土惡强之鬼，多作婦女，以惑試人。若有此者，便閇炁思天關之中衡輔之星，具身神，正顏色，定志意，熟視其規中珠子，濁不明者則鬼試也。知鬼試，則思七星在面前，亦可在頭上，以却之。若規中方明者，仙道人也，悟者便拜之；不悟，爲試不過。若遇邪而謂真人，亦是不過之例也。子慎之焉。邪正相亂，此最試之難者。

85君曰：飲食不可卒斷，但當漸減之耳。十日令減一升，則半年便斷矣。斷穀自有方，世多有者，不復重説之。世人之食桃檔以補身，不知桃皮之勝也。桃皮別自有方。

86君曰：斷穀入山，當煮食白石。昔白石子者，以石爲糧，故世號曰白石生。此至人

〔一〕「平」，登真隱訣卷中、雲笈七籤卷三十一俱作「東」。

也，今爲東府左仙卿。煑白石自有方也。白石之方，白石生所造也；又善太素傳。所謂白石有精，是爲白石生也。此方在世。

87君曰：太素傳者，道書也。學此，應奉太上老君、上清皇人。此皓然虚映景中之道，非仙之（尊）【道】也，老子所謂谷神是也。

88君曰：王屋山，仙之别天，所謂陽臺是也。諸始得道者，皆詣陽臺。陽臺是清虚之宫也。欲入山者，此山難尚也。下生鮑濟之水，水中有石精，得而服之，可長生。此山在河内沁水縣，即濟水所出之源也。

89君曰：大洞者，神州是也。神州别有三山，三山有七宫，七宫有七變，朝化爲金，日中化爲銀，暮化爲銅，夜化爲光，或化爲山，或化爲水，或化爲石，謂之七變。七變有七經，七經有二十一玉童隨此書，故曰「太洞真經，讀之萬過便仙」，此仙道之至經也。

90君曰：閬野者，閬風之府是也。崑侖上有九府，是爲九宫，太極爲太宫也。諸仙人俱是九宫之官遼謂應作「僚」字。耳。至於真人，乃九宫之公卿大夫。仙官有上下，各有次秩。仙有左右府，而有左右公、左右卿、左右大夫、左右御史也。明大洞爲仙卿，服金丹爲大夫，服衆芝爲御史。若得太極隱芝服之，便爲左右仙公及真人矣。

91君曰：有尸解乃過者，乃有數種，並是仙之數也。尸解之仙，不得御華蓋、乘飛龍、登太極、遊九宮也。此謂自然得尸解爲地下主者之類耳，非云託化遯變之例也。

92君曰：陽丹九轉，世人皆有此術，不復説之。此謂房中之事耳。「陽丹」，或應作「陰丹」。

93君曰：在人間學【長】〔一〕生，唯當服藥。子不斷穀，則大洞未可得聞。斷穀之法，世自有方。

94君曰：吾欲説仙之妙，論道之變化，子必祕之，慎識吾言也。當謂後二條事。

95君曰：昔有郭崇子者，殷時人也，彭真人之弟子。嘗兄弟四人俱行，爲惡人所擊，傷其左臂。三弟大怒，欲取治之。崇子曰：「無用。」笑而各去。此人後仕宦，而崇子譽致之，數數非一。此人乃往謝之，而猶譽不止。其人曰：「我惡人也，不可以受君子之施。」乃自殺。後崇子得道，太極真人以爲有殺人之過，不得爲真人。此蓋爲善之過，尚招其弊，況爲惡乎！今時事亦多有類此者，故以爲戒。

96范零子少好仙道，如此積年。後遇司馬季主，季主將入常山中，積七年，入石室，東北角有石⿰片聶，此作之葉反音，即是大瓮也，或可是石牗。季主出行，則語之曰：「慎勿開此。」如此數數非一。零子忽發視，下見其家父母大小，近而不遠，乃悲思。季主來還，乃遣之歸。後復

〔一〕「長」，原脱，韋本同。俞校曰：「『在人間學生』句，『學』下應有『長』字。」據補。

取之，復使守一銅櫃，又使勿發。零子復發之，如前見其家。季主遣之，遂不得道。此事乃入不可思議之境，然每當依此，觸類慎之。

97積功滿千，雖有過，故得仙。功滿三百，而過不足相補者，子仙。功滿二百者，孫仙。子無過又無功德，藉先人功德，便得仙，所謂先人餘慶。其無志多過者，可得富貴，仙不可冀也。此一條功過之標格也，可不勉乎。

右道授卷訖此。

右一卷，有長史書，又掾書。

真誥卷之六　甄命授第二

1 服朮敘

紫微夫人此有掾書兩本，雖曰朮敘，其實多原大略極論，似乎不自書意也。紫微才豐情綺，動言富逸，牽引始末，恒超理外。其後所譬，深明黃赤之致矣。

夫晨齊浩元，洞冥幽始，八炁靡渾，靈關未理者，則獨坦觀於空漠，任天適以虛峙，於是淳音微唱，和風合起，二明鑒暉，霄翳無待也。擁萌肇於未剖，塞萬源於機上，含生反真，觸類藏初，爰可（矧）【哂】萬歲以爲（天）【夭】，願嬰札而長和耳。何事體造靈神之冥鄉，心研殊方之假外哉！自形無得真之具，器無任真之用者，誠宜步天元之妙攝，推萬精以極妙，尋九緯以挺生，覩晨景之迴照。仰觀煙氣，則靈雲纏虛；俯眄六律，則八風扇威。太無發洞冥之嘯，圓曜有映空之暉。於是紫霞靄秀，波激岳頹，浮煙籠（象）【蒙】，清景遁飛，五行殺害，四節交擲，金土相親，水火結隙，林卉停偃，百川開〔一〕塞，洪電縱横而呴沸，雷震東西而折裂。天屯見矣，化爲陽九之災；地否閡矣，乃爲百六之會。亢悔載窮於乾極，覩羣龍攫示流血乎坤野〔二〕，爾乃吉凶互衝，衆示災咎。履坦道者，將幽人貞吉；居肥遯者，亦無往不利。冒嶮巇也，行必輿尸；涉於東北，則喪朋而悔至。苟大川之不利，明坎井之沉零矣。此皆人失其真，物乖我和，遊竟萬端，神鬼用謀，容使天地無常，以百姓爲心。於是太上真人愍萬流之鼓動，開冥津以悟賢，遂爾導達百變，攝生理具。居福德者常全，處危害者彫折；御六氣者定壽〔三〕，服靈芝者神逸。奇方上術，演於清虚之奥；金簡玉札，撰於委羽之台。窈窕神唱，真暉合離，歌其章則控晨太微，用其道則揚輪九陔。軒蓋於流霞之陣，眷眄於文昌之臺。或爐轉丹砂之幽精，粉鍊金碧之紫漿；琅玕鬱勃以流華，八瓊雲焕而飛揚。絳液迴波，龍胎隱鳴，虎沫鳳腦，雲琅玉霜，太極月〔四〕醴，三環靈剛。若以刀圭奏矣，神羽

〔一〕「開」，墉城集仙録卷三引作「閉」。

〔二〕「亢悔」句，墉城集仙録卷三引作「亢悔則載窮於乾極，覩群龍攫爪，則流血於坤野」。「示」，俞本、韋本均作「爾」。

〔三〕「定壽」，墉城集仙録卷三引作「壽延」。

〔四〕「月」，墉城集仙録卷三引作「丹」。

翼張，乃披空同之上文，煒燁元始之室，瓊音琅書，發乎三玄之宮。寶紱紆三元之贈，蘂珮發丹林之房。上帝獻紫軿之重躍，太真錫流金之火鈴。神童啓轅，九鳳齊鳴，天籟駭虛，晨鍾零鏗。竦身抑旄，八景浮空，龍輿虎旂，遊扇八方。上造常陽之絶杪，下寢倒景之蘭堂。月妃參駟，日華照容，靈姬抱衾，香煙溢窓。顧眄而圓羅邁矣，何九萬之足稱哉！然後知高仙之道蓋〔一〕上，尋靈之涂微妙，服御之致合神，吉凶之用頓顯也。自非無英公子黄老玉書、大洞真經三十九章、豁落七元、太上隱玄者，莫有羣偶於此術矣。復有體神精思，寶鍊明堂，朝適六靈，使五藏生華，守閇元關，內存九真，三氣運液，而灌溉丹田，亦其次也。夫丹誠而蔬禴者，亦奚用東鄰之太牢哉！乃可加以五雲、水桂、朮根、黄精、南燭、陽草、東石、空青、松柏脂實、巨勝、茯苓，並養生之具，將可以長年矣。吾又俱察草木之勝負，有速益於己者，並未及朮勢之多驗乎！（旦）〔自〕〔二〕頃以來，殺氣蔽天，惡煙弭景，邪魔横起，百疾雜臻，或風寒關結，或流腫種〔三〕痾，不期而禍湊，意外而病生者，比日而來集也。夫朮氣則式

〔一〕「蓋」，墉城集仙録卷三引作「益」。
〔二〕「自」，原作「旦」，據墉城集仙録卷三引及本卷第27條改。
〔三〕「種」，墉城集仙録卷三引作「積」。

遏鬼津，吐煙則鎮折邪節。强内攝魂，益血生腦，逐惡致真，守精衛命。飡其餌，則靈柔四敷，榮輪輕盈；服其丸散，則百病瘳除，五藏含液，所以長遠視久而更明〔一〕也。古人名之爲山精之（赤）【卉】，山薑之精。太上導仙銘曰：「子欲長生，當服山精；子欲輕翔，當服山薑。」此之謂也。我非謂諸物皆當滅术爲益也，且术氣之用是今時所要，末世多疾，宜當服御耳〔二〕。夫道雖内足，猶畏外事之禍；形有外充者，亦或中崩之弊〔三〕。張單偏致，殆可鑒乎！术（亦）【一】可以長生永壽，一可以却萬魔之枉疾。我見山林隱逸，得服此道，千年八百，比肩於五岳矣。人多書煩，不能（服）【復】一一記示之耳。今撰服术數方，以悟密尚。若必信用，庶無横暴之災。既及太平，則四炁含融，天緯荐生，災煙消滅，五毒匿形，二辰恒察，萬物自成。於是時任子所運而御，亦無復夭傾也。今所言术，欲令有心取服，遏此災痾耳。又頃者末學互相擾競，多用混成及黄書赤界之法，此誠有生和合二象匹對之真要也。

〔一〕「明」，墉城集仙録卷三引作「靈」。

〔二〕「我非」句，墉城集仙録卷三引作「我見諸物皆當滅，而术爲益也。直以术氣之用，是今時所要。末世多疾，宜當服御耳」。

〔三〕「弊」，韋本作「斃」。俞校曰：「『弊』字，世本作『斃』，恐非。」

若以道交接，解脱網羅，推會六合，行諸節氣，却災消患，結精寶胎，上使腦神不虧，下令三田充溢，進退得度而禍除，經緯相應而常康，敵人執轡而不失，六軍長驅而全反者，乃有其益，亦非仙家之盛事也。嗚呼，危哉！此雖相生之術，俱度之法〔一〕，然有似騁冰車而涉乎炎州，泛火丹以浪於溺津矣。自非真正，亦失者萬萬。或違戾天文，譖害嫉妬，靈根鬱塞，否泰用隔，犯誓愆（明）〔盟〕〔二〕，得罪三官。或搆怨連禍，王師傷敗，或坑降殺服，流血膏野。或馬力以竭，而求之不已，若遂深入北塞而不御者，亦必絶命於匈奴之刀劒乎！將身死於外，而家誅於内也，可不慎哉！可不慎哉！我見諸如此等，少有獲益。徒有求生之妄作，常歎息於生生矣。豈若守丹真於絳宫，朝元神於泥丸，保津液而不虧，閉幽術於命門，餌靈术以頤生，漱華泉於清川，研玄妙之祕訣，誦太上之隱篇，於是高栖於峯岫，並金石而論年耶！諸侯安得而友，帝王不得而臣也。遠風塵之五濁，常清淨以期真，優哉悠哉，聊樂我云。案此後應有朮方相連，而二本並無，乃別有掾書〔二〕【三】方，似即是此法。今撰取在第三卷中。

右一條，有掾書兩本，一黄牋，一碧牋。

〔一〕「俱度之法」，墉城集仙録卷三引作「俱失度世之法」。

〔二〕「盟」，原作「明」（俞本作「胎」），據韋本及墉城集仙録卷三引改。

2方諸青童見告曰：人爲道亦苦，不爲道亦苦。惟人自生至老，自老至病，護身至死，其苦無量；心惱積罪，生死不絶，其苦難説。況多不終其天年之老哉！爲道亦苦者，清淨存其真，守玄思其靈，尋師轗軻，履試數百，勤心不墮，用志堅審，亦苦之至也。視諸侯之位如過客，視金玉之寶如（礴）【礫】石，視紈綺如弊帛者，始可謂能問道耳。

3方諸青童君曰：人之爲道，能拔愛欲之根者，譬如掇懸珠，一一掇之，會有盡時；（稍）【掃】去外惡，會有盡時，盡則得道矣。又近喻牛負重行泥中，疲極，不敢左右顧，趣欲離泥以蘇息。道士視情慾，甚於彼泥中，直心念道，可免衆苦，亦得道矣。謹案上相都無降受事，唯有此二告及歌詩一首，恐未必是楊君親所瞻奉受記也。

4西城王君告曰：夫人離三惡道得爲人，難也；既得爲人，去女爲男，難也；既得爲男，六情四體完具，難也；六情既具，得生中國，難也；既處中國，值有道父母國君，難也；既得值有道之君，生學道之家，有慈仁善心，難也；善心既發，信道德長生者，難也；既信道德長生，值太平壬辰之運爲難也。可不勗哉！三惡道者，生不得作人，得作鳥獸蟲畜之三惡也。

5太上問道人曰：「人命在幾日間？」或對曰：「在數日之間。」太上曰：「子未能爲道。」或對曰：「人命在飯食之間。」太上曰：「子去矣，未謂爲道。」或對曰：「在呼吸之間。」太上曰：「善哉！可謂爲道者矣。吾昔聞此言，今以告子。子善學道，庶可免此呼吸。弟子雖去吾教謂應作「校」字，皆猶差懸也。千萬里，心存吾戒，必得道矣。研玉經寶書，必得仙也。處吾左側者，意在邪行，終不得道也。人之爲道，讀道經行道事者，譬若食蜜，遍口皆甜，六腑皆美而有餘味。能行如此者，得道矣。」上宰亦無降楊事，有此及服日月芒事耳。

6太虛真人南岳赤君告曰：人有衆惡，而不自悔，頓止其心，罪來歸己，如川歸海，日成深廣耳。有惡知非，悔過從善，罪滅善積，亦得道也。夫人遇我以禍者，當以福往，是故福德之氣恒生於此，害氣重殃還在於彼，此學道之行也。

7又告曰：惡人害賢，猶仰天而唾，唾不汚天，還汚己刑。凡「刑」字皆應作「形」。逆風揚塵，塵不汚彼，還灌其身。道不可毀，禍必滅己。

8太虛真人曰：飯凡人百，不如飯一善人；飯善人千，不如飯一學道者。寒栖山林者，益當以爲意。赤君亦無復別授事。

9紫元夫人告曰：天下有五難：貧窮惠施，難也；豪富學道，難也；制命不死，難也；得見洞經，難也；生值壬辰後聖世，難也。我昔問太上：「何緣得識宿命？」太上答曰：「道德無形，知之無益，要當守志行道，譬如磨鏡，垢去明存，即自見形。斷六情，守空淨，亦見道之真，亦知宿命矣。」又曰：「念道、行道、信道，遂得信根，其福無量也。」

10紫微夫人告曰：爲道者，譬彼持火入冥室中，其冥即滅，而明獨存。學道存正，愚癡即滅，而正常存也。財色之於己也，譬彼小兒貪刀刃之蜜，其甜不足以美口，亦即有截舌之患。

11玄清夫人告曰：夫人係於妻子寶宅之患，甚於牢獄桎梏。牢獄桎梏，會有原赦，而妻子情慾，雖有虎口之禍，有此一異手寫本，無此十九字，恐是脱漏。己猶甘心投焉，其罪無赦。情累於人也，猶執炬火逆風行也，愚者不釋炬火，必燒手。貪慾恚怒愚癡之毒，又闕此十五字，於辭有不應爾。貪、嗔、癡，所謂三毒。處人身中，不早以道除斯禍者，必有危殆。愚癡者，火燒手之謂也。爲道者猶木在水，尋流而行，亦不左觸岸，亦不右觸岸，不爲人所取，不爲鬼神所遮，又不腐敗，吾保其入海矣。人爲道，不爲穢慾所惑，不爲衆邪所誑，精進不疑，吾保其得道矣。

12南極夫人曰：人從愛生憂，憂生則有畏。無愛即無憂，無憂則無畏。昔有一人，夜誦經甚悲，悲至意感，忽有懷歸之哀。太上真人忽作凡人，徑往問之：「子嘗彈琴耶？」答曰：「在家時嘗彈之。」真人曰：「弦緩何如？」答曰：「不鳴不悲。」又問：「弦急何如？」答曰：「聲絶而傷悲。」又問：「緩急得中如何？」答曰：「衆音和合，八音妙奏矣。」真人曰：「學道亦然。執心調適，亦如彈琴，道可得矣。」愛慾之大者，莫大於色，其罪無外，其事無赦。賴其有一，若復有二，普天之民莫能爲道者也。夫學道者，行陰德莫大於施惠解救，志莫大於守身奉道，其福甚大，其生甚固矣。有人惡我者，我不納惡，惡自歸己，將禍而歸身中，猶景謂應作「影」字。響之隨形聲矣。

右衆靈教戒所言。

〔按此三男真、（二）〖三〗女真，並高真之尊貴者，降集甚希，恐此是諸降者敘説其事，猶如秋分日瑶臺四君吟耳，非必親受楊君也。〕〔一〕

13 三見易遷，再云「可待」，「要乃起東山屋舍，且可（離）【籬】護之耳」。問其故，未見答。問衆靈，云：「我或爾耶。」未詳此意，欲識之。此一條楊君自記，是論長史事。

14 數遊心山澤，託景仙真者，靈氣將愍子之遠樂，山神將欣子之向化，是故百疾不能干，百邪不得犯。屢燒香左右者，令人魂魄正，而恒聞芳風之氣，久久乃覺之耳。覺之則入道，入道則得仙，得仙則成真。從前卷「有待歌詩」十篇接「戒」來至此凡八紙，並更手界紙書。後截半行書字，

〔一〕「按此三男真」句，原作正文，據文意改。俞校曰：「「按此『三男真』下是隱居所疏，當低一字或作小字。」

即是楊書「淨〔一〕覩天地」行。此前當並有楊續書，後人更寫別續之耳，所以前脱三十四字。楊所書，今未知何（事）【在】。

15靜覩天地念飛仙，靜覩山川念飛仙，靜覩萬物念覆載慈心，常執心如此，得道也。人生者，如幻化耳，寄寓天地間少許時耳。若攝氣營神，苦辛注真，將得（道久）【久道】。道成，則同與天地共寓在太無中矣。若洞虛體無，則與太無共寄寓在寂寂中矣。能洞寂〔二〕者，則視之不見，聽之不聞，死生之根易解，久長之年易尋。尋之可得，解之可久。

16夫可久於其道者，養生也；常可與久遊者，納氣也。氣全則生存，然後能養至；養至則合真，然後能久。登生氣之二域，望養全之寂寂，視萬物玄黄，盡假寄耳。豈可不懃之哉！氣全則辟鬼邪，養全則辟百害。入軍不逢甲兵，山行不觸虎兕，此之謂矣。

17學道之心，常如憶朝食，未有不得之者也；惜氣常如惜面目，未有不全者也。然面目亦有毁壞者，猶氣亦有喪失。要人之所惜，常在於面目，慮有犯穢，次及四肢耳。若使惜氣常爲一身之先急，吾少見其枯悴矣。案此所云氣，蓋是房中精氣之氣，非呼吸之氣。

18人隨俗要求華名，譬若燒香，衆人皆聞其芳，然不知薰以自燔，燔盡則氣滅，名立則

〔一〕「淨」，俞本及下文作「靜」。
〔二〕「寂」，無上祕要卷一百引作「寂寂」。

身絶，是故高人哂而遠之，遂爲清淨。

19生之爲物，譬日月天地，此四象正與生生爲對。失生則四象亦滅，非四象之滅，生滅之也。若使常生，則四象常存，非四象之常存，我能常生故也。常生亦能生於無景，何四象之足計哉！

20災遘禍生，形壞氣亡，起何等事耶？似由多言而不守一，多端而期苟免耳。是以玄巢頹枝以墜落，百勝喪於一敗矣。惜乎通仙之才，安可爲豎子致弊也！豎子致弊，蓋爲膏肓之患不除，借取晉景公之夢。不爾，則是別有小兒事也。

南嶽夫人所言。

21鴻鷺對南旅，以遐扇揚翮，在於十百之野，彼鳥自謂足矣。然鶡鳩歎其眇邈，大鵬哂鴻舉之指謂應作「咫」字。尺耳。苟安其安，而是非自足，故三鳥不相與議焉，何譏之乎？

紫微言。

右八條並楊書。

22古之至人，獨秉靈一之符，玄覽委順之化，明坦途而合變，捫冥樞以齊物，故自然之表，則存之而不論；域領之内，則論之而不議矣。

23昔玄風泯絶，埃氣彌氛，弘猶〔二〕淪喪，澆僞滋起。馳驟之徒，替真於崖分之外；躁競之羣，饕利於形名之肆。擅智生流蕩之患，希求致矜伐之累，乖常適於所適，離至當於非當矣。名身孰親，道家良鍼。謂應作「箴」字。

24履淹者，守一之至戒。良可歎息。

六月八日夜，保命告許長史。

25知以無涯傷性，心以欲惡蕩真。豈若守根淨沖，栖研三神。所以彌貫萬物，而玄同鏡寂，泯然與泥丸爲一，而内外均福也。可示虎牙。

南嶽夫人言。

26促催進散，不可令河上有事。散似是术散。河上，水官也。

保命言。

27不修道德，及學道無成，則肇功之徒不相逮也。自頃未見有日進之人矣。學志故自少也。七世之德，本鍾於學者，若不學則非復所賴，故以爲戒。

28徒攝上道而不懃者，故下鬼耳。下鬼謂下解主者鬼（師）〖帥〗耳，不必是酆宫之鬼也。經中亦云如此。

〔二〕「猶」，韋本作「猷」。

29在官無事，夷真内鍊，紛錯不穢其聰明，爭競不交於胸心者，此道士之在官也。

30秀玄栖標者，雖山河崩潰而不眄〔一〕；志道存真者，雖寒熱飢渴猶不護〔二〕。此一往之至也。精散八虚，魂遊萬涂，或因風以投間，或挾魍以結痾，將一切撥之而勿（耳）〔取〕〔三〕矣。昔之道，非今道也，靈覺苟殊，百隟其如予何！章〔四〕聞之，亦足以檢擽矣。

右九條並楊書。

31夫真者，都無情慾之感、男女之想也。若丹白存於胸中，則真感不應，靈女上尊不降矣。縱有得者，不過在於主者耳。陰氣之接，永不可以修至道也。吾昔常恨此，賴改之速耳。所以真道不可對求，要言不可偶聽也。有匹則不真，外併則真假。真假之迹，斷可見也。

此一條應是裴君言，某書。

〔一〕「眄」，無上祕要卷六十五引作「虧」。
〔二〕「護」，無上祕要卷六十五引作「廢」。
〔三〕「取」，據無上祕要卷六十五引改。
〔四〕「章」，無上祕要卷六十五引作「人」。

32哭者亦趣死之音，哀者乃朽骨之大患。恐吾子未悟之，相爲憂耳。極哀者，則淫〔二〕氣相及，來子雖善於（耳）〔三〕爾曹，當奈張者何！

定録君所戒。

右一條楊書，後被割不盡。

33穆惶恐言：逢遇玄運，得聞宗告，每事將順，啓悟胸心，仁蔭纏綿，仰感罔極。至於始終之分，天然定理；樂生惡亡，人情常感。哭泣之哀，奔臨之制，内以敘情，外以順禮，賢庶所守，莫之虧也。穆内雖修道，外故俗徒，未能披褐山栖，帶索獨住，不得不敘順情禮，允帖内外。一旦違之，既恩情未忍，亦懼傷之者至矣。夫人之言，宛而附情，弘道長教，可謂遠矣。輒當奉遵告勑，使哀不至傷，哭不過慟，栖道任適，不敢有違。謹白。此是答右英書本。今闕所授事，非謂前中君所告趣死之音者，而亦應相關涉也。

右一條掾爲書。

〔二〕「淫」，韋本作「注」。

〔三〕「耳」，日校以爲衍字，是，據删。

真誥卷之七　甄命授第三

1體（已）此一字後人儳益。標高運，味玄咀真，呼引景曜，凝靜六神，焕領八明，委順靈根，寶鍊三度，養液和魂。假使衝風繁激，將不能伐我之正性也；絶飈勃藹，焉能廻己之清淳耶！爾乃空沖自吟，虚心待神，營攝百絶，栖澄至真，當使憂累靡干於玄宅，哀念莫攖於絳津也。淡泊眇觀，顧景共歡，於是至樂自鎗零聞於兩耳，雲璈虚彈乎空軒也。口挹香風，眼接三雲，俯仰四運，日得成真，視眄所涯，皆已合神矣。夫真人之得真，每從是而獲耳。不真而強真，亦於此而顛蹷也。復使愆痾填籍，憂哀塞抱，經營常累，憑惜外道，和適羣聽，求心俗老，忽發哀音之（兮）（冴），此作奚胡音，猶今小兒啼不止謂爲咳呱也。長悼死没以悲逝，必精滅神離，三魂隕烝，邪運空間，魄告魍魎，乘我虚陣，造遘百祟。何可握生道以奔於死房，陶靈風而踐於尸室，擲已吉象，投之凶穢乎！已聞高勝而故由豫，屢覩明科而【未】釋疑，遂羅洿上章，使臭染隱書，四極擊鼓，三官尋舒。誓信云何而忘，太初於焉而遊，神虎奮爪，毒龍効牙，八方誠曠，（遏）謂應作「曷」字。處而逃。身謝之後，方悟清僚之可羡，言者之不虚矣。且哀聲亂真，干忤正炁，明君胡不常處福鄉，於此振衣而歸室乎！

正月十一日夜，安妃告。此一條是寅年正月九華告楊君相譏誚之事，故南真後復有所論也。楊書。

2真人歸心於一正，道炁標任於永信。心歸則正神和，信順則利貞兆，此自然之感對，初無假於兩際也。夫惑生是非，嫌遘疑似，潛滯於中，抱間心裏，外握察觀之炁，內有縕結之哂，遺初覺於建始，乖玄梯而密猜者，有如此徒。我見其敗，未見其立矣。蓋有懷而懼者，豈獨一人哉！

二月三十日夜，南嶽夫人告許長史，可以示同炁而墮惑者。此是授長史，令說喻楊君勿疑九華之事也。楊書。

3故望洪濤之曁天，則知其不起乎洿池之中矣；覩玄翰之汪濊，則知其不出乎章句之徒也。

【紫微言。】〔二〕

4衆藻集而龍章成，羣聲會而雲韶諧，辛酸備則嘉味和耳。

【中候夫人答。】此二辭乃出抱朴子外篇博喻中。後復有此例，當是衆真借取以譬而用之，猶如所稱周易、毛

〔二〕「紫微言」，原作雙行小字注文，日校以爲乃「墨書細字」者，是，據改。下六條同。

詩中語耳。

5彼人何如梁伯鸞乎！

〖中候言。〗彼人，當是指長史也。

6梁氏德狹也，此子蕭條，氣遠甚矣。夫垂蔭萬畝者，必出峻極之嶺；滔天振岑者，必發板桐之源。洪哉！積陰德之賢，有似邠人也。

〖紫微答。〗邠即豳國，以比周大王也。自「蔭」以下至「板桐之源」，亦是博喻中語，唯改「襄陵」作「振岑」。

7彼愈北而聰明愈閉。

〖右英言。〗

8聽者貴於理（道）〖遺〗音於千載之外，而得興亡之迹矣。逸驎逍遥於太荒之（衣）【表】，故無羈絡之憂；靈羽振翅於玄圃之峯，以遺〔一〕羅組之患。何其識吉凶哉！

〖保命仙人答。〗此復是博喻兩篇合爲今語，而改「機穽」作「羈落」，「靈鶡」作「靈羽」，「罝羅」作「羅組」耳。

9尋飛絶影之足，而不能騁逸於吕梁；凌波泳淵之屬，而不得陟峻攀危〔二〕。彼子誠

〔一〕「遺」，抱朴子外篇博喻、雲笈七籤卷九十八引均作「違」。

〔二〕「陟峻攀危」，抱朴子外篇博喻作「陟峻而攀危」，雲笈七籤卷九十八引作「陟峻於太行」。

可才異也，安能内攝哉！輔機者，欲仁人也，德欲茂矣。繁林蓊薈，則羽族雲萃；玄淵浩汗，則鱗羣競赴。若其宅心者衆，將何事於近！

〔紫微言。〕

右八條楊書，又有掾寫。

10 有道者皆當深研靈奥，栖心事外，但思味勤篤，糟粕餘物，亦足自了耳。

〔桐柏真人言。〕

11 夫清淨〔二〕未若東山，養真未若幽林，栖形景而虚上，遠風塵之網纏，於是榮辱之羅，何足以羈至士耶！右二條楊書。

12 夫金玉山積，猶非我也；胠⿰月匧之檜往矣，猶非己也；榮冕之盛陳矣，猶非貴也；采艷之芬華矣，猶非真也。能消而蕩之，則淫炁之心亡也，鄙滯之門閉矣，尚真之覺漸也，㊉謂應作「阡」字。陌之情見矣。如其不爾，四者皆成内賊之害，外爲驢兜之患不去，炁之不散，

〔二〕「淨」，俞本作「静」。

無所復營措於其間矣，亦無事趣。當爾也。

〔戒長史也。〕〔一〕此三字本朱書，亦應是右英夫人言也。

13爲道者實有勤苦，斯人也，可謂必得之矣。右二條長史、掾書。

14夫學道者，當得專道注〔二〕真，情無散念，撥奢侈，保沖白，寂然如密有所覩，熙然如潛有所得，專專〔三〕似臨深谷，戰戰如履於冰炭，始得道之門耳，猶未得道之室也。所謂爲難者學道也，所謂爲易者學道也。寂玄沉味，保和天真，注神栖靈，耽研六府，惜精閉牝，無視無聽，此道之易也。即是不能行此者，所以爲難。許侯研之哉，斧子瑩之哉！右右英所道，令疏。

15〖彼君勤其事者，有獲福者多也。〗〔四〕隋謂應作「（隋）【隳】」字。之者，禍敗積矣。范帥言。不知道誰。應是鬼帥范疆也。

〔一〕「戒長史也」，原作雙行小字注文，據陶弘景注改。

〔二〕「注」，雲笈七籤卷九十八引作「任」。

〔三〕「專專」，無上祕要卷四十二引作「競競」。

〔四〕「彼君」句，原爲雙行小字注文，緊接上文「令疏」之後。日校以爲乃真喽本文，是，據改。

右二條有掾書。

16昔因華氏，累白書敬，靈道高邈，音響冥絶，仰瞻九霄，注心罔墜，矜逮不遺，特蒙酬告。雲華斐暢，玉音粲發，誘導恂恂，啓悟丹至，披覽欣欣，五情悦懌。某志好有年，未獲(厶)(厶)，缺失二字。別本作「尅遂」。恭黨幽晦，始覩天日。靈真(厶)此缺失一字，別本作「微」字，疑非。請，訓誨交湊。尅己補過，思釋鄙滯，夙興勤惕，悟寐自厲，庶幾積誠，卒獲微感。玄運既會，奉覲有期，(想)疑長此一字。良爲(厶)(厶)。缺失二字，別本作「延仰」。生染迷俗，沉溺塵昧，不達上真，謂道盡此。決欲習性以靜之，損(厶)缺失一字。四字朱書。以寶之，非爲色欲(厶)缺失一字。多，而患在難(厶)。缺失一字。至於水火之戒，冰炭之喻，朗然照豁，敬承清規，務損之又損之，(厶)謂應是「以」字。至於死灰也。歎覺悟之不早，恨知機之將晚。用火之言，其旨頗微，思之觸類，良追愧悚。

17昔憑賴華氏，每輒獎勸，願其有成，得見陶冶。而耽味華競，蹈道不篤。恒欲與共清閑，使意盡言苦而已。趣向不同，密言難遇，然喁喁之懷，要欲獻其丹欵矣。不審故可復有冀不？此二書長史答先因通華僑意，似酬前書。而又言「用火之言」，此授今闕。

右二條厶書。

18茅小君去〔歲〕〔二〕五月中失日有言云：華僑漏泄天文，妄說虛無，乃今華家父子被考於水官。

19華僑之失道，由華騎之佞亂，破壞其志。念華團、華西姑者，三官因之以試觀，試遂不過，僑於是得有死罪，故名簡早削奪，尋輸頭皮於水官也。可密尋彼家有此人名不，是誰者。此前並是酬問華氏事，不知是子年、丑年耳。

20許朝者，暴殺新野郡功曹張煥之，又枉煞求龍馬。此人皆看尋際會，比告訴水官，水官逼許斗，使還其丘墳，伺察家門當衰之子，欲以塞對解逼，示彼訟者耳。是斗亡月亡日其應至矣。君自受命，當能治滅萬鬼，羅制千神，且欲視君之用手耳。欲令無他者，宜以此日詣斗墓，叱攝煥等，制敕左官，使更求考代，震滅爭源也。可勿宣此，當言我假威於君矣，不知君宜往試攝滅之耳。滅鬼之迹，事中蹔應爾。

六月十六日夜，小君授書此。此令楊君爲長史家攝遏冢訟也。許朝先爲南陽郡，故得殺新野人。而此三人事不出周魴詰先生中，當是四十三條限也。斗爲仙品，而猶被水官之逼者，是喪服中殃氣尚相關涉故也。

〔二〕「歲」，原脫，據文意補。

21紙三百。〔酬鬼帥王延近報録書以杵宗會，有功。〕〔二〕

22油三斗。〔酬鬼帥傅晃近與功曹使者，令勢威照鬼形，使不得暴。〕

23青絹三十尺。〔酬鬼帥范疆近執（載）【戮】百惡，滅訟散禍，有功。〕

24銀叉三枚。〔酬鬼帥梁衛近防護疾者，招魂安神，使冢訟不行，有殊功。〕

25右四條（詭）〔脆〕，以六月十三日小茅君假作玉斧之形，以夢告於虎牙，使令夫婦明輸此四種（詭）〔脆〕，以酬四帥之禽鬼者。何以不復憶此，可餘問。餘問，謂令與同勿忩忩耳，非使此四鬼帥。本亦道家之祭酒也，得下解法，受書爲鬼帥耳。

26既有酬（詭）〔脆〕，後長爲己用心也。所以夢假於玉斧之形者，虎牙魂魄未得通接仙真故也。玉斧清淨藻潔，久齋濯魄，心近於仙，故假象以通夢也。通夢而猶不悟，可謂信之不篤；或悟而忘其（詭）〔脆〕，可謂篤而不思。

27夫（詭）〔脆〕誓者，悉皆受命密交，慎不可令人知。外書云「我聞有命，不可以示人」乎！毛詩揚之水篇云：「我聞有命，不可以（古）【告】人。」當謂此也。

〔二〕「酬鬼帥」句，原爲雙行小字注文，日校以爲乃「墨書細字」者，是，據改。下四條同。

六月三十日夜，小君授書，密〔一〕密示之。

28真司科云：「有用力於百鬼，騁帥御於天威者，宜須此（詭）〔⿰貝危〕。地下主者，解下道之文官；地下鬼帥，解下道之武官。文解一百四十年一進，武解二百八十年一進。武解，一〔二〕解之下者也。」夫心動於事慾，兼味於清正，華目以隨世，而畏死以希仙者，皆多作武解也。此武解之目，世中諸人多有相類。

29宜服五飲丸，去水注之氣，可急合。不但治疾而已，亦以住白而有氣色也。

六月二十三日夜，南嶽夫人告。長史素患淡飲，比來疾動，故有此告。五飲丸即是世中者耳。

30精合五飲丸，當大得力，且可自靜息乎？

〔范安遠所言。〕〔三〕

31語許長史：「無所憂，不煩此（詭）〔⿰貝危〕，可還之。」右保命君語許侯勿憂嗣伯之（詭）〔⿰貝危〕，且還之。

右右英夫人語。

〔一〕「密」，韋本作「令」。
〔二〕「一」，韋本作「下」。
〔三〕「范安遠所言」，原作雙行小字注文，據文例改。

32小君曰：「我二人吏兵，恐宜（詭）〔跪〕謝，獻以體上之密寶。不爾，小子後不肯復爲爾用力也。許厚之徒也，許玕子所賴在其弟，許牙所賴在其父，佳事不可忘也，惡事不可忘也。（又）〖叉〗爲寶密，關達機密，銀亦爲次寶也，其今多情彌精耳。後勿復數爾，勞損其神。」

右小茅君喚所言。

33許賤者，戴石子之女也，爲讎家薛世等所殺。又世殺賤抱小兒阿寧。賤今在水官，與兒相隨，骸骨流漂，亦訟在三官，求對考今生人也。寧見殺時，頭先患瘡，瘡流面目。檢譜不見戴賤。當是婦人，不顯名。

七月二日夜，小君授書。

34其夕長史亦得⿱⿱⿱艹罒冖云。此「夢」字也。真書多如此。

35死生之機，得失之會，蓋更切耳，何不遠存玄味，耽虛標流乎？求之近應，應愈賒也，此亦入失之路耳。想體尚高韻，不細求之於毫末矣。

七月二十六日夜，紫微夫人授作，令與許長史。右從「小茅君」來凡十八條，楊書。

36七月二十七日禺中，許主簿、華侯當入靜中。爾時無復所有，爲防未然耳。近不得以疾篤告者，我慎法之故。且世人知未病之困，必泄三官之禁，則累加漏身，增瘵絶疾，今何乃用憂之甚耶？名身誰親，蓋宜思之。

37縱令以小代大，〔如〕〔於〕父何如？大小俱來，於母何如？衰自己身，訟自家人耳。三官自有成事，憂惋亦無所解，自非齊達於内外者，將不得不懼悸。

38今月六日，是赤孫絶日，先處事耳。今雖停放，無所復畏。然四帥逆已關之於都禁，至日爲能遣尸殺使者看望之，雖弗復慮矣。至日，父母將入静中，静中疾發，亦無苦也。我其日亦當視汝。

右三事小茅君説。右三條厶書。

39八月六日，父母將赤子入静燒香，北向陳乞於二君，爾時自當有所見，所見萬無所苦也。其日中時，當有前日碧衣介華袴人來在静前立徘徊者，小君也，可就請乞也。

40八月六日〔日〕〔一〕中，當有一人著平上幘，多髭鬚長長爾，著紫皮袴褶，將黄娥來，此人是鬼帥王延也。延自爲人作益，爲將娥見人耳。娥其日或當被縛。華書吏其日當内井上，助主人耳。日中當來，須臾去也，故宜力上風注冢訟章於却氣毒之來往也。三過如此，考者匿矣。夫散翳布考，皆因人之不陳，疾者懼焉，則精胎内戰，是故疢痾流發，非唯一身

〔一〕「日」，原脱，據文意補。

而已。今所以令上章者，亦以遏虎牙之盈縮耳。范中候所道如此。范中候名邈，即是撰南真傳者。

41許厚當謝（詭）〔跪〕南真夫人吏兵，告大章如此。

右小君。

42以小代大，復請何爲？當啓太上，停之何如？

右小君。

43牙亦爾耶，勿忩忩。演小子耳，許牙何豫乎，焉敢復相追爾！

44娥與厚有水火之書，吾近承南真命，推縛盡執也。

45小鬼頭不制服，豈足憂，亦許長史用心之所剋也。

右小君。

46許厚自是其丈人所責，責亦至也。責不以家事往來之賓經意，意亦當得之也。云何每爾？此自家長之教忌，不豫我也。重謝斗，當必釋耳。范帥頃者以其不（詭）〔跪〕，乃欲不復豫事，我不聽之，今無爲也。

47（詭）〔跪〕當一須疾愈送。

48斗恒渴而飲，不可飲；食多困，故而不可食。子婦不經心，亦不可不令知，死丈人之責耶?故宜以家事爲勤,爲爾不已,或能致之於丈人宇下受教耶。

八月二日夜,小君授書此,使示斧。右十條楊書。

49許長史所使人盜他家狗六頭,於長史竈下蒸煑,共食之。長史何以不檢校,使臭腥之氣,薰染肴飯?既食而步上道,亦已犯真人之星也。

50有一白犬,俗家以許禱土地鬼神,云何令人盜烹之?土地神言許長史教之使爾,不言小人盜自爾也。密尋之,爾在宇下而不覺,恐方有此。此亦足以爲一病,宜慎。

八月六日夜,茅小君授,以與許長史。

51亦宜有辭詣南嶽夫人,乞疾病得愈之意。又宜辭詣保命、定録二君,辭旨當令如南嶽夫人。疾者自當告乞於玄師,不爾不差。

52易遷昨來道此。別省 此二字題紙背。

右四條楊書。

53男生許玉斧辭:玉斧以尸濁肉人,受聖慜濟拔,每賜敇誡,實恩隆子孫。常仰銜靈澤,永賴天廕。玉斧以駑鈍頑下,質性難訓,雖夙夜自厲,患於愆失。此夕夢悟,尋思此意,皆玉斧罪責，慚懼屏營，無地自厝。靈道高虛，肉人未達真法，唯執心守敬，脩行竇祕而已。或恐靈旨高遠，誠喻幾微，玉斧頑闇，不能該悟。如此之罪，日月臻積，違法犯誡，亦當千萬。神母仁宥，輒復原赦，故今日憂惶深重，肝膽破碎，唯晢謂應作「折」字。骨思愆，無補往過。連陳啓煩多，希請非所，兼以愧怖。玉斧歸誠乞誓，以今日更始，當洗濯心誡，盟於天地，靜守形骸，軌承訓誨。乞原父穆、兄虎牙小大罪考。玉斧不修，乞身自受責，原赦大小。若神母遂見哀愍，許玉斧思愆補過，舉家端等受恩，是永覲三光，受命更生。謹辭。此（與）〔一〕是虎牙病時掾與南真辭也。掾自書本。

54 虎牙慎不可復履淹及見人之新淹者，三元驚喪，多喜殺人。

八月二十四日南真告。

55 學道者常不能慎事，尚自致百痾，歸咎於神靈。當風卧濕，反責他於失覆。皆癡人也，安可以告玄妙哉！

保命告牙。右二條有掾書。

〔一〕「與」，日校以爲衍字，是，據删。

56須臾自吟曰：「朝華焕晨井，九蓋傾青雲。前此珪璋庯，不識萬流椿。解落儵欻頃，寅客何必人。」或云是誠，誠則能改。

57右英晚而言曰：「見形之子，守分業於儒墨；栖沈之客，步玄辭而詠虚。彼人自可晚曉耳。」

58許伯兄弟復有心乎？恐皮耳。試復一悟，忌其微路耳。

九月二十八日，茅保命告。

59可成與不，極此舉。

定録君説此。

60違内負心，三魂失真，真既錯散，魄乘其間。夫爲道者，當使内外鏡徹，宫商相應，靈感於中，神降於外，信不虚也。映昔亦如此，諸人陶其心，今已消也。夫須人陶而改者，故下通耳。所以懃懃，期不令在此，近亦粗具。

〖右小君言。〗〔一〕

61世事非所期，時運何足聞。有道自當見，中路莫不煩。吾欲因楊問，便自知，乃

〔一〕「右小君言」，原作雙行小字注文，俞本作大字正文，日校亦以爲乃「墨書細字」者，是，據改。下二條同。

作此。

〔右清靈【言】。〕

62有間於邪，而邪炁爲之踊也，非病也。

右安九華語。

63念不宜多，多則正散，正散而求不病，猶開門以捍猛敵。

〔右紫微語。〕

64治自當差，無苦。

保命君言。

65何以至喪家？

保命君言。

66欲服符飲水，使即愈，不欲者當與。

定録君語。

67尋自差。

保命君語。

68多有所道，甚云云。覩當乙二〔一〕，第七無慮也。此一行楊君與長史書語耳。

69戲言猶耳，許長史勿笑此。落廓不束，高下失常，定之勿疑。若不加意，勿單用此。愼示人，愼示人，愼示人！

一句保命告長史。（又）【右】十四條厶書。

70衰年體羸，多爲風寒所乘，當深頤養，晏此無事，上味玄元，栖守絳津，體寂至達，心研内觀，屏彼萬累，蕩濯他念，乃始近其門户耳。若憂累多端，人事未省，雖復憩靈空洞，存心淡泊，纏綿亦弗能達也。漁陽田豫曰：「人以老馳車輪者，譬猶鐘鳴漏盡，而夜行不休，是罪人也。」以此喻老嗜好行來屑屑，與年少爲黨耳。若今能誓不復行者，則立愈矣。如其不爾，則疹與年階，可與心共議耶。田豫，字國讓，漁陽雍奴人。有幹略。爲并州刺史，遷衛尉。年老求遜位，與司馬宣王書曰：「年過七十而以居位，譬猶鐘鳴漏盡，而夜行不休，是罪人也。」年八十二亡。引此語以動長史，令去官也。

71藥四丸，日服一。

〔一〕「乙二」，即「乙乙」，「二」爲重寫符。卷十七第30條同。

72行來宜詳，前後已累言之矣。

右三條楊書。

73夢惡者，明旦當啓太上，一以正魂魄，二以（所）【折】除不祥。

74奉道之家，當精治靜舍。

右二條厶【書】。

75禮，年七十懸車。懸車者，以年薄虞淵，如日之仄，體氣就損，神候方落，不可復勞形軀於風塵，役方寸於外物矣。許長史既至此時，始可隱逸耶？還親華陽之館，修乎黃老之業，北河之命方旋，遷擢之華亦顯，豈不快哉！今此疾方愈也，不足憂也。雖爾，慎接於紛紛之務，經緯人事之寒熱矣。於今乃未可動脚，動脚人當言爾畏鬼。北河之命，即易遷所聞竇氏之言。似有所（疑）【擬】者也。

76此年六月，憂長史不佳，非重疾也。今年許家鬼注小起，雖爾，無可苦。保命及范中候已爲申陳之，右帥晨許肇亦深以爲意，無所憂也。去留之會，死生之事，三官祕禁，不宜外示。今所以道此者，蓋以皮謂應作「彼」字。人已聞至道於胷心也。且可官身，未宜去位。

可去可罷，方更相示也。

右夜荀中候言此，故書以示。

77人家有疾病、死喪、衰厄、光恠、夢悟、錢財減耗，可以禳厭。唯應分解冢訟墓注爲急。不能解釋，禍方未已。

右保命答許長史。

真誥卷之八　甄命授第四

1遊精罔象，誠不可信。然多勞多事，多念多端，所以損神喪真，擾競三關，遂當以此害明德也。故令許君之徒，含景内魄。若抑四者，研虚注靈，則仙可冀。定録告。

2除治爾床席左右，令潔淨；理護衣被者，使有常人；常燒香，使泠然不雜也。南嶽上真當數看出内，便料理起居，可使草及木瓜耳。手自先有風患，是以今風氣之本至耳。多云針灸佳益，使人無憂。此易遷令告長史也。草及木瓜，當是理衣下人名也。

3可迎黄民來出。民奴既欲來，又云：其月末左右，當小小疾患，迎來在此，則疾患除也。

4當部分護靜屋以爲急，并欲得一室可栖息處。

5今年欲取草，當爲民奴留之。草今年自有本命厄，非欲取也。令其乞符自保而帶之。

6卧床後孤有懸風，可安北面下一彰，謂應作「障」字。亦可以床著近北壁下，勿使虚懸。晨夕當心存拜靜，心存行道也。身既有疾，不能拜起，故令心存不替。

7斧有霍亂疾，勿使冷食。此兒常不大宜住此，今自無他耳。

右易遷一夕再來，四更中獨來道此。先初來，又與保命俱。此似在縣下所授，令掾還山，使黄民歸家也。易遷即掾母，亡後得入易遷宫，因呼爲號。前所呼亦皆是也。

8斧，學道如穿井。井愈深，而去土愈難運出。自當披其心，正其行，乃得見泉源耳。有人説中候言如此，可令知之。李中候名遵，即撰茅三君傳者。

9人學道，譬如萬里行。比造所在，寒暑善惡，草木水土，無不經見也，亦試在其中也。頃數聞人道此，始乃悟之耳。

10彼君念想殊多，（渠）謂應作「詎」字。能成遠志不？平昔時常多所恨，始悟人難作而善不可失云。學道者除禍責此，審爾當懃。

右易遷夫人所道。

11山嶽氣擾，則强禽號於林；川瀆結滯，則龍虬慘於澤，此自然象也。故豪盛微覺，將類獸告其駭浪；玄數纖兆，而號咷徵乎治亂矣。斯蓋山川之盈縮，非人事之吉凶。若墳附丘山，誠與汧岫等波；苟趣舍理乖，則吹萬之用不同也。

12非靜順無以要謙，非虛栖無以冥會，是故死生之幾，吉人不復豫。苟思之無邪，不爲禍害。

五月十四日，右英夫人答孔辭。後人黵作「謝安」字。孔氏，孔默也，云似是孔嚴兄弟。長史父先爲嚴從兄坦前鋒都督，是討沈充時。既有因緣，故得此也。

13虎頊大號墓下事。

14自未得和神靜形，俯頤幽精者，疾源或與年而積耶。若未能用交睬之途者，將奚促促於藥？

定録仙人答孔求乞藥方。

15想早葬兄，令注煙速消。雖不辦〔一〕妨於生者，要欲得柩物，時寧三泉，使凶氣泯靜也。

16小兒疾方，行當示。

五月十七日夜，保命仙君所言，答㊀一字被剪除，疑猶是「孔」字。所問疾患者。右從「禮年」來凡十九條〔二〕，並有掾書。

〔一〕「辦」，韋本作「便」。

〔二〕案：此云從上卷第75、76、77條至此條。俞校云：「第七卷『禮年』來至第八卷『小兒疾』共十九條，是爲一時所録。今藏本中分之，繆也。」

17遵勲心香火，有情向藥，故有言消磨之愈疾，謂其將聞斯而請命耶。仙真並呼藥爲「消摩」，故稱消摩經也。誦之亦能消疾也。應南趍而北騁，既心口違矣。夫捐薺以茹荼，哂九成而悦北鄙者，「捐薺」至此，亦是抱朴博喻中語。我知其無識和音之聽鑒也。當永爲吉人，爰及母奴。然所起是學而不思，浚井不渫，蓋肉人之小疵耳，無乃此也。今事結水禁，猶有可申，若許長史能於靜中若救之者，則一門全矣。亦是師主祭酒之宜請而爲德惠乎！

五月二十日夜，右英作與長史。劉遵祖善譚説，殷浩向庾亮稱之，後一會，談論殊不合，遂名之爲「羊叔子鶴」，於是失名。

18劉遵心故爲修耳，何不令其母服大遠志丸？

七月七日夜，紫微夫人告。

19即啓「可得疏方不？」良久答言：「世間自有，可尋索密用。」保命君問紫微曰：「此方用牛黄、銀屑者非？若是者，小爲難合。」此即今大鎮心丸也。先以水銀摩銀屑使消，故爲難合。紫微答，但頷頭。右三條楊書。

20陸納兄弟，清真淳一，有姜伯子之風。知欲有遠志，欣然。其祖父有陰德，當慶流七世。知陸荀子自誓乞苦齋一年，欲受經，卿自此二字後人儳益，非真。更量之。劉遵乃有好心，早自知。

保命答許長史。陸納兄名始，並有德行。祖名英，仕吴，丹陽郡太守。苟子當是人小名，不詳是誰。納爲尚書令，太元二十年亡。

21虞昭爲其兄子此二字後人黵易作「先人」字，本猶可識。事，文書牽連，身被攝繫。方未已，殆欲無理，賴其在世粗有功德，且其家福德强，章聞累疊，皆被上御。事已散，尋蒙追遣之，其病雖篤，無所憂。許侯爲之甚至，密相示。

保命答許長史。

22庾道季身處陽官貴勢，不能順天用法，憒憒慢信，心形不同，自少及長，善功無一，積惡不改，其罪目已定。今臨命，方欲修德以自濟免，徒費千金之用，不亦晚乎！

保命答許長史。庾龢，字道季，亮第二子也。幼有才辭文義，升平中爲丹陽尹，表除（諸侯）〔重役〕〔二〕六十餘事，太和初爲領軍。如此行迹，不似爲惡，恐是聞戒修善，故得申遂。

23郗回父無辜戮人數百口，取其財寶，殃考深重，惋謂應作「怨」字。主恒訟訴。天曹早已申對，回法應滅門，但其修德既重，一身免脱，子孫豈得全耶？回當保其天年，但仙道之事，去之遠矣。

〔二〕「重役」，原作「諸侯」，據晉書卷七十三庾和傳改。

太元真人答許長史。郗回父鑒，清儉有志行，不應殺掠如此。或是初過江時，擺併所致，不爾則在京時殺賊

有濫也。鑒年七十餘乃終，即得爲酆宮職。右從「陸納」來四條，有甲手寫。

24平凝夷質，淵通妙靈，神造重絶，栖真攝生，太玄植簡，太素刊名，金庭内曜，玉華外瑩，朱軒四駕，嘯命衆精，騁龍玄州，飛雲浮冥，必能上友逸臺之公，下監御于太清矣。

八月十七日夜，紫微王夫人授，令因許長史示郗。

25希遐遠曜，冥響凝玄，蕭浪上韻，耽夢遯真，仰飛霄霧，俯散靈根，飛步四覺，内觀七緣者，則必有丹書秀簡，帝房之録，玄聲八振，栖身五嶽。於是灌胎朝元，吐納六液，從容三道，誨此景福，上可以策軒空洞，下可以反華變黑矣。若形羈榮羅，鼓輪華園，乘波適物，嗚簪風塵，外有謀道之名，内有百憂來臻者，適足勞天年以騁思，終歸骸於三官耳。齋之不專，徒悟而無益，可謂意不盡言乎！

26蓋行真炁，當吐三納四，乘七吞九。今吸之不足，躡之失序，神漏泝源，精亡胎擾，雖休糧日挹，而莫知道與年喪矣。欲階此渡也，其未接乎？夫索長生者多津，尋靈塗者千百，何必用冰爐以盛火，趣償責於三官耶！

右中君言，因許長史示郗。

27紫微夫人云：「郗若得道，乃當爲太清監也。若能聞要道而勤者，當至此格。若不專篤而守，迷行外舍道法者，則都失也。」紫微前語與太元殊乖，而如此所云，當是迷不能勤乎要道，司命顯其終迹故也。

28情不餘念者，道乃來耳。郗回猶未足以論至道耶。小君〔一〕。

29郗綜婦丁淑英者，有救窮之陰德，又遇趙阜之厄而不言，内慈自中，玄感皇人，故令福逮於回，使好仙也。綜墓在東平，淑英今爲朱陵嬪，數遊三上，司命亦令聽政焉。此二人當是回之曾祖也，外書不顯。

30郗瞿與薛春華至垂心於門宗，初不以生人爲事，然訟者多，但不能咸制之耳。每見諫考訴者，甚懃至也。時節宜祠之耶？此二人郗家之福鬼。外書亦無此二人，不知是何親。

31郗雄與閻屈女不相當，負石之役，于今未了。喜擊犯門宗，心常殺絶，此二人是郗家之禍鬼。郗◯黯除此名不可識。與殷武姬被考，以燒殺朱奮、李賤以致災也。其無後，亦求代逮。又與高豐相扇，甚助馬頭之訟石公，未便可得佳，恐不止耳。亦何趣欺其婦耶？省來

〔一〕「小君」，日校以爲乃「墨書細字」者。

懃懃，試爲掩正之。〔亦無此諸人。〕〔一〕

右保命答許長史。

32小君説言：郗鑒今在三官爲劉季姜所訟，爭三德事。周馬頭在水官訟其婿，引理甚苦。郗朗、伊香之二人，今爲牙女子奇求此。范帥昨受江羅辭。

33郗相今爲大曹吏所逮，其婦(形)【邢】嬰桃受事未了，方索代人於此家。此自是旁聽小君之言語耳。不令書之，爲自疏識以示耳。此二十二字是楊君自記，與長史。

34高齡反化晚，而祭酒弱，道氣不交，靈助無主，是以羣邪纏玄，急行其禍，奚不宗生生乎？於我助之有緣。其婦言亦急，家事當須了之，非他得豫。

今六天之横縱，而太平之微薄，靈不足以助順，適足以招羣姧。所以神光披越，而邪乘正任矣。高齡之無德久矣，鬼訟之紛錯積矣。

35許長史黄(氏)〖民〗黵作「掾」字。將欲理之耶？若翻然奉張諱道者，我當與其一符使服之，如此，必愈而㕡此「豁」字也。矣。不然往詣水官，所謂嗚呼哀哉！張諱即天師名也，楊不欲顯疏

〔一〕「亦無此諸人」，原爲正文，據文意改。

也。邪氣入體，鬼填胷次，其將迴惑於邪正，必不能奉正一於平氣耶。如此，吾治疾之方，殆不可得。正一平氣，即天師祭酒之化也。彼往，其子亦去，何一身之永逝乎！

八月十九日夜，保命君密語許長史。

36冢訟尤甚，恐亦未已，齡曾鑿敗古人碑銘之文以自顯焉，陰賊於鬼神，㊟弊謂應作「蔽」字。善以自標。訴者誠多事，以此爲首先。

八月二十四日夜，保命告。

37欲取謝奉補期門郎，而今已有兼人，北帝故權停之耳。近差王允之兼行得代，奉若服术酒，可未便恭命也。高耆亦可服术，其家冢訟亦爲紛紛，术遏鬼炁，故必無他耳。范中候言此。謝奉，字弘道，會稽人。仕至吴郡丹陽尹、吏部尚書。王允之，敦同堂弟王舒子。有智幹，爲(河)〔一〕南中郎將、江州〔刺史〕〔二〕，遷衛將軍、會稽〔内史〕〔三〕，封番禺侯。年四十亡，謚(中)〖忠〗侯。高耆，即謂齡也。期門郎，鄮都中官，而記中不見此職，惟有脩門耳。

〔一〕「河」，日校以爲衍字，是，據删。

〔二〕「刺史」，原脱，據晉書王允之傳補。

〔三〕「内史」，原脱，據晉書王允之傳補。

從「平凝」來凡十四條，有掾寫。

38（天）【夫】觀物適任，內順明靈，託性命於高真，委形氣於神攝者，亦剋壃以永遐，迴秋齡以保真。今德匠既凝神仗信，澄心密靜，圓順廣敬，固天祐焉。然胤嗣不多，或時彫落，將猶靈關失緯，潛機未鎮耳。當今五氣滋曜，常朗文昌之房；三星結華，每煥璇衡之內，是以玄潤胎萌，遂其流根矣。

我案九合內志文曰：「竹者爲北機上精，受氣於玄軒之宿也。」所以圓虛內鮮，重陰含素，亦皆植根敷實，結繁衆多矣。公試可種竹於內，北宇之外，使美者遊其下焉。爾乃天感機神，大致繼嗣，孕既保全，誕亦壽考，微著之興，常守利貞。此玄人之祕規，行之者甚驗。

六月二十三日，中候夫人告公。孝武壬戌生，此應是辛酉年。而後又云「上相座動」，後以臨登極，乃是後午、未年。此爲大懸。

39靈草廕玄方，仰感旋曜精。洗洗似草（竹）【作】「言」邊，應「詵詵」字，即毛詩「螽斯羽詵詵兮，宜爾子孫」之義也。繁茂萌，重德必克昌。

紫微夫人作。

40福和者當有二子，盛德命世。「福和」似是李夫人賤時小名也，今晉書名俊容。二子即孝武并弟道子也。

同夜中候告。右三條楊書，又掾寫。

41德匠既凝，玄範自天，安危之事，未宜問也。公傾注甚至，所以未相酬者，豫事難論耳。頃天氣激逸，陰景屢變，太白解體於二辰之中，愆勃於紫房之下，王者惡焉。天子有憂，上相座動。今聊作讖，密以相示：（有）【右】此及讖有掾寫。在掾自記修事後，共紙。尋真綜迴文，令難解耳。今拘〔二〕連相取，又別疏出之。其授之時，維當道其辭。楊君後自更錯義，皆是説晉代之事。並有明徵也。

相欺豈妙道要吾知之天祕能
有術金之萬尋師疾逆除惡子
自之制夷遂平世天命乘驅寶
奇龍者篡可悲真間世復思宜
神熙逆歷有數在玆基無不無
兵隆誰定帝紘室來之皇慎地

〔二〕「拘」，俞本作「鉤」。

先卒兒必虧金紛異五亂德天
火數失期座當變見遠凶匠制
規三由匠足不慮憂危撥保封
寸莫其測源劉知向有明施者
三五瑞天之代隆換迭相運推
精氣神妙二參儀慎凡傳人賢

精氣神妙參二儀，慎傳凡人賢者施。封天制地無不宜，子能寶祕天知之。吾道要妙豈相（期）〔欺〕，自有奇神先兵規。火寸三五天瑞之，隆代迭換運相推。明匠保德慎無思，驅惡除逆疾尋（思）〔師〕[一]。萬金之術龍之熙，隆數卒三失由兒。莫測其源劉向知，有凶撥亂皇復基。乘天命世遂平夷，制逆者誰必定期。匠不足慮憂遠危，五世之間真可悲。篡歷有數帝座虧，當見變異紛（紛）【紜】來。

金室在茲。枕麝香一具於頸間，辟水注之來，絶惡夢矣。常存三關，佳也。

右英告公。凡云「公」者，皆簡文帝爲相（主）【王】時也。

〔一〕「師」，原作「思」，據韋本及日校改。

右一條楊書。五字朱書。

42太元真人告許長史：此後非真説。

我嘗見南陽樂子長，淳朴之人，不師不受，順天任命，亦不知修生之方。行不犯惡，德合自然。雖不得延年度世，死登福堂，練神受氣，名賓帝録，遂得補修門郎，位亞仙次。緣天資有分，亦由先世積德，流慶所陶。若使其粗知有攝生之理，兼得太上一言之訣，如此求道，無往不舉矣。夫人所以不盡年壽，中多夭遏，涉世者或遭刀兵之難，致榮禄不終，祚胤不長；志道之人，雖有一生之心，鑽求匪懈，徒復遭遇真文，耽玄精微，慕尚者衆，得升騰者稀。經非不妙，靈豈無感。愚愚相隨，安知修真之本，營神養性鎮守之法。世人積小以來，形中傷犯者多，帝一不治，百神驚散，考試萬端，所謂荒城之内，荆棘生焉。無妙術以自導，修道以求仙，貪榮慕貴，多垂成而敗，皆由喪真犯氣。愚瞽罔昧，豈識此機耶！致奪年減筭，萬事不成，以此求生，去生遠矣，虛自苦耳。太上有玄機之道，焕落七神枕中之要，此道微乎妙哉，初不傳於下挺愚俗之人。有此道者，帝一治於玄宫，萬神守備，與天同心。案訣謹而修之，登山越海，萬試不干，修仙升度，所欲從心。斯豈虛言耶！卿父子玄機邈世，理妙接真，故可（榮神）【縈淳】之仙才，而爲衆真所稱，非吾獨所稱舉，故當與卿同編仙録，無復理外之嫌。亦已諮啓卿，故令知乃心。

43受用金龍玉魚，此不可闕。所以爾者，詣太上前，昭靈亦當粗具。近所寫神虎符，意嫌不精，可更書爲善。

44卿前所道相王事，頃面郗回，亦知有好心，但所得少耳，自當保其天年也。

45見謝所作傳，未易功。乃能序述聖迹，賞解作奇，此是天發其心。昨亦已見司命君，大以爲佳。冥中自當報之有緣。其子孫若知醮靈岳，祈天真，降應必也，豈虛言哉！謝家一門，唐承〔一〕之世，繁林蔚然，甚可欣也。安石先對所鍾如何？具如近面，不足宣。

真人西城王君答許侯。

右四條，別一手書。陸修靜後於東陽所得，不與諸迹同。辭事僞陋，不類真旨，疑是後人所作。樂子長非受五符者，唐承即列紀所云四十六丁亥之期。〔二〕

〔一〕「唐承」，卷十三作「承唐」，無上祕要、雲笈七籤亦多作「承唐」。

〔二〕「陸修靜」以下，俞本作雙行小字注文。

真誥卷之九　協昌期第一

1 經曰「行事時，北向執隱書而爲之」者，謂始學真妙，未涉微遠，不解星位之首向，不識玄斗之指建，故當北向執書以漸求之耳。若既解書意，識星轉之隨時，自宜隨斗所指，按而存步，如此則無有常向，不爲皆向北也。夫一切北向，自爲始學者耳。恐此將可以意通觸類，不足復問邪。此答長史諮飛步經中北向執書意也。

2 太上真人步五星之道，以致五星降室，閉氣上綱，當先呼五星、星夫人名字，畢，乃越綱蹈星。謂始上綱，便頓住呼名字，呼名字畢，乃越綱蹈星耳。若每至星上，得復重心呼所至星處之名字，益其佳也。若其煩重難常，但可案舊而行耳。昔鬱沙公、北里子、長陵老人皆案此法而得升天，不以煩難爲辭也。所謂治生者矣，商販之汲汲，豈憚險難哉？所期唯錢貨而已耳。若使求道者常如賈販之用心，亦有何不得仙耶？但惜初學者皆言專心盡懃至，而後漸懈縱，有亦似車之將故而百節緩落，又似負重之牛造遠足蹇。夫〔二〕學者之所患，而爲得者之所笑，皆如此輩事耳。苟能心研内鏡者，是爲感發乎神，將有靈人發子之蒙，攜辰景之輿矣。此答諮步五星法也。經圖唯言隨綱往還，又有一法云越綱蹈星，今即是訣此事也。獎戒之言，實爲切至。

3 五星圖，布常向南也。以太白位在西，歲星位在東，案而施之。所以爾者，五星隱伏，縱横無常，不如北斗列象恒在，故一以定位於五方，不得隨星之所在也。此答諮施安五星圖也。經中無旨訣，所以宜問。

4 三八景二十四神，以次念之，亦可一時頓存三八，亦可平旦存上景，日中存中景，夜半存下景，在人意爲之也。若外身幽巖，屏絶人事，内念神關，攝真納氣，將可平旦頓存三八景，二時又各重存一景，益當佳也。但人間多事，此煩難常行耳。事不得常，爲益自薄。【昔】西城王君、桐柏上真，皆案此道也。案苞玄玉籙白簡青經云：「不存二十四神，不知三八景名字者，不得爲太平民，亦不得爲後聖之臣。」此答諮二十四神經中修存之意，亦是祕訣。右此四訣事，今有長史所寫本。不知此因楊諮何真，若非東卿，則紫微、南真也。

〔二〕「夫」，太上五星七元空常訣作「末」。

5太上真人撰所施行祕要。長史寫本有題如此，此猶是衆真授説經中所可修用還童反白諸要事，令長史施行之耳，非成事一卷經也。

太素丹景經曰：「一面之上，常欲得兩手摩拭之，使熱，高下隨形，皆使極匝，令人面有光澤，皺斑不生。行之五年，色如少女。所謂山川通〔二〕氣，常盈不没。先當摩切兩掌令熱，然後以拭兩目。畢，又順手摩髮而謂應作「如」字。理櫛之狀。兩臂亦更互以手摩之，使髮不白，脉不浮外。」

右一條出丹景經中卷。此經未出世，是下真品目。

6大洞真經精景案摩篇曰：「卧起，當平炁正坐，先叉兩手，乃度以掩項後，因仰面視上，舉〔三〕項，使項與兩手爭，爲之三四止。使人精和血通，風氣不入。能久行之，不死不病。畢，又屈動身體，申手四極，反張側掣，宣摇百關，爲之各三。此當口訣。此運動應有次第法用，故須口訣，（益）【蓋】亦熊經鳥伸之術也。卧起，先以手巾若厚帛，拭項中四面及耳後，使圓匝熱

〔二〕「通」，登真隱訣卷中作「行」。

〔三〕「舉」，登真隱訣卷中作「興」，下有陶弘景注曰：「『興』猶起也，謂叉手覆掩項竟，仰面起項，作力興爭，極復低緩之。如此三四，亦當聞頸骨鳴也。此『（與）〔興〕』字或作『與』字。」

温温然也。順髮摩項，若理櫛之無數也。良久，摩兩手，以治面目。久行之，使人目明而邪氣不干，形體不垢（⿰月疑）此應作「膩」字。生穢也。都畢，乃咽液二〔一〕十過，以導內液。」

右一條出大洞精景經上卷。亦未出世，非三品目。

7消魔上靈經曰：「若體中不寧，當反舌塞喉，漱漏〔二〕咽液，亦無數。須臾，不寧之痾自即除也。當時亦當覺體中寬軟也。」

右一條出消魔上靈「敘」中。亦未出世，非三品目，應是智惠七卷中事。

右前三條不顯誰之所授。

8消魔經上篇曰：「耳欲得數按抑其左右，亦令無數。令人聰徹，所謂營治城郭，名書皇籍。」

9又曰：「鼻亦欲得按其左右，唯令數。令人炁平，所謂灌溉中嶽，名書帝籙。」

右此二條法，方丈臺昭靈李夫人出用。此云消魔上篇，亦應同是前限。

〔一〕「二」，登真隱訣卷中作「三」。
〔二〕「漏」，登真隱訣卷中作「津」。

10太上籙渟發華經上案摩法：常以生氣時，咽液二七過。畢，按體所痛處，向王(而)【地】祝曰：「左玄右玄，三神合真，左黄右黄，六華相當。風氣惡疫，伏匿四方。玉液流澤，上下宣通。内遣水火，外辟不祥。長生飛仙，身常(体)〔休〕〔一〕强。」畢，又咽液二七過。常如此，則無疾。又當急按所痛處二〔二〕十一過。

右一條滄浪雲林宮右英王夫人所出。(録)【籙】渟經亦未出世，非三品目。

11丹字紫書三五順行經曰：「坐常欲閉目内視，存見五藏腸胃。久行之，自得分明了了也。」此經中真品目。

12石景赤字經曰：「常能以手掩口鼻，臨目微炁，久許時，手中生液，追以摩面目〔三〕。常行之，使人體香。」此經非三品目。

13紫度炎光内視中方曰：「常欲閉目而卧，安身微氣，使如卧狀，令傍人不覺也。乃

〔一〕「休」，原作「体」，據韋本及雲笈七籤卷五十七引文改。

〔二〕「二」，雲笈七籤卷五十七引作「三」。

〔三〕「追以摩面目」，登真隱訣卷中作「通以摩拭面目」。

内視遠聽四方，令我耳目注萬里之外。久行之，亦自見萬里之外事，精心爲之，乃見百萬里之外事也。又，耳中亦恒聞金玉之音、絲竹之聲。此妙法也。四方者，總其言耳，當先起一方而内注視聽。初爲之，實無彷彿，久久誠自入妙。」此經下真品目。

14 太上天關三經曰：「常欲以手按目近鼻之兩眥，閉炁爲之，炁通輒止，吐而復始。恒行之，眼能洞觀。」此經下真品目，云天關三圖。疑闕「圖」字。

右四條玄師所敕用。玄師即南真夫人。此四經並未出世。

15 清靈真人説寶神經：長史寫本亦題如此，此指是前一事之目耳，其後並衆真雜説。標題有前後之異，猶是真誥之例。今人皆別呼寶神經，寶神經豈得下教耶！此唯是一片鈔耳。

夫注心道真，玄想靈人，冥冥者亦具監其意也。若外難未披，假詠兼存，實復未能迴西榆之年，還發玄童矣。苟躭玄篤也，志之懃也，縱令牙彫面皺，頂生素華者，我道能變之爲嬰，在須臾之間耳。但問志之何如爾，老少之學無所在也，吾往即其人也。説此諸事，皆是令告長史也。求道要先令目清耳聰爲事主也。且耳目是尋真之梯級，綜靈之門户，得失繫之而立，存亡須之而辨[一]也。今鈔徑相示，可施用也。此謂寶神經中要徑之事，故云「鈔徑」。

[一]「辨」，韋本作「辨」，雲笈七籤卷四十五引作「辯」。

道曰：「常以手按兩眉後小穴中三九過，又以手心及指摩兩目權上，以手旋耳行三十過，摩唯令數，無時節也。畢，輒以手逆乘額上三九過，從眉中始，上行入髮際中，口傍咽液〔一〕，多少無數也。如此常行，目自清明，一年，可夜書。亦可於人中密爲之，勿語其狀。

「眉後小穴中爲上元六合之府，主化生眼暉，和瑩精光，長珠徹童，保鍊目神，是真人坐起之上道，一名曰真人常居内經〔二〕。真諺曰：『子欲夜書，當修常居矣。』真人所以能旁觀四達，使八（霞）〔遐〕〔三〕照朗者，寔常居之數明也。

「目下權上是決明保室，歸嬰至道。以手旋耳行者，採明映之術也。旋於是，理開血散，皺兆不生，目華玄照，和精神盈矣。夫人之將老，鮮不先始於耳目也。又老形之兆，亦發始於目際之左右也。以手乘額上，内存赤子，日月雙明，上元歡喜。三九始眉，數畢乃止，此謂手朝三元固腦堅髮之道也。頭四面以兩手乘之，順髮就結，唯令多也。於是頭血流散，風濕不凝。

「都畢，以手按目四眥二九過，覺令見光分明，是檢眼神之道。久爲之，得見百靈。凡修

〔一〕「口傍咽液」，雲笈七籤卷四十五引作「仍須嚥液」。

〔二〕「内經」，雲笈七籤卷四十七引作「之道」，疑是。

〔三〕「遐」，原作「霞」，據章本改。

行此道及卷中諸雜事，並甚有節度，悉以别撰在登真隱訣中，今不可備皆注釋。

「懃而行之，使手不離面乃佳。以成真人，猶不廢也。欲行此道，皆盟金爲誓，金之多少，在人盡誠而設耳，不徒爾苟行而已。真官曰：『欲聞起居，金爲盟書。』謂非其人而不傳授也。此道出太上寶神經中，此經初不下傳於世也。當來爲真人者，時有得者。反白之要，事盡於此。」盟信既定無科，謂受此宜用金鐶二雙。

16 紫微夫人喻書如左：紫微是承裴君説寶神經畢，仍復更接論寶神事如此，則裴所説亦同此夕。

夜卧覺，常更叩齒九通，咽液九過。畢，以手按鼻之邊左右上下數十過。微咒曰：「太上四明，九門發精。耳目玄徹，通真達靈。天中玄臺，流炁調平。驕女雲儀，眼童英明。華聰晃〔一〕朗，百度眇清。保和上元，徘徊九城。五藏植根，耳目自生。天臺鬱素，柱梁不傾。七魄澡鍊，三魂安寧。赤子攜景，輒與我并。有敢掩我耳目，太上當摧以流鈴，萬凶消滅，所願必成。日月守門，心藏五星，真皇所祝，羣響敬聽。」

卧覺，輒按祝如此，勿失一卧也。真道雖成如我輩，故常行之也。但不復卧，自坐爲之

〔一〕「晃」，敦煌卷子伯二七三二（此據中華道藏王卡録文並擬題上清修行祕訣）作「炅」。

耳。此太上寶神經中祝辭，上道也，令人耳目聰明，强識豁朗，鼻中調平，不垂津洟，四響八徹，面有童顔，制魂録魄，却辟千魔，七孔分流，色如素華，真人起居之妙道也。所以名「起居」者，常行之故也。畢，又咽液九過，摩拭面目，令少熱以爲常，每欲數也。

興寧三年歲在乙丑，六月二十三日夜，喻書此。其夕，先共道諸人多有耳目不聰明者，欲啓乞此法，即夜有降者，即仍見喻也。此楊君自記也。長史年出六十，耳目欲損，故(故)【有】諮請。楊不欲指斥，託云諸人耳。

17又告云：「道士耳重者，行黄赤炁失節度也，不可不慎。」此蓋指戒長史也。

右一條清靈言。

18櫛頭理髮，欲得多過，通流血氣，散風濕也。數易櫛，更番用之也，亦可不須解髮也。

右一條紫微夫人言。

19太極緑經曰：「理髮欲向王地，既櫛髮之始，而微祝曰：『泥丸玄華，保精長存。左爲隱月，右爲日根。六合清鍊，百神受恩。』祝畢，咽液三過，能常行之，髮不落而日生。」

常〔二〕數易櫛，櫛之取多而不使痛，亦可令待者櫛取多也。於是血液不滯，髮根常堅。

右一條安九華所告，令施用。此二條皆駐白止落之事，亦是令答示長史也。

20紫微夫人喻曰：「披華蓋之側，延和天真，入山澗之谷，填天山之源，則虚靈可見，萬鬼滅身，所謂仰和天真，俯按山源也。華蓋一名華庭也。天真是兩眉之間，眉之角也。山源是鼻下人中之本側，在鼻下小入谷中也。華庭在兩眉之下，是徹視之津梁。天真是引靈之上房。旦中暮恒咽液三九過，急以手三九陰按之以爲常，令致靈徹視、杜遏萬邪之道也。一日三過行耳。紫微夫人言：人有卒病垂死者，世中凡醫唯知針人中，不知針山源谷中，此太謬也。〔三〕本注。從此注起，是楊接長史書也。按而祝曰：『開通天庭，使我長生。徹視萬里，魂魄返嬰。滅鬼却魔，來致千靈。上升太上，與日合并。得補真人，列象玄名。』楚莊公時，此即春秋時楚莊王也。市長宋來子恒洒掃一市，久時有一乞食公入市，經日乞，恒歌曰：『天庭發雙華，山源彰陰邪。清晨按天馬，來詣太真家。真人無那隱，又以滅百魔。』恒歌此乞食，一市人無解歌

〔二〕「常」，韋本、登真隱訣卷中作「當」。

〔三〕「紫微夫人言」一段，日校以爲乃「墨書細字」者，是。案下文有「本注」云云，可確定前文乃楊羲所注。

者，獨來子忽悟，疑是仙人，然故未解其歌耳。乃遂師此乞食公，棄官追逐。積十三年，此公遂授以中仙之道。來子今在中嶽。乞食公者，西嶽真人馮延壽也，周宣王時史官也。手爲天馬，鼻下爲山源。」

六月二十七日夜，喻書此。楊接書訖此。

21 雲林王夫人曰：「仙真之道，以耳目爲主，淫色則目闇，廣憂則耳閉。此二病從中來而外奔也，非復有他矣。今令人聰明益易耳。但不爲之，（者）【非】行之難。欲得上通徹映，旁觀鬼神，當洗心絶念，放棄流淫，所謂嚴其始矣。夜臥，先急閉目，東向，以手大指後掌，各左右按拭目就耳門，使兩掌俱交會於項中三九過，存目中當有紫、青、絳三色氣出目前，此是内按三素雲，以灌合童子也。陰祝曰：『眼童三雲，兩目真君，英明注精，開通清神。太玄雲儀，（驕）【蹻】〔二〕翩翩，保利雙闕〔三〕，啓徹九門。百節應響，朝液泥丸，身升玉宫，列爲上真。』凡四十八字。祝畢，咽液五十過。畢，乃開目以爲常。坐起可行之，不必夜也，要

〔二〕「蹻」，原作「驕」，俞校曰：「『驕』字恐非，疑作『蹻』。」是，據改。

〔三〕「保利雙闕」，三洞珠囊卷十引作「保利雙闕」，雲笈七籤卷五十三引作「保我雙闕」。另，無上祕要卷九十七有「保我三闕」云云。

〔當〕〔一〕以生炁時。一年許，耳目便精明，久爲之，徹視千里，羅映神靈，聽於絶響者也。此亦真仙之高道，不但明目開耳而已。夫欲學道者，皆當不欲令人知見所聞，每事盡爾。太上宫中歌曰：『手把八雲氣，英明守二童。太真握明鏡，鑒合日月鋒。雲儀拂高闕，開括泥丸宫。萬響入百關，驕女坐玄房。愈行愈鮮盛，英靈自爾通。』此歌正言耳目之經也。我滄浪方丈仙人常寶而爲也。此道出太上四明玉經中，傳行以青金爲誓，然後乃施行耳。」右此並是右英夫人受令告長史也。又用盟信，兼有青帛。令亦宜依准立格，乃得受傳耳。謂青〔二〕可二十尺，金鐶二雙。此四明玉經，三品元目也。

22 閇炁拜靜，百鬼畏憚，功曹可見與語。謂久行之耳。

七月二日，南嶽夫人喻。

23 燒香時，勿反顧。忤真炁，致邪應也。

24 入靜户先前，【右足著前】，使人通達上聞。〔三〕

〔一〕「當」，原脱，據韋本、上清握中訣引、三洞珠囊卷十引、雲笈七籤卷五十三引補。

〔二〕「青」，疑其下脱「帛」字。

〔三〕第23、24條與第28、29條内容重見。本條有脱文。

25臨食上，勿道死事；洗澡時，常存六丁，令人所向如願。

26理髮欲向王地。既櫛髮之初，而微咒曰：「泥丸玄華，保精長存。右爲隱月，左爲日根。六合清錬，百神受恩。」祝畢，咽液三過。此一條猶是安妃所説無異，但不知何者前後耳。按以日月推，此則是後也。

右四條，南嶽夫人喻。

27正一平經曰：「閇氣拜静，使百鬼畏憚，功曹使者龍虎君可見與語。」謂能精心久行之耳。泰清家有正一平炁。今此悉載拜静衆事，必應是泰清經，恐脱「炁」字也。

28又曰：「燒香時，勿反顧，反顧則忤真炁，使致邪應也。」

29又曰：「入静户先前，右足著前，後進左足，令與右足齊。畢，乃趍行如故，使人陳啓，通達上聞。」

30又曰：「臨食上，勿道死事，勿露食物，來衆邪炁。」

31又曰：「數澡洗，每至甲子當沐。不爾，當以幾月旦，使人通靈。」

32「浴不患數，患人不能耳。蕩錬尸臭〔二〕，而真炁來入。」

〔二〕「蕩錬尸臭」，無上祕要卷六十六引、雲笈七籤卷四十一引其上有「數則」二字。

右玄師所敕，使施用。右六條與前所説大同小異者，是受旨（是）〔時〕〔一〕略記，今更（祥）【詳】記寫此，并益後二條，以示長史也。

右十條並長史寫。

33 服仙藥，常向本命，服畢，勿道死喪凶事，犯胎傷神，徒服無益。

東卿司命君。此一條本在受「明堂玄真法」後。

右一條楊書。

34 太上九變十化易新經曰：「若履淹〔二〕穢及諸不靜〔三〕處，當洗澡浴（與）〔盥〕〔四〕解形以除之。「其法用竹葉十兩，桃皮削取白四兩，以清水一斛二㪷，於釜中煑之，令一沸

〔一〕「時」，原作「是」，據韋本改。

〔二〕「淹」，登真隱訣卷中作「殗」。

〔三〕「靜」，登真隱訣卷中作「潔」。

〔四〕「盥」，原作「與」，據無上祕要卷六十六引、雲笈七籤卷四十一引改。

出〔二〕，適寒温以浴形，即萬淹消除也。既以除淹，又辟濕痺瘡癢之疾。且竹虛素而内白，桃即却邪而折穢，故用此二物，以消形中之滓濁也。天人下遊，既反，未曾不用此水以自蕩也。至於世間符水、祝漱外舍之近術，皆莫比於此方也。若浴者益佳，但不用此水以沐耳。鍊尸之素漿，正宜以浴耳，真奇祕也。」下真品目有九化十變，疑此目是例言也。

紫微王夫人所敕用。

右一條長史寫。

35 受洞訣施行太丹隱書，存三元洞房者，常月月朝太素三元君。以正月九日、二月八日、三月七日、四月六日、五月五日、六月四日、七月三日、八月二日、九月一日、十月十日、十一月十一日、十二月十二日夜，於寢靜之室，北向，六再拜訖，稽首跪曰：「謹啓太上大道高虛玉晨太素紫宮八靈三元君、中央黃老無英白元太帝、五老高真上仙太極皇精三皇君，大洞三景弟子某，謹以吉日之夜，天關九開之間，上聞太上玉皇真君，乞得長生世上，壽無億年，時乘黃晨緑蓋龍轅，上詣紫庭，役使萬神，侍衛四明。」畢，勿令人知也。此一

〔二〕「令一沸出」，無上祕要卷六十六引作「不令沸出」。

條掾寫。

右四朝太素三元君法，以吉日夜半時。

36太上大道玉晨君，常以正月四日、二月八日、三月十五日、四月八日、五月九日、六月六日、七月七日、八月八日、九月九日、十月五日、十一月三日、十二月十二日，登玉霄琳房，四眄天下有志節遠遊之心者。子至其日平旦日出時，北向再拜。亦可於静中也，自陳本懷所願。畢，因咽液三十六過。長史寫。

37東海青童君，常以丁卯日，登方諸東華臺四望。子以此日，常可向日再拜，日出行之，可因此以服日精。又掾寫。

右紫虚元君所出。右此三事並上學隱朝之法。其經並不顯世，故南真出之，亦是令長史遵用也。

右三條有長史、掾共書，同在一紙上。

38常以二月二日、三月三日、八月八日、九月九日、十月十日夜，於寢室存思洞中訣事，而獨處不眠者，吉也。其夕，衛經玉童玉女將太極典禁真人，來於空中而察子也。是其夜常燒香精苦，有如所待者也。坐卧存思，或讀書念真，在意爲之。唯不可以其夕施他事，非求道之方〔一〕耳。若兼慎，於其日益善，匪唯守夜矣。受洞訣之始，常當修此，好以爲意也。

39數遇惡夢者，一曰魄妖，二曰心試，三曰尸賊。厭消之方也，若夢覺，以左手躡人中二七過，琢齒二七遍，微祝曰：「大洞真玄，張〔二〕鍊三魂，第一魂速守七魄，第二魂速守泥丸，第三魂受心節度，速啓太上三元君，向遇不祥之夢，是七魄遊尸來協萬邪之源，急召桃康護命，上告帝君，五老、九真，皆守體門，黄(闕)【闕】神師、紫户將軍，把鉞摇鈴，消滅惡津，反凶成吉，生死無緣。」畢，若又卧，必護吉應，而〔三〕造爲惡夢之氣，則受閇於三關之下也。三年之後，唯神感旨應，乃有夢也，夢皆如見將來之明審也，略無復惡占不祥之想矣。長史作「惡」字，皆「酉」下「心」。其義與「酉」下「心」亦同，但謂西方金炁之心剛惡也。

40若夜遇善夢，吉。應好夢而心中自以爲佳，則吉感也。卧覺，當摩目二七，叩齒二七

〔一〕「方」，俞本、韋本作「力」。

〔二〕「張」，洞真高上玉帝大洞雌一玉檢五竇經作「長」。此據周作明點校本真誥述評——兼論魏晉南北朝道經的整理。

〔三〕「而」，洞真高上玉帝大洞雌一玉檢五竇經作「向」，上清修行經訣作「而向」。此據周作明點校本真誥述評——兼論魏晉南北朝道經的整理。

遍，而微咒曰：「太上高精，三帝丹靈。絳宮明徹，吉感告情。三元柔〔二〕魄，天皇授經。所向諧合，飛仙上清。常與玉真，俱會紫庭。」畢。此大洞祕訣，以傳於始涉津流者矣。右此三事亦是洞房大丹家事，真經亦未顯世。今世中經乃粗有其事，皆增損不同。

右三條有長史寫。

41
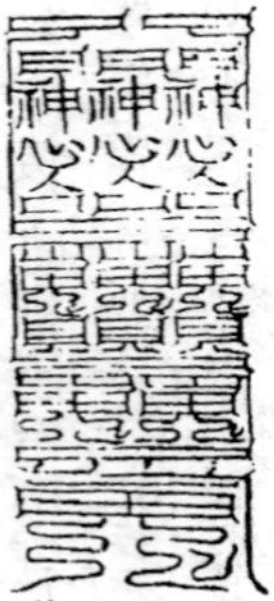
此符摹長史畫。

42
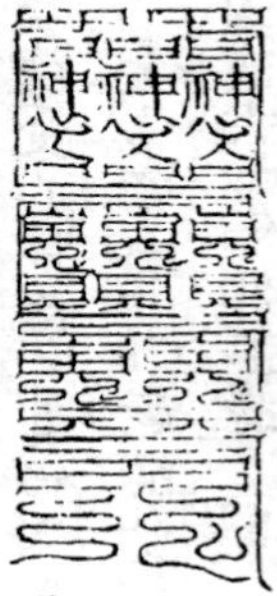
此符摹掾畫。

已上符本朱畫。

〔二〕「柔」，洞真高上玉帝大洞雌一玉檢五寶經及上清修行經訣作「守」。

43明堂内經開心辟妄符，王君撰用。開日旦，向王朱書，再拜服之。祝曰：「五神開心，徹聽絶音。三魂攝精，盡守丹心。使我勿妄，五藏遠尋。」拜畢，祝。祝畢，乃服。服畢，咽液五過，叩齒五通。勿令人見。兩「妄」字謂皆應作「忘」。若不用開日，以月旦、月十五日、二十七日，一月三服，一年，便驗祕術也。右符及此三條，有長史、掾寫兩本。掾朱書。

44東卿司命曰：「先師王君，昔見授太上明堂玄真上經，清齋休糧，存日月在口中，晝存日，夜存月，令大如環。日赤色，有紫光九芒，月黄色，有白光十芒。存咽服光芒之液，常密行之無數。若不修存之時，令日月還住面明堂中，日居左，月居右，令二景與目童合炁相通也。此道以攝運生精，理和魂神，六丁奉侍，天兵衛護，此上真道也。太上玄真經，先盟而後行，行之，然後可聞玉佩金璫之道耳。季偉昔長齋三年，始誠竭單思，乃能得之。於是神光映身，然後受書耳。此玄真之道，要而不煩，吾常寶祕，藏之囊肘，故以相示有慎密者也。明堂玄真自有經，經亦少耳，大都口訣，正如此而行之。偉昔亦不得經，但按此而行，始乃得經耳。爾欲得，可就偉取。玉佩隱書，非偉所見耳。」

45夜行及冥臥，心中恐者，存日月還入明堂中，須臾百邪自滅。山居恒爾，此爲佳。右此是説玄真經存之法。其大經在茅傳中。

右三條楊書。

46太虛真人南嶽赤君内法曰：「以月五日夜半時，存日象在心中，日從口入也，使照一心之内，與日共光相合會。畢，當覺心暖，霞暉映驗，良久，乃祝曰：『大明育精，内鍊丹心。光暉合映，神真來尋。』畢，咽液九過。到十五日、二十五日、二十九日復作如上。使人開明聰察，百關鮮〔一〕徹，面有玉光，體有金澤。行之十五年，太一遣寶車來迎，上登太霄。行之務欲數，不必此數日作也。」

右一條出太上消魔經中。此經亦未出世。右一條長史寫。

47東華真人服日月之象上法：

男服日象，女服月象，日一不廢，使人聰明朗徹，五藏生華，魂魄制鍊，六府安和，長生不死之道㊐㊊。此兩字是摹真本朱書。

右書日月象法，亦可圓書日也。右一條楊書。

右此二法不審是何真所受。

48漢孝明皇帝夢見神人，身長丈六，項生圓光，飛在殿前。欣然悦之。遍問朝廷，通人

〔一〕「鮮」，登真隱訣卷中作「解」。

傅毅對曰：「臣聞天竺國有得道者，號曰佛，傳聞能飛行，身有白光，殆其神乎？」帝乃悟，即遣使者張騫、羽林郎秦景、博士王遵等十四人之大月氏國，採寫佛經四十二章，祕蘭臺石室第十四。即時起洛陽城西〔二〕門外道北立佛寺，又於南宮清涼臺作佛形像及鬼子母圖。帝感非常，先造壽陵，亦於殿上作佛象。是時國豐民安，遠夷慕化，願爲臣妾。佛像來中國，始自明帝時耳。此説粗與外書同。而長安中似久已有佛，裴君即是其事。且佛法乃（與）【興】天竺、罽賓，而月氏無有，與此爲異。今既欲説小方諸奉佛，故先宜敘此也。按張騫非前漢者，或姓名同耳。傅毅字仲武，見漢書。秦景、王遵等不顯。此寺名白馬寺。明帝乃葬顯節陵，此云壽陵者，漢諸帝在位時皆預造壽陵，猶今世人作壽冢，非陵名也。外書記亦云：遣侍中張堪，或云郎中張愔，並往天竺，寫致經象，并沙門來至。又恐今此説未必是真受，猶可楊君疏舊語耳。但真經誥中自亟有論及佛事也。

49 方諸正四方，故謂之方諸。一面長一千三百里，四面合五千二百里。上高九千丈〔三〕，有長明太山、夜月高丘，各周迴四百里，小小山川如此間耳。但草木多茂蔚，而華實多蒨粲。饒不死草、甘泉水，所在有之，飲食者不死。青君宮在東華山上，方二百里中，盡

〔二〕俞校曰：「『西』字恐作『東』。按此佛寺即白馬寺也，在洛陽城東。」

〔三〕「九千丈」，無上祕要卷四引真迹經作「九千萬丈」。

天仙上真宫室也，金玉瓊瑶，雜爲棟宇。又有玄寒山，山上别爲外宫，宫室周二百里中。方諸東西面又各有小方諸，去大方諸三千里，小方諸亦方，面各三百里，周迴一千二百里，亦各别有青君宫室。又特多中仙人及靈鳥靈獸輩。大方諸對會稽之東南，小看去會稽岸七萬里，東北看則有湯谷建木鄉，又去方諸（六）【十】萬里。方諸是乙地，湯谷是甲地，則自寅至辰十萬里，方五隅七言之，邪角十四萬里，故去會稽七萬里也。

50大方諸之西小方諸上，多有奉佛道者。有浮圖，以金玉鏤之，或有高百丈者，數十曾謂應作「層」字。樓也。其上人盡孝順而不死，是食不死草所致也。皆服五星精，讀夏歸藏經，用之以飛行。按夏曰連山，殷曰歸藏，與此不同。依如三弟子，雖奉佛道，不作比丘形服，世人謂在【家】真菩薩（家）耳。

51大方諸之東小方諸上，多奇靈寶物，有白玉酒金漿汧，青君畜積天寶之器物，盡在於此。亦多有仙人，食不死草，飲此酒漿，身作金玉色澤，常多吹九靈簫以自娱樂。能吹簫者聞四十里。簫有三十孔，竹長二、三尺。九簫同唱，百獸抃儛，鳳凰數十來至和簫聲。

52大方諸宫，青君常治處也。其上人皆天真高仙、太極公卿諸司命所在也。有服日月芒法，雖已得道爲真，猶故服之。霍山赤城亦爲司命之府，唯太元真人、南岳夫人在焉。李仲甫在西方，韓衆在南方，餘三十一司命皆在東華，青童爲太司命總統故也。楊君亦云東軫執事，不知當在第幾（住）【位】耳。

53直存心中有象〔二〕，太如錢，在心中，赤色。又存日有九芒，從心中上出喉至齒間，而芒此字儳，非真。徊還胃中。如此良久，臨目存此字儳，非真。見心胃中分明，乃吐氣，漱液三十九過止。一日三爲之，行之一年，疾病除，五年身有光彩，十八年必得道，行日中無影，辟百鬼千惡災氣。恒存日在心，月在泥丸中。夜服月華，如服日法，存月十芒，白色，從腦中下入喉，芒亦不出齒間而迴入胃。

右此方諸真人法，出大智慧經上中篇，常能用之，保見太平。此即應是消魔智慧七篇之限也。

右南極夫人所告。

54行此日在心、月在泥丸之道，謂省易可得旨，行無中廢絶者也，除身三尸百疾千惡，鍊魂制魄之道也。日月常照形中，則鬼無藏形。青君今故行之，吾則其人也。今以告子，子脱可密示有心者耳。行此道，亦不妨行寶書所服日月法也，兼行益善善也。仙人一日一夕行千事，初不覺勞，明懃道之至，生不可失矣。寶書日月，即謂紫文所用者。

右西城王君告。此並告楊君，令以示諸許也。

55爲道當如射箭，箭直往不顧，乃能得造堋的。操志入山，唯往勿疑，乃獲至真。

〔二〕「象」，登真隱訣卷中作「日象」。此據周作明點校本真誥述評——兼論魏晋南北朝道經的整理。

玄清告。按南極、西城、玄清〔二〕【三】高真，未當有餘降受，唯戒及詩各一條耳，不審此當是何時所喻。

右八條並楊書。

56行此四道，按玉玄上法，一年便驚視聽，自可懃之舉之無疑。中君此事失前紙，不知是何法也。

57太極真人云：「讀道德經五千文萬遍，則雲駕來迎。萬遍畢未去者，一月二讀之耳，須雲駕至而去。」

右二條某書。

58山世遠受孟先生法，暮卧，先讀黄庭内景經一過乃眠。使人魂魄自制鍊，恒行此二十一年，亦仙矣。是爲合萬過，夕得三四過乃佳。北嶽蔣夫人云：「讀此經亦使人無病，是不死之道也。此〔一〕【二】十一年夕一過，不得萬遍。「一」恐應爲「七」，或爲「八」字。不爾，夕則二三過耳。

59存五星，當謹按八素，以王星爲始，存以生氣時。若不王星先出者，故宜不先存王也。至於視星入室任意耳，唯以懃感爲上耳。亦不必須都見星，然後速通也，視之亦審耳。

清靈君告。

60存思要法，當覺目覩五星於方面，並乘芒而下行我，然後依王星下而存王星，但吞咽一芒。畢，又當鎮星下，又存鎮星。良久，總五星各一芒，使俱入口而咽之。如鎮星，星過數也。此一事異法，經中無此説。

61若頓存五星，自當依常法，不心存對星下也。依此言，則後是單修法也。

六月一日夜，青靈真人言。右四條楊書。「青」當爲「清」也。

62日中五帝字曰：「日魂珠景，昭韜緑映，迴霞赤童，玄炎飈象。」凡十六字，此是金闕聖君採服飛根之道，昔受之於太微天帝君，一名赤丹金精石景水母玉胞之經。

63右英云：「珠圓會暉，韜緑凝日，回〔一〕霞煥明，赤童秉靈，玄炎散光，飈象鬱清，此日之勢也，神之威也。」此説按紫文曰日魂事，義旨不正可領。

右二條厶書。

64扶晨始暉生，紫雲映玄阿。煥洞圓光蔚，晃朗濯耀羅。眇眇靈景元，森灑空清華。

〔一〕「回」，原脱，據洞真太上太素玉籙補。

九天館玉賓，金房（煙）〔唱〕霄歌。

右大洞真經中篇，今鈔數行。今洞經亦有此四句。

65外國呼日爲「濯耀羅」，方諸真人呼日爲「圓羅曜」，夢見此濯耀羅者，日之應也。紫雲中人者，胎宮神也，玄真之道矣。日德巘澤，長生之象，紫雲罔晨，魂魄安也。身康神寧，從此始矣。

66辭四通已呈，意氣安和。此楊君自與長史書語耳。

67右英疏大洞真經言，以釋夢濯耀羅之義也如別。此亦自語也。長史夢事不顯。

右四條楊書。

真誥卷之十　協昌期第二

1 微誠因理感，積精洞幽真。斐斐乘雲綵，靈像憑紫煙。眇眇濯圓羅，佛佛駕飛輪。玄翰啓曚昧，顧景恩自新〔一〕。長史既開啓告，賦詩一篇。本注之，此即酬釋夢之旨也，長史自書〔二〕。

2 范幼沖，遼西人也。受胎化易形，今來在此，恒服三氣。三氣之法，存青炁、白氣、赤氣，各如綖，從東方日下來，直入口中，挹之九十過，自飽便止。爲之十年，身中自有三色氣，遂得神仙。此高元君太素內景法，旦旦爲之，臨目施行，視日益佳。其法鮮，而其事甚驗，許侯可爲之矣。范即是華陽中監也，事在第四卷。

右一條楊書。

〔一〕俞校以爲此條當屬前卷。

〔二〕下文第三條「仿佛使如見五藏」下「凡真書及古書作『髣髴』字皆作『彷佛』字，此則是『髣髴』也。此字已下至『也』字並朱書」三十一字，原在此。日校以爲錯簡，是，據乙。

3東海東華玉妃（渟）〔淳〕〔一〕文期授含真臺女真張微子服霧之法：常以平旦，於寢靜之中，坐卧任己，先閉目内視，仿佛使如見五藏。〔凡真書及古書作「髣髴」字皆作「彷彿」字，此則是「髣髴」也。此字已下至「也」字並朱書。〕畢，因口呼出氣二十四過，臨目爲之，使目見五色之氣，相纏繞在面上鬱然，因入〔二〕口内此五色氣五十過。畢，咽液六十過。畢，乃微咒曰：「太霞發暉，靈霧四遷。結氣琬屈，五色洞天。神煙含啓，金石華真。藹鬱紫空，鍊形保全。出景藏幽，五靈化分。合明扇虚，時乘六雲。和〔三〕攝我身，上升九天。」畢，又叩齒七通，咽液七過，乃開目，事訖。此道神妙，又神州玄都多有得此術者。久行之，常乘雲霧而遊也。

右一條楊書，又掾寫。

4守玄白之道，常旦〔四〕旦坐卧任意，存泥丸中有黑氣，存心中有白氣，存臍中有黃氣。

〔一〕「淳」，原作「渟」，據章本及卷十三改。

〔二〕「入」，上清握中訣作「又」。此據周作明點校本真誥商補，湛江師範學院學報，第三十三卷第五期，二〇一二年十月。

〔三〕「和」，登真隱訣卷中作「保」。

〔四〕「旦」，上清握中訣作「平」。

三氣俱生，如雲氣覆身，因變成火，火又繞身，身通洞徹，内外如一。旦行，至向中乃止。於是服氣一百二十。都畢，道正如此，使人長生不死，辟却萬害。尤禁六畜肉、五辛之味。當别寢處靜思，尤忌房室，房室即死。

5 初存出氣如小豆，漸大衝天，三炁纏煙繞身，共同成一混，忽生火在三煙之内，又合景以煉一身。一身之裏，五藏照徹，此亦要道也。

右二條有掾寫，并右三事在論華陽第四卷中，今又重鈔可修事出此耳。其本文猶在彼卷。

6 太極真人敕酆臺北帝使告二此三字被後人黵，不可復識。官制神滅鬼靈符，盛以重紫之囊，係之頭上，入穢淹脕〔二〕也。此九字又被青黵，（刀）【乃】不可都識，而非今所書字。衛符有三天直使者二人，凶鬼萬邪有干佩符者即死。此下復有十字，亦被黵，不可復識。男女各佩一，已别題之。

7 小君今書此符，相與佩之，在玉馬經上，一名北帝書。七元符中有一符無題，相傳言是此符。而玉馬經世未嘗見，不敢爲定。

8 一雄黄，二雌黄，三鉛黄。

〔二〕「脕」，俞本、韋本作「脱」。

右三黃華，先投朱砂一，熟研之於器中；次投雄黃，熟研之；次投雌黃，熟研之；次投鉛黃，合研之，良久成也。以膠清合研之。言一者，以意爲之一分之品量多少也。此是論作三黃色以畫符法，真符多用此。

右三條楊書。

9合藥當令精，不精者不自咎，反責方之不驗，若是人，可謂咎乎？可使鈔方合耳。可用昌蒲五兩，所以用十兩末，知道門户之人耳，可用茱萸根皮二兩，紫雲芝英三兩。此(用)〔周〕君口訣。此是論合初神丸事，其方在蘇傳中，即周紫陽所撰，故受此訣，是告長史也。

右一條ム書。

10成治朮一斛，清水潔洗令盛。訖，乃細擣爲屑，以清水二斛合煑令爛，以絹囊盛，絞取汁，置銅器中，湯上蒸之。內白蜜一斗，大乾棗去核，熟細擣〔二〕，令皮肉和會。取一斗，又內朮蜜之中，絞令相得如餔狀，日食如彈丸三四枚。一時百病除，二時萬害不傷，三時面

〔二〕「擣」，韋本作「研」。

有光澤，四時耳目聰明。三年顏如女子，神仙不死。

又法，成朮一斛，水盛洗，洗乃乾，乾乃細擣爲屑，大棗四㪷，去核乃擣，令和合。清酒五㪷，會於銅器中，煎攪使成餌狀，日服如李子三丸。百病不能傷，而面如童子，而耐寒凍。

又法，朮散五斤，伏苓煮三沸，擣取散五斤，右二物合和，更擣三千杵，盛以密器。旦服五合，百災百毒百疫不能犯，面童而壯健。久服，能飛越峯谷，耳聰目明矣。此三方有掾寫，似是紫微夫人所授，繼朮敘後者。

鍊麻腴法：清水三斛，麻腴一斛，薤白二斤，合三物會煎之。以木蓋蓋上，勿令腴煙散出。取一斛止，内酒中服之，亦可單服。此一方有長史寫，乃別出四蘂丹方中。而世之方本，又加葱白二斤。

11 太極真人遺帶散，白粉，服一刀圭，當暴心痛如刺。三日欲飲，飲既足一斛，氣乃絶，絶即是死也。既斂，失尸所在，但餘衣在耳。是爲白日解帶之仙。若知藥名者，不復心痛，但飲足一斛，仍絶也。既絶已，自覺所遺尸者在地也。臨時自有玉女、玉童以青軿輿共來載之也。欲停者，當心痛三日，節與飲耳。其方亦可舉家用，雲〔二〕霞衣九兩是其首。此一條

〔二〕「雲」，韋本其上有「方用」二字。

不知出何處，事即應是白翳散也。世未見方。

右一條厶書。

12齋者不宜雜不齋者而相混，並未體正道，後宜改之。

13上道之高，神虎經是也。自非傳授者，皆不得令其見所寫之紙也。此又一〔二〕未體矣。

14南真云：「寫神虎文不精，則萬物不爲己用心，將徒勞耳。得紙更留心謹寫、燒香，先者寫上書，當恒燒香文之左右。亦初不能令專，使煙（清恒）【恒清】也。」

15精誠務在匪懈，求道唯取於不倦耳。此又近於替乎！

16夫得道者常恨於不早聞受，失道者常恨於不精懃。（可）【何】謂精耶？專篤其事也。何謂懃耶？恭繕其業也。既加之以檢慎，守之以取感者，則去真近矣。爾其營之，勿忘也。此前五條並似止告楊君。

17受書則師，乃恥之耶？真心既有不盡，獲考者非一人。子往師蘇林守一，當先齋受

〔二〕「一」，韋本作「亦」。

戒，能得此度世，幾未可量也。

18九華真妃言：「守五蚪内一，是真一之上也，皆地真人法也。」

19上黨王真、京兆孟君、司馬季主，皆先按於此道而始矣。

20魯女生、邯鄲張君，今皆在中嶽及華山，正守此一，亦可得漸階上道而進，復爲不難也。五斗内一，涓子内法，昔所授於峨嵋臺中，本其外守一、玄一之屬，莫有逮其蹤者也。小君言。五蚪真一，即今蘇傳中分至日所存用者是也。

21中君曰：「良懃不休，吾當與其流珠真，此亦中真之上道也。」流珠亦九宫家事，其經未出世。此前五條並似令告牙也。又云：「性躁暴者，一身之賊病；『心閑逸者，』〔二〕求道之堅梯也。遂之者真去，改之者道來。每事觸類，皆當柔遲，而盡精潔之理，如此幾乎道者也。」此語似令告掾。

22小茅君云：「丹砂、雄黄、雌黄，家家皆有之，至於無一人合藥者也，皆如傳國璽印，父傳子，子傳孫耳。好道而不專，疲志而不固，華名鍾於胷心，榮味交於外視，萬萬皆是也。適足疲我三官之司也。」此語似令告牙。

〔二〕「心閑逸者」，原脱，日校據雲笈七籤卷四十五引補。

23可令許斧數沐浴，濯其水疾之氣也，消其積考之瘕也，亦致真之階。

右紫陽真人言。

24沐浴不數，魄之性也。違魄返真，是練其濁穢〔一〕，自亡矣〔二〕。

右紫微夫人言。

25上道法，衣巾不假人、不同器皿者，車服牀寢不共之也，所以遏穢垢之津路，防其邪風之往來耳。

26此甚易行，而更以爲難，所爲信道不篤，欲飛反沉者也。

27心遘何必言哉，其自當知所爲。此三條以令告長史。

右南岳夫人語。右十六條並楊書，又雜掾寫。

28人卧牀，當令高，高則地氣不及，鬼吹不干。鬼炁之侵人，常依地而逆上也。高謂三尺

〔一〕「違魄」句，無上祕要卷六十六引作「違魄反是，鍊其濁穢」，雲笈七籤卷四十一引作「性違魄返是，鍊其濁穢」、卷四十五引作「適魄反是，鍊真濁穢」。

〔二〕「自亡矣」，無上祕要卷六十六引其上有「魄」字。

已上也。

29人卧室宇，當令潔盛，盛則受靈氣，不盛則受故氣。故氣之亂人室宇者，所爲不成，所作不立。一身亦爾，當數洗沐澡潔，不爾無冀。「盛」字是淨義。中國本無「淨」字，故作「盛」也。諸經中通如此。

30勿道學道，道學道，鬼犯人，〔事〕〔二〕亦不立，使人病，是體未真故。青童亦云「一言、一事泄，減一筭」，如此可不慎之。此三條本在酆宮記中。楊書，又掾書。

大洞真經高上内章「遏邪大祝上法」曰：「每當經危險之路、鬼廟之間，意中諸有疑難之處，心將有微忌，敕所經履者，乃當先反舌内向，咽液三過。畢，以左手第二、第三指躡兩鼻孔下人中之本，鼻中隔孔之内際也，三十六過，即手急按，勿舉指計數也。鼻中隔之際，名曰山源。山源者，一名鬼井，一名神池，一名邪根，一名魂臺也。躡畢，因叩齒七通。畢，又進手心以掩鼻。於是臨目，乃微祝曰：『朱鳥凌天，神威内張。山源四鎮，鬼井逃亡。神池吐氣，邪根伏藏。魂臺四明，瓊房零琅。玉真巍峩，坐鎮明堂。手暉紫霞，頭建神光。執詠洞經，三十九章。中有辟邪龍虎，截岳斬埕，猛獸奔牛，銜刀吞鑲。揭山攫天，神雀毒

〔二〕「事」，原脱，據卷十五補。

龍，六領吐火，啖鬼之王。電猪雷父，掣星流横，梟礚駮灼，逆風横行。天禽〔一〕羅陳，皆在我傍，吐火萬丈，以除不祥。羣精啓道，封落山鄉，千神百靈，併手叩顙，澤尉捧燈〔二〕，爲我燒香，所在所經，萬神奉迎。』畢，又叩齒三通，乃開目，除去左手。

「手按山源，則鬼（神）〔井〕〔三〕閉門；手薄神池，則邪根散分；手臨魂臺，則玉真守關。於是感激靈根，天獸來衛，千精震伏，莫干我炁，此自然之理，使忽爾而然也。

「鼻下山源是一身之武津，真邪之通府，不真者所以生邪氣，爲真者所以遏萬邪，在我運攝之耳，故吉凶兆焉。

「明堂中亦一身之文池，死生之形宅。存其神，可以眇乎内觀，廢其道，所以致乎朽爛。故由我御順其術，而死生悔吝定焉。」

右一條出大洞真經高上首章。此一條不審誰受，有長史寫。此經亦未出世也。

31 夜行常當琢齒，亦無正限數也。煞鬼、邪鬼常畏琢齒聲，是故不得犯人也。若兼以

〔一〕「禽」，登真隱訣卷中作「獸」。
〔二〕「燈」，登真隱訣卷中作「爐」。
〔三〕「井」，原作「神」，據韋本改。

漱液祝説，益善。

32 世人有知酆都六天宮門名，則百鬼不敢爲害。欲卧時，常先向北祝之三過，微其音也。祝曰：「吾是太上弟子，下統六天，六天之宮，是吾所部，不但所部，乃太上之所主。吾知六天門名，是故長生。敢有犯者，太上斬汝形。第一宮名紂絶陰天宮，以次東行，第二宮名泰煞諒事宗天宮，第三宮名明晨耐犯武城天宮，第四宮名恬照罪炁天宮，第五宮名宗靈七非天宮，第六宮名敢司連宛屢天宮。」止，乃琢齒六下，乃卧。辟諸鬼邪之氣。如此凡三過也。此二法出酆都記，今鈔相隨。

33 北帝煞鬼之法，先叩齒三十六下，乃祝曰：「天蓬天蓬，九元煞童，五丁都司，高刁北公，七政八靈，太上浩凶，長顱巨獸，手把帝鐘，素梟三晨，嚴駕夔〔一〕龍，威劍神王，斬邪滅蹤，紫氣乘天，丹霞赫衝，吞魔食鬼，橫身飲風。蒼舌緑齒，四目老翁，天丁力士，威南禦凶，天騶激戾，威北銜鋒，三十萬兵，衛我九重，辟尸千里，去却不祥。敢有小鬼，欲來見狀，攫天大斧，斬鬼五形，炎帝裂血，北斗燃骨，四明破骸，天猷滅類，神刀一下，萬鬼自潰。」

〔一〕「夔」，韋本作「巨」。

畢，四言輒一琢齒，以爲節也。若冥夜白日得祝，爲恒祝也。鬼有三被此祝者，眼精〔二〕（目）【盲】爛，而身即死矣。

34此上神祝，皆斬鬼之司名，北帝祕其道。若世人得此法，恒能行之，便不死之道也。男女大小，皆可行之。

35此所謂北帝之神祝，煞鬼之良法，鬼三被此法〔二〕，皆自死矣。常亦畏聞此言矣。因病行此，立愈。叩齒當臨目，存見五藏㊅，此中一字，楊本穿壞不可識，掾亦仍闕無。具五神，自然存也。酆都中祕此祝法，今密及之耳，不可泄非有道者。共祕之乎！

右五條楊書，又掾寫。楊書北帝祝是口授時書，極多傀儡改易。

36風病之所生，生於丘墳陰濕，三泉壅滯，是故地官以水氣相激，多作風痺。風痺之重者，舉體不授，輕者半身，（成）〔或〕〔三〕失手足也。若常夢在東北及西北，經接故居，或見

〔一〕「精」，登真隱訣卷中作「睛」。
〔二〕「法」，韋本作「祝」。
〔三〕「或」，原作「成」，據三洞珠囊卷一引改。

靈牀處所者，正欲與冢〔二〕相接耳。墓之東北爲徵，絶命，西北爲九戹，此皆冢訟之凶地。若見亡者於其間，益〔三〕其驗也。

若每遇此夢者，卧覺，當正向上三琢齒而祝之曰：「太元上玄，九都紫天，理魂護命，高素真人。我佩上法，受教太玄，長生久視，神飛體仙，冢墓永安，鬼訟塞姦，魂魄和悦，惡氣不煙。遊魅罔象，敢干我神，北帝呵制，收氣入淵。得籙上皇，謹奏玉晨。」如此者再祝，祝又三叩齒，則不復夢冢墓及家死鬼也。此北帝祕祝也，有心好事者，皆可行之。若經常得惡夢不祥者，皆可按此法，於是鬼氣滅也，邪鬼散形也。此應令以受長史也。但許姓羽音，今（去）【云】東北「徵，絶命」，是爲不同。又九戹之名，墓書無法。

37手臂不授者，沉風毒氣在脉中，結附痺骨，使之然耳。宜針灸，針灸則愈。又宜按北帝曲折之祝，若行之百過，疾亦消除也。先以一手徐徐按摩臂，良久，畢，乃臨目内視，咽液三過，叩齒三通，正心微祝曰：「太上四玄，五華六庭，三魂七魄，天關地精，神符榮衛，天胎上明，四肢百神，九節萬靈，受籙玉晨，刊書玉城，玉女侍身，玉童護命，永齊二景，飛仙上

〔二〕「冢」，三洞珠囊卷一引其下有「氣」字。
〔三〕「益」，三洞珠囊卷一引作「蓋」。

清，長與日月，年俱後傾，超騰昇仙，得整太平。流風結痾，注鬼五飛，魍魎冢氣，陰氣相徊，陵我四肢，干我盛衰，太上天丁，龍虎曜威，斬鬼不祥，風邪即摧，考注匿訟，百毒隱非，使我復常，日月同暉。考注見犯，北辰收摧，如有干試，干明上威。」畢。此亦以告長史也。長史極多惡夢，恒有冢注炁，又患飲癖及兩手不理，故每授諸法，并針灸在後。若弟子有心者，按摩疾處，皆用此法，但不復令臨目内視、咽液琢齒耳。

38 昔唐覽者，居林慮山中，爲鬼所擊，舉身不授，似如綿囊。有道人教按摩此法，皆即除也。此北帝曲折之法。諸疾有曲折者，用此法皆佳，不但風痺不授而已也。唐覽，無別所出，不知何世人也。

39 酆都北帝有此數法，亦參於高仙家用也。又有曲折經，藏著西明公處。周文王爲酆都西明公也。

40 鄭子真，則康成之孫也，今在陽濯山。昔初學時，正患兩脚不授積年。其晚用針灸，兼行曲折祝法，百日都除。鄭玄唯有一兒，爲賊所害，有遺腹子名(卜)【小】同耳。既不入山，又復不病脚。此子真又非谷口者。進退乖異，莫辯質據。唐覽今在華山〔一〕，得虹丹法，合服，得不死。前來至此，並應是

〔一〕「山」，俞本作「陽」。

保命告。

41十二過針，三過灸，無不愈，左手勝右手也。少陽左肘手脉内纏，故宜十二過針，乃得理内脉入少陽也。灸氣得温浮，上臂血得風痺，故宜三過灸，乃得補定流津，使筋屬不滯也。灸手幽闗及風弦并五津，凡三處急要也。當待佳日，我自别相示也，保不使爾失此手也。

右中候夫人言。手幽闗、風絃、五津凡三處，偃側圖及諸灸經並無此穴名。

42夫風考之行也，皆因衰氣之間隟耳。體有虧縮，故病來侵之也。若今差愈，誠能省周旋之役者，必風痾除也。今當爲攝制冢注之氣。爾既小佳，亦可上冢訟章，我當爲闗奏之也。於是注氣絶矣。

昔鄧雲山停當得道，頓兩手不授。吾使人語之，令灸風徊、曲津兩處耳。六七日間，便得作五禽按摩也。若針力訖，當語所灸處。又心存行道，亦與身行之無異也。昔趙公成兩脚曳不能起，旦夕常心存拜太上，如此三十年，太上真人賜公成流明檀桓散，一劑即能起行，後遂得道，今在鵠鳴山下。夫存拜及心行道之時，皆燒香左右，如欲行事狀也。此謂「内研太玄，心行靈業，棲息三宫，偃逸神府」者矣。

右保命言。風徊、曲津兩處，灸經亦無此穴。冢訟章不見有真本。鄧雲山、趙公成，並無别顯出也。

43夜卧覺，存日象在疾手中，握之，使日光赤芒從臂中逆至肘腋間，良久，日芒忽變成火燒臂，使臂内外通匝洞徹，良久，畢。乃陰祝曰：「四明上元，日月氣分，流光煥曜，灌液凝魂，神光散景，蕩穢鍊煙，洞徹風氣，百邪燔然，使得長生，四肢完全，注害考鬼，收付北辰。」畢，存思良久，放身自忘。

右保命説此，云案消魔上祕祝法。此經未出世。若猶是智慧七卷限者，未審小君亦安得見之。

右八條並掾書寫。

44 昨具以墓事請問荀侯，荀侯云：「極陰積沍，久經墳塋，遂使地官激注，冢靈沉滯，風邪之興，恒繼此而作。然衝氣欲散，作考漸歇，鎮塞之宜，未爲急也。不如通婦墓之井，以潤乎易遷之塗，救渴惠乎路人，陰惠流於四衢，植棠棣於龍川，散松楊以固標，此其所利耶！」荀侯即應是荀中侯也。此即長史婦亡後所告。

45 范幼沖，漢時尚書郎，(厶)缺失一字。解地理，乃以冢宅爲意。魏末，得來在此童初中，其言云：「我今墓有青龍秉氣，上玄辟非，玄武延軀，虎嘯八垂，殆神仙之丘窟，鍊形之所歸，乃上吉冢也。」其言如此。此猶是前所服三氣之范監也。四靈雖同墓法，而形相莫辯。又以朱鳥爲上玄，亦所未詳也。

46 積善慹德，慈心在物，兼修長存之方，洞守形中之寶者，雖有此墓，爲以示始終之觀耳。至於神全得會，熙鏡玄開，亦何時永爲朽物，不復生出耶！此墓之人，斯可謂應運矣。此並論長史婦所葬墓事。

右三條楊書。

辛玄子所言。辛玄子事在第五卷中。

47 夫欲建吉冢之法，去塊後正取九步九尺，名曰上玄辟非，華蓋宮王氣神趙子都、冢墓百忌害氣之神，盡來屬之。能制五土之精，轉禍爲福。侯王之冢，招搖欲隱，起九尺，以石方圓三尺題其文，埋之土三尺也。世間愚人，徒復千條萬章，誰能明吉凶四相哉！辟非之下冢墓，由此而成，亦由此而敗。非神非聖，難可明也。必能審此術，子孫無復冢墓之患。能知墳〔二〕墓之法，千禁萬忌，一皆厭之，必反凶爲吉。能得此法，永爲吉冢，不足宣也。此一紙異手書青紙。依如此法，亦爲可解。其九步九尺，而不云十步三尺者，是九尺入冢裏，正取中心爲數也。但辟非應是朱鳥，而云冢後，若徵家甲向，朱鳥在西南，羽家庚向，朱鳥在東北，所不論耳。

青龍秉氣

上玄辟非

玄武延軀

虎嘯八垂

〔二〕「墳」，洞真太霄琅書作「鎮」。此據周作明點校本真誥述評——兼論魏晉南北朝道經的整理。

48員三尺，題其文曰：「天帝告土下冢中王氣、五方諸神、趙公明等，其國公侯甲乙，年如干歲，生值清真之氣，死歸神宮，翳身冥鄉，潛寧沖虛。辟斥諸禁忌，不得妄爲害氣。當令子孫昌熾，文詠九功，武備七德，世世貴王，與天地無窮。一如土下九天律令。」員三(天)【尺】，猶是方員。方員之法，六邊皆等，如印形也。趙公明，今千二百官儀乃以爲溫鬼之名。九功七德，事出左傳。

夫施用此法，慎不可令人知。若云冢墓王相刑害諸不足者，一以填文厭之，無不厭伏，反凶爲吉，皿。行下被割，餘一字如此。當是此字後行又被剪，語則未盡也。從「員三尺來」別一紙，復是異人迹，不與前同，而俱書青紙，色理亦小殊。疑此並寫非真。前范監既有此言，恐後人因以造法耳。

49上清真人馮延壽口訣：前云是楚市乞人西岳真人馮延壽。西岳之號，自不妨上清之目也。此後凡十四事，雖未見真書，類其事旨，不乖真法。故別撰録，附於卷末。

夫學生之道，當先治病，不使體有虛邪及血少腦減、津液穢滯也。不先治病，雖服食行炁，無益於身。昔有道士王仲甫者，少乃有意，好事神仙，恒吸引二景飡霞之法，四十餘年，都不覺益。其子亦服之，足一十八年，白日升天。後南嶽真人忽降仲甫而教之云：「子所以不得升度者，以子身有大病，腦宮虧減，筋液不注，靈津未溢。雖復接景飡霞，故未爲身益。」仲甫遂因服藥治病，兼修其事。又一十八年，亦白日升天。今在玄州，受書爲中嶽真人，領九玄之司，于今在也。此説殊（功）【切】事要。仲甫父子無餘別顯也。

50 夫學生之（夫）〔人〕〔一〕，必夷心養神，服食治病，使腦宮填滿，玄精不傾，然後可以存神服霞，呼吸二景耳。若數行交接，漏泄施寫者，則氣穢神亡，精靈枯竭，雖復玄挺玉籙、金書太極者，將亦不可解於非生乎。在昔先師，常誡於斯事，云：「學生之人，一接則傾一年之藥勢，二接則傾二年之藥勢，過三以往，則所傾之藥都亡於身矣。」是以真仙之士常慎於此，以爲生生之大忌。此事彌會衆經之旨。

51 夫學道，唯欲嘿然養神，閉氣使極，吐氣使微。又不得言語大呼喚，令人神氣勞損。如此以學，皆非養生也。

凡存神光行真仙之事者，又不得以衣服借人，亦不服非己之物。諸是巾褐履屐之具，皆使鮮盛。三魂七魄，或栖其中，亦爲五神之炁忌洿沾故也。

又八節之日，皆當齋盛謀諸善事，以營於道之方也。慎不可以其日忿爭喜怒及行威刑，皆天人大忌，爲重罪也。

右三條亦與經事相符。

〔一〕「人」，原作「夫」，據雲笈七籤卷十一引改。

52凡研味至道及讀誦神經者，十言、二十言中，輒當一二過舐脣咽液，百言、五十言中，輒兩三過叩齒，以會神靈，充和血氣，使靈液凝滿，帝一欣宅。所謂沖氣不勞，啓血不泄也。此別一法，經中未見其事也。

53學生之法，不可泣淚及多唾泄。此皆爲損液漏津，使喉腦大竭。是以真人、道士常吐納咽味，以和六液。

54凡甲寅、庚申之日，是尸鬼競亂、精神躁穢之日也。不可與夫妻同席及言語面會，當清齋不寢，警備其日，遣諸可欲。

55凡五卯之日，常當齋入室，東向心拜，存神念炁，期感神明，亦適意所陳。恒如此者，玉女降侍。此三條與經語亦互相同者也。

56常以本命之日，向其方面叩齒三通，心存再拜而微呪曰：

「太一鎮生，三炁合真，室胎上景，母玄父元，生我五藏，攝我精神，下灌玉液，上朝泥丸，夕鍊七魄，朝和三魂，右命玉華，左嘯金晨，命我神仙，役靈使神，常保利津，飛行十天。」祝畢，又心拜四方，叩齒三通，咽液三過。此名爲太上祝生隱朝胎元之道，常能行之，令魂魄保守，長生神仙。未見此經法。

57凡入室燒香，皆當對席心拜，叩齒陰祝，隨意所陳。唯使精專，必獲靈感。此亦朝靜之例也。

58凡人常存思識己之形，極使髣髴對在我前，使面上恒有日月之光，洞照一形，使日在左，月在右，去面前令九寸。存畢，乃啄齒三通，微祝曰：

「元胎上真，雙景二玄，右抱七魄，左拘三魂，令我神明，與形常存。」祝畢，又叩齒三七過，咽液七〔二〕過。此名爲帝君鍊形拘魂制魄之道，使人精明神仙，長生不死。若不得祝者，亦可單存之耳。道授乃有識形，而未見此祝法。

59又學道之士，當先檢制魂魄，消滅尸鬼，常以月晦、朔之日，庚申、甲寅之日，當清齋入室，沐浴塵埃，正席而坐，得不眠者益善。以真朱筆點左目眥下，以雄黄筆點右鼻下，令小半入谷裏也。點畢，先叩齒三通，微祝曰：

「(上)〔二〕〔三〕景飛纏，朱黄散煙，炁攝虚邪，尸穢沉泯，和魂鍊魄，合體大神，令我不死，萬壽永全，聰明徹視，長享利津。」祝畢，又琢齒三通，咽液三過，并右手第二指躡右鼻

〔二〕「七」，三洞珠囊卷五引作「三七」。

〔三〕「二」，原作「上」，據上清修行經訣及下文改。此據周作明點校本真誥述評——兼論魏晉南北朝道經的整理

孔下，左手第二指躡左目下，各七過，當盡陰案之，勿舉手也，於是都畢。按此二處，是七魄遊尸之門户，鉞精賊邪之津梁矣。故受朱黄之精，塞尸鬼之路，引二景之薰，遏淫亂之炁也。此太極上法，常能行之，則魂魄和柔，尸穢散絶，長生神仙，通炁徹視。行之三年，色念都泯矣。此頗似太靈真人法，可兼修用之。

60凡上清叩齒咽液法，皆各有方。先後有次，不得亂雜，使真靈混錯也。

61夫叩齒以命〔一〕神，咽炁以和真納和，因〔二〕六液以運入，制神須鳴鼓而行列〔三〕矣。

62凡存修上法，禮祝之時，皆先叩齒，上下相叩，勿左右也。一呼一吸，令得三叩爲善。須禮祝畢，更又叩齒，乃得咽諸炁液耳。此名爲呼神和真，以求升仙者也。吾屢見僞俗之人，或誤定經文，先後雜亂，無有次緒，用以爲益，良可悲也。此亦同五神經中意旨。

右本卷訖此。

〔一〕「命」，無上祕要卷六十六引同，元始無量度人上品妙經四注卷一作「集」。

〔二〕「因」，上清修身要事經作「噏」。

〔三〕「行列」，上清修行經訣其上有「整」字。以上據周作明點校本真誥商補。

養性禁忌口訣復有此諸條，亦未見真書，而似是二許抄事。皆仙人條用小訣，有助於施行，故並撰録。

63黄仙君口訣：服食藥物，不欲食蒜及石榴子，猪肝、犬頭肉至忌，都絶爲上。道士自不可食猪、犬肉而交房中，令藥力不行。又計食一斤，損筭百日。子其慎之！此彭祖弟子撰傳者。

64青牛道士口訣：暮卧，存日在額上，月在臍上。辟千鬼萬邪，致玉女來降，萬禍伏走。祕驗。即封君達也，出神仙傳、五岳序。

65沈羲口訣：服神藥，勿向北方，大忌。亥、子日不可唾，亡精失氣，減損年命，藥勢如土。沈出神仙傳。

66吕恭口訣：入山之日，未至山百步，先却行百〔二〕步，反足，乃登山。山精不犯人，衆邪伏走，百毒藏匿。吕出神仙傳。

67欒巴口訣：行經山及諸靈廟祠間，存口中有真人字赤靈丈人，侍以玉女二人，一女名華正，一女名攝精。丈人著赤羅袍，玉女二人上下黄衣。所存畢，乃叱咤曰：「廟中鬼神速來，使百邪詣赤靈丈人受斬死，衆精却千里！」此是三天前驅使者捕鬼之法。即欒豫章

〔二〕「百」，無上祕要卷六十五作「七」。

也。出劍經、神仙傳、虎豹符及後漢書。

68東海小童口訣：道士求仙，勿與女子交，一交而傾一年之藥力。若無所服而行房內，減筭三十年。此上相青童君之別號也。

69東陵聖母口訣：學道慎勿言，有多爲山神百精所試。夜卧閉目，存眼童子在泥丸中，令内視身神，長生升天。劉京亦用此術。出神仙傳。今爲海神之宗。劉京（渝）〔一〕，漢末人，出飛步經後。

70女仙程偉妻口訣：服食，勿食血物。食血物，使不得去三尸。乾肉可耳。程偉爲漢期門郎，其婦知房〔二〕事，見葛洪内篇也。

71鳳綱口訣：道士有疾，閉目内視心，使生火以燒身，身盡存之，使精如彷彿，疾病即愈。是痛處存其火，祕驗。出神仙傳，能釀百草花以起死者。

72陳安世口訣：道士結頭理髮，及飲食、施履屐、枕褥，勿令非道士者見其理髮，干其飲食，動其履屐，用其枕褥，彼俗尸魄形中之鬼來侵我神也。所以道士棲山林而幽身者，皆

〔一〕「渝」，日校以爲衍字，是，據刪。
〔二〕「房」，韋本作「方」。

欲遠茲囂穢，絶放人間之業，是恐外物凡百犯其性命也。祕之。陳出神仙傳。

73李少君口訣：道士求仙，不欲見死人尸，損神壞氣之極。人君、師父、親愛，不得已而臨之耳。所以道士去世，不事王侯，是無君也。塊然獨存，是無友也。唯父母、師主不得不臨喪，致感極之哀，不忝性命之傷耳。苟以此故而傷，是以無傷之也。吾其祕之，故口傳焉。漢武臣，出神仙傳。

74女仙人劉綱妻口訣：求仙者勿與女子。三月九日、六月二日、九月六日、十二月三日，是其日當入室，不可見女子。六尸亂則藏血擾潰飛越，三魂失守，神彫氣逝，積以致死。所以忌此日者，非但塞遏淫泆而已，將以安女宫。女宫在申，男宫在寅，寅申相刑，刑殺相加。是日男女三尸出於目珠瞳之中，女尸招男，男尸招女，禍害往來，喪神虧正。雖人不自覺，而形露已損，由三尸戰於眼中，流血於泥丸也。子至其日，雖至寵之女子，親愛之令婦，固不可相對。我先師但脩此道而仙矣，復不及至親無心者矣。子其慎之矣。綱妻出神仙傳，又虎豹符中。凡此雜事皆與真經相符，並可按而施用也。

真誥卷之十一　稽神樞第一

1金陵者，洞虛之膏腴，句曲之地胏〔二〕也。履之者萬萬，知之者無一。保命君授作此言。按授此應在乙丑年六月已前。甲子歲中事，始論此山受福之端也。其地肥良，故曰膏腴；水至則浮，故曰地胏。歷世遊踐，莫有知其處者。句曲山源曲而有所容，故號爲句容里。過江一百五十里，訪索即得。凡此後紫書大字者，並茅三君傳所記也。傳既以寶祕，見之者稀。今謹抄取説山事，共相證顯。按山形宛曲，東西邅迴，故曰句曲。從山嶺分界，西及北屬句容，東及南屬延陵。句容既立爲縣，故其里不復存，昔時應在述墟左右耳。今山去石頭江水步道一百五六十里。江水之東，金陵之左右間小澤，澤東有句曲之山是也。此蓋呼秣陵之金陵，非地胏之金陵矣。小澤即謂今赤山湖也。從江水直對望山，東西左右，正自如此也。此山洞虛内觀，内有靈府，洞庭四開，穴岫長連，古人謂爲金壇之虛臺，天后之便闕。清虛之東窗，林屋之隔沓。衆洞相通，陰路所適，七途九源，四方交達，真洞仙館也。此論洞天中諸所通達。天后者，林屋洞中之真君，

〔二〕「地胏」，即「地肺」。「肺」、「胏」，形近可通。下同。

位在太湖苞山下，龍威丈人所入得靈寶五符處也。清虛是王屋洞天名。言華陽與比並相貫通也。山形似「己」，故以句曲爲名焉。今登中茅玄嶺，前後望諸峯壟，盤紆曲轉，以大茅爲首，東行北轉，又折西行北轉，又折東北行至大横，反覆南北，狀如左書「己」字之形。

金陵者，兵水不能加，災癘所不犯，河圖中要元篇第四十四卷云：「句金之壇，其間有陵，兵病不往，洪波不登。」正此之福地也。爾心悟焉，是汝之幸，復識此悟，從誰所感發耶！此河圖者，舜、禹所受，及洛書之屬，今猶有四十餘卷存。此語亦是示長史，言相感悟，乃從楊君宣說吾之所啓發矣。

句曲山其間有金陵之地，地方三十七八頃，是金陵之地肺也，土良而井水甜美，居其地必得度世見太平。河圖內元經曰：「乃〔有〕〔一〕地肺，土良水清。句曲之山，金壇之陵，可以度世，上昇曲城。」又河書〔二〕中篇曰：「句金之山，其間有陵，兵病不往，洪波不登。」此之謂也。後所稱河圖，即是前要元篇語。雖「山」、「壇」字異，其理猶同。此蓋指論金陵地肺，一片地能如此耳，其餘處未必有所免辟耳。金陵，古名之爲伏龍之地，河圖逆察，故書記運會之時方來之定名耳。至於金陵之號，已二百餘年矣。尋金陵之號，起自楚時。至秦皇過江厭氣，乃改爲秣陵。漢來縣舊治小丹陽，今猶呼爲

〔一〕「有」，原脱，據無上祕要卷四引道迹經補。
〔二〕「書」，無上祕要卷四引道迹經作「圖」。

故治也。晉太康三年，割淮水之南屬之。義熙九年，移治（闕）〔鬬〕場。元熙元年，徙還今處。此是江東之金陵耳。傳所言「二百餘年」者，是吳孫權使人採金，屯居伏龍山，因名金陵，自然響會，所以歎河圖之逆兆也。

2句曲山，秦時名爲句金之壇，以洞天內有金壇百丈，因以致名也。外又有積金山，亦因積金爲壇號矣。周時，名其源澤爲曲水之穴。按山形曲折，後人合爲句曲之山。漢有三茅君來治其上，時父老又轉名茅君之山。三君往曾各乘一白鵠，各集山之三處，時人互有見者，是以發於歌謠，乃復因鵠集之處，分句曲之山爲大茅君、中茅君、小茅君三山焉。總而言之，盡是句曲之一山耳，無異名也。三茅山隱嶙相屬，皆句曲山一名耳。時人因事而諭，今故有枝條數十作別名，舊不爾也。今以在南最高者爲大茅山；中央有三峯，連岑鼎立，以近後最高者爲中茅山；近北一岑孤峯，上有聚石者爲小茅山。大茅、中茅間名長阿，東出通延陵、（句）〔二〕曲阿，西出通句容、湖（就）〔孰〕，以爲連石。積金山馬嶺相帶，狀如埭形。其中茅、小茅間名小阿，東西出亦如此，有一小馬嶺相連。自小茅山後去，便有雷平、燕口、方嵎、大橫、良常諸山，靡迆相屬，垂至破罡瀆。自大茅南復有韮山、竹〔山〕〔三〕、吳山、方山，從此疊障，達于吳興諸山。至于羅浮，窮於南海也。山生黃金，漢靈帝時，詔勅郡縣，採句曲之金，以充武庫。

〔二〕「句」，據日校刪。

〔三〕「山」，原脱，據景定建康志卷一引、至正金陵新志卷五注引補。

逮孫權時，又遣宿衞人採金，常輸官。兵帥百家，遂屯居伏龍之地，因改爲金陵之墟名也。河圖已得之於昔，可謂絶妙。今大茅山南猶有數深坑大坎，相傳呼之爲金井，當是孫權時所鑿掘也。今此山近東諸處碎石，往往皆有金砂。云兵帥仍屯居伏龍，今則無復有。唯小近西有述墟，昔乃名朮墟，今是良民。述墟前十數里，大茅有吴墟村，以號而言，乃欲相似，而復不關金陵。長史宅西北，近長隱小岡下乃時有故破瓦器，焦赤土甚多，疑是人居處。既經耕墾，基域不復存，而了無井，亦恐如長史井堙没耳。又小茅、大横不見採金處，大茅金井若是，復不應頓如此遠居。二三疑昧。

3 金陵之土，似北邙及北谷關，土堅實而宜禾穀，掘其間作井，正似長安鳳門外井水味，是清源幽瀾，洞泉遠（沽）【沾】耳。水色白，都不學道，居其土，飲其水，亦令人壽考也，是金津潤液之所溉耶？子其祕之。吾有傳記，具載其事，行當相示。定録君受作，密令（爾）【示】許侯。北邙山在洛陽北數里，北谷關即孟津關也，土色黄黑而肥腴。鳳門即長安北門也。今所擬金陵地，並無土種植及住止鑿井者，乃是無知察，亦爲真靈愛護，不使輕得居焉。「吾有傳紀」者，即是三茅傳也。按長史甲子年書云「（未）【末】〔一〕見傳記」，則受此書時，或在癸亥年中也。傳中亦稱「良土甘美，居之度世」，故因此而顯言也。地處少少耳，隱略十餘頃許，高而平者六七頃也。既知其要，覩其形勢，便朗朗也，故不曲示耳。保命君告。按傳中云「金陵之地方三十七八頃」，恐是其大垠所至，至於實録，正當十餘頃耳。高平者是可住處也，會登其地，

〔一〕「末」，原作「未」，日校據文意改，是，據改。

依説觀望，自可領略，粗知其處。若爲仙真度世及種民者，無患不自然得至，苟其非分，徒攜手築室，必當諸方不立，趣使移去耳。悠悠凡猥，勿承此强欲居之。

4金陵之左右洴谷溪源：陵之左有山也，右有源洴名柳谷；陵之西有源洴名陽谷。名山内經福地誌曰：「伏龍之地在柳谷之西，金壇之右，可以高棲。」正金陵之福地也。按今呼爲柳谷洴者，其源出小茅後田公泉，而西南流至述墟首，入大洴。陽谷洴者，今無復其名。而長隱(小岡)〔崗〕〔一〕後有小洴，西流南折，亦會述墟首。又父老云：陽谷洴源乃出中茅前、大茅後，數川注合爲一洴，出山直西行北轉，亦會大洴。論兩洴相交之内，即是此地。大略東西不得極正，故兼以左右爲言。但今之所云二谷，不知即是昔號不？雖有耆【老】相承，傳譯漸失，兼洴源迴異，不必可指的爲據也。上古名此山爲崗山，孔子福地記云：「崗山之間有伏龍之鄉，可以避水、辟病、長生。」本所以名爲崗者，亦金壇之質也。是以百代百易，非復本名，良可歎也。按今小茅東北一長大山名大横山，云本名鬱崗山，山即在今所謂伏龍之東。世又呼伏龍地爲死蛇崗，亦粗有彷彿。又見其長而高，益呼爲長隱。隱音於覲切，其言可隱障也。此崗山雖多細石，亦可居耳。近東南取長史宅，至雷平間，甚有可住處。義興蔣員蒭等，今並立田舍於崗下，近去長史宅四五里。

5越桐柏之金庭，吴句曲之金陵，養真之福境，成神之靈墟也。五倍堯水東海傾，人盡

〔一〕「崗」，原作「小岡」，俞本作「山岡」，章本作「崗」。俞校曰：「世本止一『崗』字，而藏本誤作二也。」據章本、俞校改。

病死武安兵，其如予何？由我帶近洞臺之幽門，恃此而彷徉耳。右弼王王真人㖟，令密示許侯。此即桐柏帝晨所説，言吴越之境，唯此兩金最爲福地者也。武安者，秦將白起，擊趙於長平，一日坑殺四十萬人。古來兵傷莫復酷此，故别引之爲喻。斯蓋所謂兵病不往，洪波不登矣。既帶近洞天，神真限衛，故能令三災不干。右前來至此五條，楊書。

6大天之内有地中之洞天三十六所，其第八是句曲山之洞，週迴一百五十里，名曰金壇華陽之天。傳中所載，至第十天，并及酆都、五岳、八海神仙。遠方夷狄之洞，既非此限，並不獲疏出。洞墟四郭，上下皆石也。上平處，在土下正當十三、四里而出上地耳。此當是至（太）【大】山頂爲言也。東西四十五里，南北三十五里，正方平，其内虚空之處一百七十丈，下處一百丈，下墌猶有原阜壠偃，上蓋正平也。向云高處一百七十丈，下處一百丈，則是中央高，四邊漸下。今云「上蓋正平」，是言其質平無凹凸處耳，非直去如板也。亦可是登隴阜之上，則於天爲下耳。其内有陰暉夜光，日精之根，照此空内，明並日月矣。陰暉主夜，日精主晝，形如日月之圓，飛在玄空之中。按諸洞天日月，皆各有此名，亦小小不同。蓋猶是大天日月，分精照之。既云晝夜，便有出没，亦當與今日月同其明晦。今大天崖畔，了不得窮。此小天邊際，殆可捫覩。日月出入，則應有限，當是忽然起滅，不由孔穴，但未知其形若大小耳。

7句曲之洞宫有五門，南兩便門，東、西便門，北大便門，凡合五便門也。今山南大洞即是南面之西便門。東門似在栢枝隴中。北良常洞即是北大便門。而東西並不顯。中君告云：「東便門在中茅東、小茅阿口，從此入至洞天最近，而外口甚小，又以石塞之。」事具在後。則西便門亦當如此，正應在今所呼作石墳處也。栢枝乃有兩三洞口，恐真門外亦不開。此三門，（精）〔清〕齋尋之〔一〕，自可見爾。今南便門外雖大開而內已被塞，當緣穢炁多故也。北大洞猶有鬼神去來，而真仙人出入，都不由五門，皆歘爾無間。設此門者，爲示是山洞體製，或外人應入故耳。

8虛空之内皆有石階，曲出以承門口，令得往來上下也。人卒行出入者，都不覺是洞天之中，故自謂是外之道路也。日月之光既自不異，草木水澤，又與外無別，飛鳥交横，風雲蓊鬱，亦不知所以疑之矣。所謂洞天神宮，靈妙無方，不可得而議，不可得而罔也。世人採藥，往往誤入諸洞中，皆如此，不便疑異之。而未聞得入華陽中，如左元放之徒，是所不論。然得入者，雖出，亦恐不肯復説之耳。

9句曲洞天，東通林屋，北通岱宗，西通峨嵋，南通羅浮，皆大道也。其間有小徑雜路，阡陌抄會，非一處也。漢建安之中，左元放聞傳者云江東有此神山，故度江尋之，遂齋戒三月乃登山，乃得其門，入洞虛，造陰宫，三君亦授以神芝三種。元放周旋洞宫之内經年，宫室結構，方圓整肅，甚惋懼也，不圖天下復有如此之異乎！神靈往來，相推校生死，如地上之官家矣。今按地域方面，則林屋在東南，羅浮在西南，惟岱宗、峨嵋得正耳。直道亦當五六千里，此路至潁川間，便

〔一〕「精齋」，下文第9條及卷九作「清齋」，是。第19條，「精」亦當作「清」。

應徑通王屋清虛天也。元放當是爲魏武所逼後仍來，後真啰乃云「清齋五年，然後乃得深進内外宮耳。」三種芝，恐是下品者也。

10 良常北垂洞宮口直山領，南行二百步，有秦始皇埋藏白璧兩雙，入地七尺，上有小磐石在嶺上，以覆埳處。李斯刻書璧，其文曰：「始皇聖德，章平山河，巡狩蒼川，勒銘素璧。」若掘即可得。始皇所履山川，皆祀以玉璧，不但句曲而已。從此後，墨書皆定録真君啰以告長史。掾寫本前紙所〔二〕失，恐非起端語。尋埋璧時，在三茅得道之前，而後乃具見如此，明真人無所隔蔽矣。按傳所稱，即是登山時。但云「一雙」爲異，或應「二」字。雙璧之書，亦如禹山所刻作篆跡也。今尋檢其處，亦可見石蓋，亦殊自不小也。

11 茅山北垂洞口，一山名良常山，本亦句曲相連，都一名耳。始皇三十七年十月癸丑，始皇出遊，十一月行至雲夢，祠虞舜於九疑，浮江下，觀藉柯，度梅渚，過丹陽，至錢塘，臨浙江，水波惡，乃至西百二十里，從峽中度，上會稽，祭夏禹，望于南海，而立石刻，頌秦德於會稽山，李斯請書而還。過諸山川，遂登句曲（此）【北】垂山，埋白璧一雙。於是會群官，饗

〔二〕「所」，章本作「斷」。

從駕。始皇歎曰：「巡狩之樂，莫過於山海，自今已往，良爲常也。」爾乃群臣並稱壽，唤曰：「良爲常矣。」又鳴大鼓，擊大鍾，萬聲齊唱，洞駭山澤，讚樂吉兆，大小咸善，乃改句曲北垂曰良常之山也。「良常」之意，從此而名。檢外書，始皇三十七年正月，出遊雲夢、丹陽、浙江，上會稽，祭夏禹，望南海，刻石紀功。還過吴，渡江（來）〖乘〗，並北海至瑯琊，至平原得病。七月丙寅，崩於沙丘。九月，葬驪山。如此之時，皆未有瀆，即是從延陵步道，上取句容、江（來）〖乘〗路，仍過停饗設耳，非必故詣句曲。所以止住山北邊下處，遂不進前嶺。且於時亦未驗此山之靈奇，祀璧之意者，爲通是望山設。所以中君云「所履山川，皆祀以玉璧也」。夫號從主人，名由地表，小君以漢成帝時受紫書云「治于良常北洞」，蓋（内）【由】因此成稱也。又檢始皇崩，不發喪，令車載鮑魚以亂炁，此應夏月中。如外書所説相似，今依傳言，乃是三十六年十月建亥之月，爲秦正月，爲出遊是至雲夢耳。不爾，則是三十（八）〖六〗年秋崩也。未作秦曆，不能得定癸丑是何月中。比别更詳正之。

12王莽地皇三年七月戊申，此七月二十四日也。遣使者章邕賫黄金百鎰，銅鍾五枚，贈之於句曲三仙君。王莽制金爲貨，名鎰，形如錢，無孔，重一兩，直錢一千。百鎰則百兩也。

13光武建武七年三月丁巳，此三月二十四日也。遣使者吴倫賫金五十斤獻之於三君，今並埋在小茅山上獨高處。埳上有聚石，入地三四尺也。此則今小茅山積石上最高處是也。此二事不顯真受中。

14漢明帝永平二年，詔勅郡縣，修守丹陽句曲真人之廟。按三君初得道，乘白鵠在山頭時，諸村邑人互見，兼祈禱靈驗，因共立廟於山東，號曰白鵠廟。每饗祀之時，或聞言語，或見白鵠在帳中，或聞伎樂聲，於是競各供侍。此廟今猶在山東平阿村中，有女子姓尹爲祝。逮山西諸村，各各造廟，大茅西爲吴墟廟，中茅後山上爲述墟廟，並歲事鼓舞，同乎血祀。蓋已爲西明所司，非復真仙僚屬矣。

15 中茅山玄嶺獨高處，司命君埋西胡玉門丹砂六千斤於此山，深二丈許，埳上四面有小盤石鎮其上。其山左右當泉水下流，水皆小赤色，飲之益人。此山下左右亦有小平處，可堪靜舍。左元放時就司命乞丹砂，得十二斤耳。今此嶺前後甚多大石，而山上左右無正流水。東南近下有一長澗，西南近下亦有小水，度嶺南隱居住處。近山上有湧泉，冬夏無窮，而水色不甚覺赤耳。平處可住，東西唯當近澗左右爲好。左氏乞丹砂，當是入洞時所請，以合爐火九華丹。右楊書。

16 大茅山、中茅山相連長阿中有連石，古時名爲積金山，此山中甚多金物，其處宜人住，可索有水處爲屋室靜舍乃佳。此數處亦任意耳，快可合丹，以修上道。中茅之前，大茅之後，下麓長澗，東西亦出山外對館。此即隱居今所住東面一横壟也。此壟純絶石，石形甚瓌奇。多穿穴側傍，盤紆下深，乃有無底處，屢投脆物，在中間玲玲之響久之。此云多金物，亦當是久來真仙所投也。西南有大石〔壁〕【壁】，聳而拆開，内有洞，入數丈漸峽小，不復容人，乃飆飆有風。外數步便有一湧泉，冬夏清流，即下解所資。近外澗口，又有一湧泉，水勢乃駛上者，冬温而夏冷。今正對邏前小近下，復有一穴，〔亦如之。隱居山上有一穴，〕〔二〕湧泉特奇，大水大旱，未嘗增減，色小白而甘美柔弱，灌注無窮。但恨在山西，自不得東流耳。亦别開決，作東流用之。又渡此

〔二〕「亦如之」十字，原脱，據韋本補。

嶺，東南有一石穴，水東流，極好。其處隱障，甚可合丹，即後所云菌山之前也。正患〔一〕去徑路近，車聲人響，殆欲相聞。今若斷此路，不復聽車聲人行，便是第一處，方當思爲其宜。茅山住止，惟有隱居今所住及南洞口長史宅處，乃極好，所恨迥曠。且此一山通無虺蝮毒螫，時有青蛇，都不犯物，虎亦甚少，自古來未聞害人。山居不問道俗，皆少温病，山德寛容，不到險阻，但恨無青林冬夏常鬱，如東間諸山耳。自隱居住來，熇養成秀，於形望大好。山出好朮并雜藥，絶宜松柏，而本無人植，不容自生，今亦分布，歲種之耳。

17茅山天市壇，四面皆有寶金、白玉各八九千斤，去壇左右二丈許，入地九尺耳。昔東海青童君曾乘獨飆飛輪之車，通按行有洞天之山，曾來於此山上矣。其山左右有泉水，皆金玉之津氣，可索其有小安處爲靜舍乃佳。若飲此水，甚便益人精，可合丹。天市之壇石，正當洞天之中央玄窻之上也。此石是安息國天市山石也，所以名之爲天市盤石也。玄帝時，召四海神，使運此盤石於洞天之上耳，非但句曲而已。仙人市壇之下，洞宮之中央窻上也。句曲山腹内虛空，謂之洞臺仙府也。玄帝時，召四海神，使運安息國天市山寶玉、璞石，以填洞天之中央玄窻之上也。東海青童君曾乘獨飆飛輪之車，通按行有洞臺之山，皆埋寶金、白玉各八九千斤於市石左右四面，以鎮陰宮之嶺。諸有洞天皆爾，不但句曲而已。

〔一〕「正患」，韋本作「立事」。

邑人呼天市盤石爲仙人市壇，是其欲少有彷彿而不了了也。青童飆輪之迹，今故分明。句曲之山諸記説今悉分明，唯天市壇石，未知的何所在。以論迹而言，隱量正應大茅左右，而踐行不見其異處，或恐爲土木蕪没，所不論耳。按保命趙承每登壇長嘯，風雲立至，此則不應在小處。長見雲氣出入，恒先起大茅北陰，此或當高而陰故也。夫真人常御九龍，左驂名飆，右服名欻，既履山頂，故指乘其右驂。今大茅嶺上，向東行有路，傍山平治，狀如人功，足通軌轍，相傳皆呼此爲飆輪迹，乃無埋没。石壇既未顯，金寶亦難測所埋。又疑洞天中央玄窻之上，不應乃近南門，復恐在中茅間。邑人耆老，亦不復知仙人市壇處。自隱居來此山七八年，尚未得窮歷踐行，而況悠悠之徒，令其究竟之耶。所以（來）〔未〕〔二〕得遍履者，患於無良侶可同登陟之艱，獨行又覺踽踽，是以遂爾淹稽，常所耻恨。比日方負杖孤遊，庶當委曲所聞所見耳。

18中茅山東有小穴，穴口纔如狗竇，劣容人入耳，愈入愈闊。外以盤石掩塞穴口，餘小穿如盃大，使山靈守衛之。此盤石亦時開發耳，謂之陰宫之阿門。子勤齋戒尋之，得從此入，易於良常洞口。其中多沙路曲僻經水處，不大便易。又道路遠，不如小阿穴口直下三四里，便徑至陰宫東玄掖門。入此穴口二百步，便朗然如晝日。此即洞天東門也，隱量乃可知處，自未敢輕索入耳。前傳云「洞宫出土上計十三四里許」，今此云「三四里便至掖門」者，是近山下已薄，而門勢又未平。計入門復應向下數里，乃得至宫耳。入口便明者，此爲内光出照，不必關外日者也。

〔二〕「未」，原作「來」，據章本改。

19大茅山亦有小穴在南面，相似如一，謂之南便門，亦以石填穴口，但（精）〔清〕齋向心於司命，又常以二日登山延迎請祝，自然得見吾也。誠之至矣，陰宫何足不觀乎！左慈復何人耶？此即南面之東便門，應在栢枝礲石穴中。此礲（小）〔石〕〔一〕穴甚多，難卒分別，必須精感得開，乃可議入。云「二日」者，謂十二月二日。依傳説年有兩日，恐三月十八日諠譁雜鬧，非專請之宜故也。左慈以成仙人，質見易於俗，所以三月清齋，便得入洞。長史雖挺分高邈，而形識猶昧，豈可相比。此語是欲相奬勵耳。長史後答亦作此意，仰酬之也。

20三月十八日、十二月二日，東卿司命君是其日上要總真王君、太虚真人、東海青童合會於句曲之山，游看洞室。好道者欲求神仙，宜預齋戒，待此日登山請乞。篤志心誠者，三君自即見之，抽引令前，授以要道，以入洞門，辟兵水之災，見太平聖君。按中君書云「常以二日登山，延迎請祝」，即請十二月二日，不見道三月十八日者，屢有正月中耳。今臘月二日多寒雪，遠近略無來者。唯三月十八日，輒公私雲集，車有數百乘，人將四五千，道俗男女，狀如都市之衆。看人唯共登山，作靈寶唱讚，事訖便散。豈復有深誠密契，願覩神真者乎。縱時有至誠一兩人，復患此諠穢，終不能得專心自達。如此抽引乞恩，無因得果矣。唯隱居所住中巖，禁斷清（年）【巖】，得無遊雜。既去洞隔嶺，人自不知至於此也。

21良常山西南垂有可住處，是司命往時別宅處也，亦可合丹。司命初過江，立宅於此，以自蕩

〔一〕「石」，原作「小」，據韋本改。

滌，質對神鬼。今按垂之爲言，如是邊際，此正應在長史宅後大横之西。今父老相傳（言如是邊際，此正應在長史宅後大横之西。今父老相傳）〔二〕，乃言大茅之西北平地棠梨樹間，名下薄處，言是司命君故宅。耕墾至肥良，多見磚瓦故物，似經住止處，亦驗烈不可穢犯。（君）〖若〗此審是，則宜言中茅之西，不應遠舉良常。大都真人語自不正的，遇所引處便言耳。昔時山下遠近諸處，長林榛芳，遮天蔽日，無處不可隱密。即今斫伐耕稼，四通九達，山中亦皆顯露。時移事異，不復可准，乃言未久，如此正復五六十年來漸劇耳。

22良常東南又有可住處，其間當有累石如竈形，竈間或有寄生樹，樹如曲蓋形。此處至好，但恨淺耳，雖爾自足。此處今亦存。但無復有寄生曲樹耳。亦帶北洞流水，其左右並近大路。所以言淺，即今凋迴，無復可（往）【住】也。洞口西北有一地，地小危不安，要自足立外靜舍也。今此中以（去）【土】多荒蕪，漸近村埭，並不足復居。昔時言去縣小近，往來爲易，又近洞口，所以屢及之耳。外靜舍當以俟游賓從憩止，非自（往）【住】修行之所，益知是欲相近之意也。顧居士所撰本，此中「向近所標精舍地」一篇，今視掾書者，不以相次，乃別出在長史所營宅前耳。此後長史答書道西北地危，仍次菌山，不酬「金鄉至室」語，明知本別嘡之也。

23句曲之山有名菌山，此山至佳，亦有金，乃可往採，入土不過一、二尺耳。吾昔臨去時，曾埋金於此。欲服金者可往取，但當不中以營私累耳今人不復識呼菌山者，尋此山形當如菌孤立，亦或是囷（蒼）【倉】之囷，形如囷也。按大茅後長阿，積金東凹地，有一山子獨秀，如博山爐，且又近積金山，恐此或當

〔二〕「言如是邊際」二十二字，乃涉上衍，據韋本删。

是。即今多石及樹木，但金之所在，指一兩處，亦難可尋索。唯啓乞垂賜，所不論耳。意欲營轉鍊之事，亦指此山前臨長澗東流水，至幽隱，有形勢。若基搆有期，當更宣述耳。

24大茅山有玄帝時銅鼎，古「鼎」字。鼎可容四、五斛許，偃刻甚精好，在山獨高處，入土八尺許，上有盤石掩鼎上。玄帝時，命東海神使埋藏於此。此亦當是移安息石時所埋也。今最高處乃多石，每吉日，遠近道士咸登上燒香禮拜，無復草木。累石爲小壇，昔經有小瓦屋，爲風所倒。尋古來帝王並重鼎器者，以其兩鉉法日月，三足法三才，能烹飪熟成萬物兼自能輕重，神變隱顯故也。中君後答云：「鑄羽山之銅以作之，諸有洞天之山皆爾。」

25大茅山下亦有泉水，其下可立靜舍，近水口處乃佳，當小危不安耳。今近南大洞口有好流水而多石，小出下便平，比世有來居之者。唯宋初有女道士徐漂女，爲廣州刺史陸徽所供養，在洞口前住，積年亡。女弟子姓宋，爲人高潔，物莫能干，年老而亡，仍葬山南。宋女弟子姓潘又襲住，于今尚在。元徽中有數男人，復來其前而居。至齊初，乃勅句容人王文清仍此立館，號爲崇元。開置堂宇廂廊，殊爲方副。常有七八道士，皆資俸力。自二十許年，遠近男女，互來依約，周流數里，廨舍十餘坊。而學上道者甚寡，不過修靈寶齋及章符而已。近有一女人來洞口住，勤於灑掃，自稱洞吏，頗作巫師占卜，多雜浮假。此例亦處處有之。大茅東西亦有澗水，有晉末得道者任敦住處，合藥竈墌猶存。今有薛彪數人居之，又有朱法永。近小山上，快矚眺而乏水。

26良常山對穴口東視小山之嶺，其上有埋銅數千斤，以盤石填其上。漢時其山下有屈氏家，大富，財有巨億，埋銅器於此，于今在也。亦有錢，錢在西北小山上向也。今此山具存，無知其錢、銅處。縱有彷彿，亦不識。尋視此山，明地高下墩澗，不似經墟村住處。恐歲代久遠，勢迹乖異故也。

27曾得往年三月一日、八月八日二書。此乙丑所受，則長史往年書是甲子年中。按答云「直置書於述墟朱家靜中」，則非因華僑、楊君送之也。三月一日書云：「今當墾赤石田，日爲往來之階。」亦竟不就事也。復云：「豈可遐棄，坐觀存没哉。」此道自決求真之精誠也。心不在我，不可責人，使必成之也。赤石田，今中茅西十許里有大塘食澗水，久廢不修。隱居今更築治爲田十餘頃。長史昔意欲避形迹，因作田之階，得數處望靈山，而遇旱塘壞，竟不果，所以此書譏之耳。

28都不齋，而有書云齋戒也。此亦有答。明辭奏不可輕妄，動靜必皆聞徹矣。

29八月八日書云：「謹操身詣大茅之端，乞特見採録，使目接温顔，耳聆玉音。」此語爲求道之甚急也。得近書，具至心，可勤道獎志也。司命君自在東宮，又書不應總合，德有輕重之故也。司命常住大霍之赤城，此間唯有府曹耳。具位有高卑，故不宜共作辭啓。二君雖同居華陽，而官府各異，不得同紙。凡書奏不如口啓，於此可具鑒其儀格耳。

30吾等已自相知之厚薄，書疏亦甚爲班班，欲停之如何？此是長史輕脱，置書於他家靜中而去，恐方將人到，又致漏泄。真靈慎密，故有此語，欲戒試其心事耳。長史後答此言，亦殆爲巧便。此書疏慎示俗人，脱有見者，掘壞靈山，爾之罪大也！恐俗人貪狡之徒，知此金寶處，堪能鑿掘，則事由宣泄。此罪真爲不輕，非但爾時教戒，亦傳貽無窮。將來諸子，咸共祕之。

右定録中君答長史前書説句曲山事訖此。長史前書無本出，今唯有後答，亦隨條奉酬，次第如左。

右從前「良常」來凡二十一條〔一〕，並有掾寫。

31昔年十餘歲時，述虛此乃應是「墟」字，而由來皆作「（墟）【虛】」字。即今之山西村名也。閑耆宿有見語：茅山上故昔有仙人，乃有市處，早已徙去。後見包公，問動靜，此君見答：今故在此山，非爲徙去。此山，洞庭之西門，通太湖苞山中，所以仙人在中住也。唯説中仙君一人，字不言，有兄弟三人，不分別長少，不道司命君尊遠，別治東宮。（未）【末】見傳記，乃知高卑有差降，班次有等級耳。輒敬承誨命，於此而改。此長史又更答書云。今有所起草存，故得撰録。而前紙斷失，亦非起端語也。包公是鮑靚，句容人，悉呼作包也。答書時已是蒙示傳記，是乙丑年初矣。

32告「小阿口直下三四里，便徑至陰宮東玄掖門，入此穴口二百步，便朗然如晝日」，不審此洞天之別光爲引太陽之光以映穴中耶？此洞天中官府曠大，云宮室數百間屋，官屬正二仙君兄弟，復有地〔二〕仙官，男女凡有幾許人？爲直是石室，亦有金堂玉房耶？宮室與洞庭苞山相連不？包公及妹朱氏昔在世，曾得入此宮不？一人爲未得登舉，作地下主者

〔一〕俞校曰：「『良常北垂』當是起處耶？第自稽神樞來皆總敘成篇，條目已紊，不可辨矣。」
〔二〕「地」，韋本作「他」。

耶？治在何處？愚昧冒啓，懼有干忤。包公及妹事，前中君書無有，當復是別嘌。今更重問，并洞中事，定録又答有後也。

33市山之盤石，市名之存，由於此也。今之孜孜志慕於道，無心金玉，尊靈所置，唯助令彌密耳。豈有掘犯理耶？！此故爲末之照察也。山左右泉水，金玉津液，其地亦可立靜舍合丹，輒當以爲意。此上答天市泉水可住事，而竟無所立也。

34不審玄帝是何世耶？後生蒙蒙，多所不及，願告。顓（臾）【頊】水王，故號玄帝，外書亦爾。長史脱致疑問耳。此條復有答，在後。

35告「中茅山東有小穴，陰宮之阿門，入道差易」，後當以漸齋修而尋求之。靈宗垂念，便以爲造金門而登玉房也。但存〔二〕遲速之間，不敢悒遲。有如此教示，而不速求游闢，一何可恨！所以衆靈每勤勤引勸。

36告「大茅山亦有小穴在南面，相似如一，謂之南便門」，欣見啓悟，喜稟德音，精誠注向，沐浴自新。既聞吉日，至時密造。區區之誠，靈寔鑒照。此道南面之東門，與小阿東門相似者。

37告「左慈復何人也」，此見獎勖之言，思念下逮，益令欣慕。傳上亦載此事。

〔二〕「存」，韋本作「在」。

38告「良常西南垂有可住處，是司命君往時別宅，亦可合丹」，穆自見傳記，鄙心竊志，欲尋司命君往昔之舊宇，高棲之所托，患未能審知耳。今輒當隱量求處，臨時告悟。傳上亦載此事。基陛湮没，難可必審，故更乞告示也。

39告「良常東南又有可住處，累石如竈，寄生樹如曲蓋爲誌」，往當尋其所。

40告「洞口西北有一地，地小危不安，可立外靜舍」，愚意本自欲立内外靜舍，輒當疇量在宜。亦不聞立此外靜事。而今有一累石壇歷然，相傳乃言掾於此壇化遯也。每往拜視，輒感嘆纏心。

41告「菌山至佳，司命臨去，埋金於此，欲服金者可取」，且竊有合金液意，今未敢議此。若山居積年，修學日進，後而事可得密者，臨時啓質。中君書云「吾昔臨去埋金」，不道司命，長史此答誤耳。

42告「大茅山有玄帝時銅鼎，在山獨高處，入土八尺許」，此帝王之所【厶厶。二字闕失。】〔二〕器。疏示後生，益增稟厲。

43承「下亦可立靜舍」，感備告悟。

44告「昔屈氏埋銅及錢」，此通非所擬向也。聞此遠事，世代變易，能不悲歎！昔初拜

〔二〕「厶厶」及注文「二字闕失」，原脱，據俞本、韋本補。

八月八日書，已操身至述虚此猶是前村。徐汎家。尋家信見報云「得應言未可登山」，便承此而歸，直致此書於朱家靜中耳。愚心鄙近，亦以肉人穢濁，精誠不懇，無能上達，不悟已暢高聽，得蒙省察，辭與事違，悚息而已。長史玄挺，動靜聞徹，(屑)【眉】辭所向，便已關奏蒙報，或是得楊君所傳者，徐汎家今猶存。後所云徐偶即應是汎後，所以知井宅處。亦云其祖曾爲長史門生也。

45昔占赤石田，利近山下，爲往來之階，此乃丹誠。尋遇天旱，佃不收，塘壞。穆尋見用出，此事力未展，非爲息懷。今方居山下，故當修懇，以此去洞口遠，故不欲安耳。此田既在大茅、中茅之西，去大山近，瞻仰禮拜乃佳。而言去洞口遠，當是道去北洞口遠耳。此田雖食澗水，旱時微少，塘又難立，不知後當遂墾之不？今塘尚決，補築當用數百夫，則可溉田十許頃。隱居館中門人，亦於此隨水播植。常願修復此塘，以追遠跡，兼爲百姓之惠也。

46告「書疏班班，欲停之如何」，凡書疏之興，所以運達意旨。既蒙眷逮，親奉覲對司命君二仙靈顏，則天啓其願，沐浴聖恩，豈復煩書疏耶！所謂得魚而忘筌也。此蓋不欲停之辭，故引以(回見)【面覲】。於理極好。

47不審左公今何在？又有葛孝先亦言得道，今在何處？肉人喁喁，爲欲知之。葛既鄉人，所以及問。此條亦(右)【有】答在後。

右長史答書訖此。並是自起本，多黵治，用白牋。次第如此。歲乙丑。此一行本題紙背。

真誥卷之十二　稽神樞第二

1昔累得書見意，深照旨趣。先書以「年行西昃，衰頹待老，中夜慨歎，莫與酬諮」。夫誠感有在，亦得之無晚也。次書告「有年之志，疇昔之好，恒願真人，稟受要訣，仰接容景，親奉徽音」。夫勤未上徹，精未廣鑿，真要之騁，未可豫及也。後（漢）〔一〕書云：「吾發自玄授，金闕素名，跨邁世迹，超登清虚。何玄標之渺邈，奇洞之淵遠哉？欲克己洗心，沐浴芳流。」若能斯者，今其時矣。末書云：「厠聞要旨，當修五靈，自謂西造閬圃，東遊玄洲，不爲邈絶，求矜而誘之，引而致之。」是爲言貫于心，良可啓矣。恭佼音效。五靈，亦復至耳。然道浮外迹，未關内真，是以雲車靈轅，相適猶遐。昔曾軫、華僑，依此而言，則知華僑先亦蒙真降矣。蓋應會赦世，事有出嘿，涂不必靜。苟有分無志，中公所病；遇至不爲，覆水始惋。是以古唁有云「逢時不邁，山客抃粲」者矣。夫學道者，固不宜恃其質分，必當保任於

〔一〕「漢」，日校以爲衍字，是，據删。

清全矣。於焉騁逸松期，回輪紫清，靈觀四響，玄音合唱，玉振雲奏，不謀而和。可謂祕道藏珍，真暉之上挺也。子建志有年，今因以反子昔旨耳。此一書似是裴君言，且楊書。此亦不與後「玄帝」相連，恐非中君答也。又長史此四書本，今並不存矣。

2 玄帝者，昔軒轅子昌意娶蜀山之女，生高陽，德號顓頊。顓頊父居弱水之鄉，頊身陶七河之津，是爲玄帝也。仗萬靈以信順，監衆神以導物，役御百氣，召致雷電，於是乘結元之輦，北逃此應作「巡」字。〔一〕幽陵，南至交趾，西濟流沙，東至蟠木。動靜之類，小大之神，日月所照，莫不屬焉〔二〕。四行天下，周旋八外，諸有洞臺之山，陰宮之丘，皆移安息之石，封而填之。鑄羽山之銅爲寶鼎，各獻以一於洞山神峯，不獨句曲一山而已。此所謂玄帝也。此後並中君答前所諮問四條事，復以闕上紙也。說顓頊與五符語正同。五符唯無(理)【埋】鼎一事耳。

3 鮑靚，靚及妹，並是其七世祖李湛、張慮，本杜陵北鄉人也，在渭橋爲客舍，積行陰

〔一〕「逃」及注文「此應」句，「逃」，原作「巡」，據韋本改。注文「此應」句，原脱，據韋本補。俞校曰：「『北巡幽陵』句，世本『巡』字作『逃』，下注云『此應作逃(案：俞校誤，應作巡。下一逃字同)字。』今直去注改『逃』字。」韋本原缺圓圈符號，據底本體例加。下同。

〔二〕「莫不屬焉」，史記五帝本紀作「莫不砥屬」。

德，好道希生，故今福逮於靚等，使易世變練，改氏更生，合爲兄弟耳。根冑雖異，德蔭（者）【昔】同，故當同生氏族也。今並作地下主者，在洞中。靚所受學，本自薄淺，質又撓滯，故不得多也。欲知之，其事如此，亦如子七世祖父許肇字子阿者，有賑死之仁，拯飢之德，故令雲蔭流後，陰功垂澤，是以今得有好尚仙真之心者，亦有由而然也。物皆有因會，非徒爾而得之者矣。此書時，先生誠事未授，所以論及子阿功蔭也。鮑亦通神，而敦尚房中之事，故云「撓滯」。後用陰君太玄陰生符，爲太清尸解之法，當是主者之最高品矣。緣運事乃如此相關，今人之善惡，豈曰徒然。

4問葛玄。玄善於變幻，而拙於用身，今正得不死而已，非僊人也。初在長山，近入蓋竹，亦能乘虎使鬼，無所不至，但幾於未得受職耳。亦恒與謝稚堅、黄子陽、郭聲子相隨。葛玄字孝先，是抱朴從祖，即鄭思遠之師也。少入山得仙，時人咸莫測所在。傳言東海中仙人，寄書呼爲仙公，故抱朴亦同然之，長史所以有問。今答如此，便是地仙耳。靈寳所云「太極左仙公」，於斯妄乎。

5左慈今在小括山，常行來數在此下，尋更受職也。慈顔色甚少，正得鑪火九華之益。左慈字元放，李仲甫弟子，即葛玄之師也。魏武父子招集諸方士，慈亦同在中。建安末，渡江尋山，仍得入洞。又乞丹砂，合九華丹。九華丹是太清中經法。小括即小括蒼山，在永嘉橋谿之北。凡此諸人，術解甚多。而仙第猶下者，並是不聞三品高業故也。許先生所以興歎。

6句曲有五門，有心立志，清齋三月，登尋此門，皆可即得，得可入，但人自不能齋尋之耳。來問欲知宮室所作闊狹多少，男女主領人數，當更相示。來疏亦復泰盡邪，勤自當見。

亦何事爾，亦何事爾！又當先呈啓司命，司命令答道宫室之委曲者，吾乃敢言之耳。此自是司命之别宫，吾人亦不得爲洞臺之正主也。按後所論諸官僚人物，當是已爲啓司命，乃具得受説之耳。

右定録後書，答長史所問訖此。（後）【從】「玄帝」來凡五條，並楊書。

7東卿司命，監太山之衆真，總括吴越之萬神，可謂道淵德高，折衝羣靈者也。賈玄道、李叔升、言城生、傅道流往並受東卿君之要也。玄道，河東人，周威王之末年生。叔升，涿郡人，漢元帝時生。道流，北地人，漢靈帝殿中將軍也。城生，吴人，後漢劉聖公時爲武當郡尉也。受學至勤，並得真道，今在太山支子小陽山中，此所謂地真者也。諸來作試者，非一津而往矣。或亦因人犯者，此最難了也。於斯之際，可不慎乎！此四人隸司命，主察試學道者。所以長史有書與賈，賈即呈司命，司命亦答之，並以在上卷。此諸人名位小，不顯外書。周威王即應是六國時威烈王也。于時雖未立河東郡，而即地已有其名矣。漢官無正殿中將軍，或應中郎將也。

此紫陽真人六月二十日受。

右一條有掾寫。

8七月十五日夜，茅中君受書與許卿：即長史也，後當爲上清左卿。玄感凝會，精期遠範，標神映挺，雙理自分，必能鵬飛辰阿，雲扇靈元，高振玉宇，攜轡秀真，可謂邈乎其奇，落絶之視也。於是洞陰之宮，内臺下觀，風無羽琅之鼓，草無瓊金之流。嚮雖渟光正明，動回五象，固乞屈之夾觀，小天之浮景耳，何足絓卿司之至念，紆蘭真以盼汜邪！然鑒無不應，圓想必通，所以興詠事外，迹亦並帀。苟誠之所企，吾無隱也。想善建重離之明，以期於必詣之會，皓清明朗，賢亦俱學而得耳，不令我等有躄頞下風矣，弘之而已。此是受前書後一月日復受此，猶論答欲見洞宮事，所以有後説也。「善建重離之明」，如似指魏傳「青録文」，而長史名字不相應，既已稱「俯玄仰白」在「瓊刃」前，則此別當有義況也。

右一條楊書。

9定録官寮有左、右理中監，準今長史、司馬職，又有北河司命，主水官考。此職常領九宮禁保侯，禁保侯職主領應爲種民者。今洞宮自二君以下，便次此三職爲大矣。

10左理中監準大府長史，昔用韓崇以居之。崇，字長季，吴郡毗陵人也。少好道，林屋仙人王瑋玄曾授之以「流珠丹」一法，崇奉而修之，大有驗。瑋玄語之：「子行此道，亦可以出身仕宦，無妨仙舉也。」崇遂仕，稍至宛陵令，行仁以爲政，用道以撫民，虎狼深避，蝗不集界。遷汝南太守，拔書佐袁安，安後位至司徒，時人通以崇有識物之鑒也。陰皇后葬，京師近郡二千石妻當會園陵，而崇獨居清素。妻忿崇，哭泣，詔問其故，太常馮奚答曰：「汝南太守韓崇清苦遠尚，味道忘形，身享重官，而妻自紡績。政化仁簡，視民如傷，深達奇博，有君子之鑒。斯則昏夕之夜光，陛下之子産也。妻不通寒儉之節，哭怨無衣，將足以顯崇明德耳。」上奇之，加崇俸禄，秩中二千石。後孝明皇帝巡狩汝南，上治崇府，崇使妻出住孤獨老嫗家。上聞，歎曰：「韓崇，所謂百鍊不銷也。」賜縑五十匹。崇在郡積十四年，政化洽著，舉天下最。年七十四，瑋玄乃授以隱解法，得去，入大霍山，受瑋玄「遁化泥丸紫户術」以度世。今在洞中爲左理中監。漢書所載事迹亦略同，而置辭小異耳。袁安字邵平，初爲縣功曹，被舉歷仕，遂至三公，和帝時卒，即袁紹高祖也。晉世又有馮奚，亦爲太常，名位同耳。韓既隱解，必是（記）【託】尸。今晉陵上有韓冢，崔巍高大，從來相呼爲「韓冢」，疑如桃君，或即是此虚壙，而世呼爲孫策將韓當冢也。云：王瑋玄是楚莊王時侍郎，受術於玉君。若是春秋時楚莊王者，疑侍郎之官不似古職，而漢楚王又無「莊」謚。

11右理中監準職如司馬，今有劉翊字子翔者居之。翊本潁川人，少好道德，而家世大富，常周窮困，爲事好行陰德密惠。陳留張季札當弔師喪，車敗牛困，翊於汝南界逢之，與語，不示名字，即推車牛與乘之。恤死救窮，非一人矣。後都長安，翊舉計掾，到都，帝嘉其心，拜郎中，遷陳留太守。出長安五百里中，斂死恤窮，損己分人。行達陽平，遂遇馬皇先生，告翊曰：「子仁感天地，陰德神鬼，太上將嘉子之用情矣，使我來攜汝以長生之道。吾仙官也，爾乃能隨我去不？」翊於是叩頭自搏：「少好長生，幸遇神仙，乞願侍給。」馬皇先生因將翊入桐柏山中，授以隱地八術、服五星之華法。今度名東華，來在洞中，爲定録右理中監。漢書云：「翊，字子相，潁陰人，家世豐富，常能周施，而不以爲惠。曾行於汝南界中，有陳留張季札遠赴師喪，遇寒冰車敗，頓滯道路。翊見而謂曰：『君慎終赴義，行宜速達。』即下車與之，不告姓名，策馬而去。季札意其子相也。後故到潁陰，還所假乘。翊閉門辭行，不與相見。常守志臥疾，不屈聘命。河南种拂臨郡，引爲功曹。後黃巾賊起，翊救給乏絶，資其食者數百人。鄉族死亡，則爲殯斂，鰥寡則助其妻娶。獻帝遷都西京，舉上計掾。爾時道路寇阻，翊夜行晝伏，乃到長安。上嘉其忠勤，拜議郎，遷陳留太守。翊又散珍寶，唯餘車馬，自載東歸。出關數百里，見士大夫病亡道次，仍又以馬易棺，脱衣斂之。又逢故知飢困於路，不忍委去，因殺所駕牛，以救其乏。衆人止之，翊曰：『視没不救，非志士也。』遂俱餓死。」此説大同小異，故備載之。論翊字子翔，於字例相得。而「翊」義亦是「相」，「相」作息亮切音。二者未詳執正。馬皇出列仙傳，黃帝時馬師也。

12定録府有典柄執法郎，是淳于斟，字叔顯，主試有道者。斟，會稽上虞人，漢桓帝時作徐州縣令，靈帝時大將軍辟掾。少好道，明術數，服食胡麻、黃精餌，後入吳烏目山中隱居，遇仙人慧車子，授以虹景丹經，修行得道。今在洞中爲典柄執法郎。易參同契云：「桓帝時上虞淳于叔通，受術於青州徐從事，仰觀乾象，以處災異，數有效驗。以知術故，郡舉方（士）【正】，遷洛陽市長。」如此亦爲小異。吳無烏目山，婁及吳興並有天目山，或即是也。慧車子無别顯出。

十二月一日夜，定録君所道。此即同（是）【乙】丑年所受。

13云〔一〕北河司命頃闕無人，昔以桃俊兼之耳。俊似錢唐人，少爲郡幹佐，（未）【末】負笈到太學受業，明經術災異。晚爲交阯太守。漢末棄世，入增城山中學道，遇東郭幼平。幼平，秦時人，久隱增城，得道者也。幼平教俊服九精鍊氣輔星在心之術，俊修之，道成，今在洞中兼北河司命，主水官之考罰。此位雖隸定録，其實受事於東華宮中節度。桃俊，字翁仲者也。漢書無此事。今家在錢唐臨平，墳壇歷然，苗裔猶存，鄉近時聞鼙角之響，故人不敢侵毀之，皆知呼爲桃司命家。錢唐杜徵士（事）〔二〕京産，先與隱居共有詩詠，以贊述斯德，別在集中。幼平亦無所顯出。

14張激子當爲太極仙侯。激子者，河内張奉者也，字公先，少時名激子耳。此人亦少發名字，太傅袁隗歎其高操，妻以女，女服飾奢麗，奉不顧眥，無異路人。婦改服，乃後成室家也。後棄世入剡山，遇山圖公子。山圖公子，周哀王時大夫，仙人者也。授激子九雲水强梁鍊珪此非「玉」字者，則應是「珪」字。〔三〕法，激子修此得道，今在東華宮，行爲太極所署也。

〔一〕「云」，俞校曰：「『云』字上似有『又』字。」

〔二〕「事」，日校以爲衍字，是，據删。

〔三〕「珪」及注文「此非」句，「珪」，原作「桂」，韋本作「圭」，據俞校改。注文「此非」句，原脱，據韋本補。俞校曰：「『桂』字世本作『珪』，下注云：『此非玉字者，則應是桂字。』今直改『桂』字而删其注矣。後多此類。」

或領九宮尚書，與北河侯對職，治水考。北河司命，或爲禁保侯，亦併共業故也。北河司命亦治在洞天之中，與張激子對局。魏書云：「張範，字公儀，河内修武人。祖歆，漢司徒；父延，太尉。袁隗欲以女妻範，範辭不受。性恬靜樂道，徵命不就。後爲議郎，參丞相魏武軍事，甚見敬重。好賑救窮乏，家無餘財。以建安十七年卒。弟承，字公先，亦知名。以方正拜議郎、諫議大夫、趙郡太守。後隨魏武西征，至長安病亡。」此説名字，翻覆大異。「承」與「奉」乃相類，而非袁壻。若是範，又其字不同。詳按事迹，恐多是兄也。魏書王修傳又云：「修往來南陽，多止張奉舍。奉舉家病，修營拯之。」按張範兄弟，乃嘗避地往揚州，投袁術，又非劉表，不應在南陽。二三爲疑也。山圖公子，出列仙傳）。

中候夫人所道。尋洞中事，皆二君所説。如此兩條，獨是中候夫人者，當本是東華中職寮故也。

15我聞易遷中人竇氏言云：北河司命禁保侯似有所擬，想當審爾。竇氏即瓊英也。似有所擬者，當是長史。故中君受云：「北河司命方驗也。」恐受業高後，定不復爲此職，然主領種民事亦相符。

16保命府多女官司，三官官屬有七人，四女三男。明晨侍郎七人，如今世上御史中丞之職，並隸東華方諸宮，保命君總關之耳。

17明晨侍郎周爰支者，漢河南尹周暢伯持之女也。暢，汝南安成人，好行陰德，功在不覺。曾作河南尹，遭大旱，收葬洛陽城旁客死骸骨萬餘人，爲立義冢祭祀之，應時大雨，豐收。所行多是此輩。太上處以暢有陰行，令爰支從南宮受化得仙，今在洞中。爰支亦少好道，服伏苓三十年，後遇石長生教之以化遁。化遁，上尸解也。暢即周嘉從弟也，性仁慈和篤。某帝時爲河南尹。永初二年夏旱，久禱無應，因收葬萬餘人，應時大雨。位至光禄勳。

18明晨侍郎張桃枝者，漢司隸校尉朱寓季陵母也，沛人。寓往與陳蕃俱誅，寓母行陰德，久聞在易遷，始得爲侍郎耳。朱寓，沛人，桓、靈時八俊。後同黨人之例，李膺、杜密俱下獄死，非陳蕃同時。

19明晨侍郎夏馥，字子治，陳留人也。少好道，服朮餌和雲母，後入吴山，從赤須先生受鍊魂法。又遇桐柏真人，授之以黄水雲醬〔一〕謂應作「漿」字。〔二〕法，得道，今在洞中。馥少時被公府辟召，懸辟書著桑樹〔三〕乃去，其用懷高邁如此。後漢及高士傳並云：「陳留圉人，少爲書生。桓帝時舉直言，不就。性質直，不同時黨。爲閹人所疾，陷於黨錮之限。避難，乃翦鬚髮變形，逃林慮山中，爲人治作。後還家，杜門不出，不與人相見。黨禁未解而亡。」赤須子，出列僊傳。桐柏即右弼王。

20餘數人不能一二道之，例皆取平貞正直，體隱神清，即侍郎之才，不限男女也。前云有七人，今唯説二女一男。

右保命君所道。此當是接中候告後乃言之。

21童初府上帥，用劉文饒。文饒者，弘農劉寬也。少好道，曾舉漢方正，稍遷南陽太

〔二〕「醬」及注文「謂應」句，「醬」，原作「漿」，據韋本改。注文「謂應」句，原脱，據韋本補。俞校曰：「『漿』字，世本作『醬』，下注云：『謂應作漿字。』今直改之。」

〔三〕「樹」，韋本作「栶」。

守。視民如子，怒不形顔，口無疾言。行陰德，拯寒困，萬民悦而附之如父母焉。後爲司徒太尉，上賜酒，伏地睡，詔問故，乃答曰：「臣任重責大，恒憂心如醉。」旦使奴至市買菜，奴盜用錢飲酒，晏乃還，卧於閣内，又不得菜，既醒，乃罵之爲死狗。罵畢，即束帶來入，恐奴從後自殺，所以慮之，不覺忽然睡耳。願見哀恕。」寬用心仁愛，觸類如此矣。年七十三，一旦遇青谷先生降之於寢室，授其杖解法，將去入太華山行九息服氣，及授以鑪火丹方，修之道成。今在洞中作童初府帥上侯，主始學道者。後漢書云：「劉寬，字文饒，弘農華陰人。父名崎，順帝時爲司徒。寬爲人謹厚，常行有人失牛，乃就寬車中認之，寬無言，解駕牛與之，步歸。頃有(誌)【認】者，得牛而送還，慚懼，寬乃謝遣之。桓帝延(喜)【熹】八年，爲南陽太守，恒用蒲鞭。靈帝嘉平五年，爲太尉。嘗於御坐，被酒睡伏，帝問『太尉醉邪？』寬仰答：『臣不敢醉，但任重責大，憂心如醉耳。』嘗有客來詣寬，寬遣奴市酒，迂久，大醉而還。客罵爲畜産，寬須臾遣人視奴，疑恐自殺。語左右曰：『此是人，而罵爲畜産，爲辱孰甚，故吾懼其死耳。』後封逯鄉侯六百户。中平二年亡，年六十六。贈車騎將軍，(時)【特】進，謚曰昭討侯。子松嗣。」按此説復爲同異，故詳載之。青谷先生，無别顯出。凡此諸引教仙人，恐皆是下教限，不爾則不應得輒然。

22華陽中事，當更示爾。

23正月二十三日，東宮上人來看洞中時，或有龜山賓共集。高會真仙之日，寧可暫登伏龍之鄉，以禮拜於靈岫邪！可示許侯，令知之。此亦應是中君，仍前十二月一日言也。東宮上人即青童君，龜山賓即西王母。上卷亦有此告。令登伏龍以望山禮拜，便異乎陟嶺，非必以近易爲言，恐當宜然也。

24昔有一人，好道而不知求道之方，唯朝夕拜跪，向一枯樹，輒云：「乞長生。」如此二十八年不倦。枯木一旦忽然生華，華又有汁，甜如蜜。有人教令食之，遂取此華及汁並食之。食訖，即仙矣。如是用心精誠之至也。枯木尚能生紫華，濯甘津，況三秀之靈阿，五芝所播植，而不能數恭山岫，洗拔滓穢者，良可悲也。世人所以傀此一字，非真。每不得如意者，亦如子所不得如意耳，豈異也謂應作「邪」字。〔一〕！

25昔有劉少翁，曾數入太華山〔二〕中，拜禮向山，如此二十年，遂忽一旦得見西嶽謂應作「嶽」字。〔三〕丈人〔三〕，授其仙道。禁山符有西嶽君、西嶽公，不知是此丈人邪。

26昔有一人，數旦旦詣河邊拜河水，如此十年，河侯、河伯遂與相見，與其白璧十雙，教授水行不溺法。此人見在中嶽得道。河侯、河伯，故當是兩神邪。

27左慈初來，亦勤心數拜禮靈山五年許，乃得深進內外東、西宮耳。前云三月便得進，與此

〔一〕「也」及注文「謂應」句，「也」，原作「邪」，據韋本改。注文「謂應」句，原脫，據韋本補。俞校曰：「『邪』字，世本作『也』字，注云：『謂應作邪字。』今直改之。」

〔二〕「太華山」，無上祕要卷六十五引作「華山」。

〔三〕「嶽」及注文「謂應」句，「嶽」，原作「獄」，據韋本改。注文「謂應」句，原脫，據韋本補。俞校曰：「『嶽』字，世本作『獄』，下注云：『謂應作嶽字。』今直改之。」

大殊。恐以深進爲異也。

28學道當如山世遠，去人事如清虛真人，步深幽當如周紫陽，何有不得道邪！世遠傳未出，其捨家尋學，事在讖書。即尹公度弟子，已得爲太和山真人。清虛王君、紫陽周君各自有傳。

29建志當令勤，研神令虛，所爲所作當令密。青童戒南真亦云：「學道唯須勤密。勤即晝夜而勿怠，密則非我而不知。」今中君復説此，實爲至諭，可謂一言以蔽之。

30夫望林者，豈不想易遷之若人，羨彼子之濯景邪！可謂瞻之在前，忽焉在後。長史妻既已在易遷，爲長史今眺望林嶺，豈無羨想之懷。昔自謂勝之，今翻在後，蓋以勸激長史之辭也。

右定録君所道，使疏。此一條又有楊書。

右南嶽夫人言。

31張姜子，西州人張濟妹也。濟，後漢末西涼州人，爲董卓將，後攻穰城，被射死。即張繡從叔也。其妹不顯外書，不知出適（末）〖未〗。

32李惠姑，齊人，夏侯玄婦也。玄，魏末人，與李豐俱爲晉文王所誅，不知婦亡在玄之前後。李豐乃是馮翊人，非齊人。不知此是李誰之女。

33施淑女，山陽人，施績女也。施績，吳興人，孫皓時爲驃騎將軍，守西陵，今云山陽。恐女或出適，取夫家郡，不爾則乖。

34鄭天生，鄧芝母也。鄧芝，字伯苗，南陽新野人，在蜀爲劉禪車騎將軍。後行見蝯抱子行，引弓射殺，因感念而亡。母不知鄭誰之女。

35此數女子，昔世有仁行令問，並得在洞中。洞中有易遷館、含真臺，皆宮名也，計今在易遷館東相謂應作「廂」字。〔二〕中。此館中都有八十三人。又有協辰夫人者，九宮之女也，太上往遣，來教此等法，皆以保命授書。協辰夫人，主教領之也。夫人，漢司空黃瓊女黃景華也，韓終授其岷山丹，服得仙。黃瓊，江夏人，字世英，漢順帝時司空、司徒、太尉，年七十九亡。父名香，章、和帝時爲尚書令，救活千餘人。瓊子琬，司徒、太尉，爲李權所殺。夫人亦不知出適（末）〔未〕。今此諸人，或稱女，或稱婦，或稱母，蓋各取名達者而言之，非必因附其功福所及也。

36含真臺，是女人已得道者，隸太元東宮中，近有二百人。前云八十三人，止是易遷耳。含真既爲貴勝，當須遷轉，乃得進入也。

37此二宮，盡女子之宮也。又有童初、蕭閑堂二宮，以處男子之學也。其男女名氏又出後，並是略稱標勝者也。

38計與數人共止，最於鄧伯苗母相親愛，餘亦厚耳。伯苗母即鄭夫人也。

39設牀待靈，誠孝子之長想也，計亦已爲其兒作惠益也。計前與爾杯布，殆相與爲贈，

〔二〕「相」及注文「謂應」句，「相」，原作「廂」，據韋本改。注文「謂應」句，原脱，據韋本補。俞校曰：「『廂』字，世本作『相』字，注云：『謂應作廂字。』今直改之。」

當往洞室之際耳。仙官有禁，不得道實，故假以他惠也，此亦意之至也。其亦欲疑脱「設」字。〔二〕牀寢，令精氣之往，有所棲者也。可密（諸）【詣】其兒道如此。此令告掾也。其事皆有指趣，不容顯注之。從「定録官寮」來凡三十一條，並有掾寫、注之一卷相隨。

〔二〕「疑脱設字」，原脱，據韋本補。俞校曰：「『欲設牀寢』句，世本無『設』字，『欲』字下注云：『疑脱設字』。今直增之。」案：底本正文已增「設」字，今仍删去。

真誥卷之十三　稽神樞第三

1 地下主者復有三等，鬼帥之號復有三等，並是世有功德，積行所鍾；或身求長生，步道所及；或子弟善行，庸播祖禰；或諷明洞玄，化流昆祖。洞玄即大洞玄經，讀之萬徧，七祖已下，並得鍊質南宫，受化胎仙。非今世所稱洞玄靈寶經也。夫求之者非一，而獲之者多途矣。要由世積陰行，然後皆〔一〕此廣生矣。鬼帥武解，主者文解，俱仙之始也。度名東華，簡刊上帝，不隸酆都，不受制三官之府也。又別云：心勤於事欲，兼味於清正，華目以隨世，畏死而希仙者，亦多作文武解主者。

2 其一等地下主者，散在外舍，閑停無業，不受九宫教制，不聞練化之業，雖俱在洞天，而是主者之下者。此自按四明法，一百四十年，依格得一進耳。一進始得步仙階，給仙人之使令也。依劒經，主者大有品秩，遷轉年限，賒促懸殊。此等數之目異於品名，反以多爲貴，如此階秩矣。其二等地下主者，便徑得行仙階，級仙人，百四十年進補管禁位。管禁之位，如世間散吏者也。

〔一〕「皆」，道迹靈仙記作「階」。

此格即地下主者之中條也。李東等今在第一等中。李東，曲阿人，乃領户爲祭酒，今猶有其章本，亦承用鮑南海法。東才乃凡劣，而心行清直，故得爲最下主者使，是許家常所使。永昌元年，先生年二十三，就其受六甲陰陽行厨符。既相關悉，聊復及之耳。其第三等地下主者之高者，便得出入仙人之堂寢，遊行神州之鄉，出館易遷、童初二府，入晏東華上臺，受學化形，濯景易氣，十二年氣攝神魂，十五年神東藏魄，三十年棺中骨還附神氣，四十年平復如生人，還遊人間，五十年位補仙官，六十年得遊廣寒，百年得入昆盈之宮。此即主者之上者，仙人之從容矣。

3張姜子等先在第二等中，亦始得入易遷耳。鬼帥之位次亦如此矣。主者之位，亦不限男女。按此年限，得棺中之骨，便得出生世中，亦往往有此改變隱適，難已意量，殆入不可思議之境耳。

4易遷、童初二宮，是男女之堂館也。其中閒靜，東海青童君一年再遊，校此諸宮觀，見羣輩也。「一年再遊」，似依傳中曰。而前書云「正月二十三日，東宮上人來」，便是不必復有定期也。

5趙素臺在易遷宮中已四百年，不肯徙，自謂天下無復樂於此處也。趙素臺是趙熙女，漢時爲幽州刺史，有濟窮人於河中，救王惠等於族誅，行陰德數十事，故其身得詣朱陵，兒子今並得在洞天中也。熙恒出入在定録府，素臺數微服遊行道巷，盼山澤以自足矣。趙熙，漢書不顯。「微服遊行」，蓋謂在洞天中耳，不應乃出世中也。

6易遷中有高業而蕭條者，有賨瓊英、韓太華、劉春龍、王進賢、李奚子、郭叔香，此數人並天姿鬱秀，澄上眇邈，才及擬勝，儀觀駭衆。此則主者之高者，仙官之可才。其次及得張善子輩。鄧伯苗母有善行，故後來人多宗芘之。

7竇瓊英者，竇武妹也，其七世祖有名峙者，以藏枯骨爲業，以活死爲事，故祚及於英身矣。竇武，字游平，竇融玄孫。峙則應是融祖也。武亦恒以財物散施天下貧乏，靈帝時爲大將軍，與陳蕃俱被誅。其母産武時，并産一蛇，蛇出，即走上南山。至母死，無何而來，哀泣良久又去，亦所以爲異。但未解俱承七世之慶。兄戮而妹仙，當〖是復籍先身之功罪乎！然武以至忠而亡，必復入仙品矣。

8韓太華者，韓安國之妹也，漢（二）〔貳〕（帥）〖師〗將軍李廣利之婦也，利宿世有功德。利今亦在南宮受化。廣利爲漢武名將。伐大宛時，所殺戮殊不少，以先世功德，遂能消之。韓氏字安國，家福逮，不應關李相扶。夫妻既同條，恐人脱致疑，是以復標別言之。亦或由因結致此也。

9劉春龍者，漢宗正劉奉先之女。奉先，漢某帝時爲宗正。

10李奚子者，李忠之祖母也。忠，晉初東平太守，忠祖父，田舍人耳，而多行陰德，常大雪寒凍而不覆積稻，常露穀於園庭，恒恐鳥雀饑死，其用心如此。李忠不顯晉書。如此説，則妻復似是緣夫之功，而夫身反不見有所果，亦難可詳言。

11王進賢，王衍女也。事詳在後。

12郭叔香者，王脩母。王脩，字叔治，北海人，爲魏武郎中令。年七歲喪母，母以（杜）〖社〗日亡。不知是郭誰女也。

13其童初府有王少道、范叔勝、李伯山，皆童初府之標者。少（好）〔一〕道，漢時人，王遯〔二〕兒也，漢時山陽太守。范叔勝，北地人也，魏文帝黄門郎。李伯山，李冲父也。冲，漢時爲白馬令，行陰德，或積世有道，中行所鍾。

14此二府仙人皆一進再進，得入此〗〔三〕府耳，未必盡徑來也。別更一二，密可示爾同氣，令知斗處幽閒之泰也。道業可不勖哉！此三人外書並不顯。後漢有李雲，亦爲白馬令，以直言忤旨死。令示同氣者，謂以告長史、掾也。

七月二十四日夜，保命君告。按前受長史、司馬諸人，雖定録所告，而應是初説洞中事，是丑年十一月。今此説雜人，乃宜繼後，反爲七月，復不應是寅年，進退（拯）〖極〗難詳。從「地下主者」來凡十四條，並有掾寫，共一卷也。

15含真臺，洞天中皆有，非獨此也。此一臺偏屬太元府，隸司命耳。其中有女真二人

〔一〕「好」，俞校以爲衍字，是，據删。

〔二〕「遯」，無上祕要卷八十三作「遂」。

〔三〕本卷上文第7條「是復籍先身之功罪」至，原在卷十五，日校以爲乃與本卷下文「非道家之北斗」至「上屬北晨玉君」錯簡，是，據乙。

總之，其一女真是張微子，漢昭帝時將作大匠張慶女也。微子好道，因得尸解法，而來入此，亦先在易遷中。微子常服霧氣，自云：「霧氣是山澤水火之華精，金石之盈氣也。久服之則能散形入空，與云氣合體。」微子自言受此法於東海東華玉妃淳文期。文期，青童之妹也，微子曾精思於寢靜，誠心感靈，故文期降之，授以服霧之道也。服霧之道授微子，微子亦時以教諸學在含真、易遷中者。我昔嘗得此方，乃佳，可施用者也。

服霧法：常以平旦於寢靜之中，坐卧任己，先閉目内視，髣髴如見五臟。畢，因口呼出氣二十四過，臨目爲之，使目見五色之氣相繞纏，在面上鬱然。因又口内此五色氣五十過。畢，咽唾六十過。畢，乃微呪曰：「太霞發暉，靈霧四遷，結氣宛屈，五色洞天。神煙合啓，金石華真，藹鬱紫空，鍊形保全。出景藏幽，五靈化分，合明扇虚，時乘六雲。和攝我身，上昇九天。」畢，又叩齒七通，咽液七過，乃開目，事訖。此道神妙。又神州玄都多有得此術者，爾可行此法邪。久行之，常乘雲霧而遊。此服霧法已别抄用，事在第三篇中，今猶疑存此，與本文相隨也。

其一女真是傅禮和。禮和是漢桓帝外甥侍中傅建女也，北地人。其家奉佛精進，女常旦夕灑掃佛前，勤勤祝誓，心願仙化。神靈監其此心，亦得來此。久處易遷，今始得爲含真臺主也。常服五星氣以得道。禮和善歌，歌則鳥獸飛聚而聽聲焉。

右定録君言。張、傅二人，外書不顯，或應各在家譜中。

（又）【右】一條有楊書，又掾寫。

16王衍爲晉武帝尚書令，其女字進賢，爲愍懷太子妃，洛陽亂，劉曜、石勒略進賢，渡孟津河，於河中欲妻之。進賢罵曰：「我，皇太子婦，司徒公之女，而胡羌小子，敢欲干我乎！」言畢，即投河中。其侍婢名六出，復言曰：「大既有之，小亦宜然。」復投河中。時遇嵩高女真韓西華出遊而愍之，撫接二人，遂獲内救，外示死形，體實密濟，便將入嵩高山，今在華陽宮洞内易遷之中。六出時年二十二三許，體貌亦整，善有心節，本姓田，漁陽人，魏故浚儀令田諷之孫。諷曾有陰德之行，以及於六出耳。晉書云：「王衍長女名景風，貌美，賈后爲弟謐娶之。少女名惠風，以配愍懷太子，恨之。如此則不甚美也。永嘉五年六月，王彌、劉曜、石勒破洛，賊欲逼妃，妃拔刀曰：『我太尉公之女，皇太子之妃，有死而已。』終不爲逆虜所辱，遂見害。家人收葬於城西南洛水之北，追謚曰貞定妃。」與此說小異。

17范幼沖，遼西人也，受胎化易形，今來在此，恒服三氣。三氣之法，存青氣、白氣、赤氣各如綖，從東方日下來，直入口中，挹之九十過，自飽便止。爲之十年，身中自有三色之氣，遂得神仙。此高元君太素内景法，旦旦爲之，臨目施行，視日亦佳。其法雖鮮，其事甚驗。許侯可爲之。此法亦以重抄，書在第三篇修（有）【用】事中。

18范監者，即其人也。昔得爲童初監，今在華陽中。又別云：「曾爲漢尚書郎，善解地理，以冢宅爲意。」此亦在第三篇。右三條並楊書。

19河内李整，昔受守一法並洞房得道，初在洛陽山，近來入華陽中。又主諸考崇民間之事。整往爲常道鄉公傅，受道入山時，已年六十。不知李作何位，亦應是監職。常道鄉公，魏元帝本封也。

20罡山東北有穴，通大句曲南之方山之南穴。姜伯真數在此山上取石腦，石腦在方山北穴下，繁陽子昔亦取服。此罡山猶是大横山，故後云掾恒與方山五人往來，但不知有路通洞天中不爾。繁陽子即鹿迹洞中何苗也。

21此北竚山中亦有此物。未詳竚山在何處。今句曲北鹿迹山西有名竚角山，似當是其處也。

22石腦故如石，但小，斑色而輭耳，所在有之。服此，時時使人發熱，又使人不渴。李整昔未入山時，得風痺疾，久久乃愈耳。此人先多房内事，殆不同今者，疾之輕薄也。石腦，今大茅東亦有，形狀圓小如曾青，而質色似鍾乳牀，下乃皎白，時有黑斑而虚輭。服之乃熱，爲治亦似鍾乳也。

23羅江大霍有洞臺，中有五色隱芝。此則南真及司命所任之處也。

24華陽洞亦有五種夜光芝。此則司命所請以植句曲内外者也。

25良常山有熒火芝，此物在地如熒火狀，其實似草而非也。大如豆形，紫華，夜視有光。得食一枚，心中一孔明；食七枚，七孔明，可夜書。計得食四十七枚，壽萬年。從來未聞有見之者，當是無至心尋求耳。

26包山中有白芝，又有隱泉之水，正紫色。此即林屋山也，在吴大湖中耳。

27華陽雷平山有田公泉水，飲之，除腹中三蟲，與隱泉水同味，云是玉砂之流津也。用以浣衣，不用灰，以此爲異矣。此水今從地涌出，狀如沸水，味異美。取浣垢衣，便自得淨。即所呼爲柳谷汧者，在長史宅東南一里許也。

28昔高辛時有仙人展上公者，於伏龍地植李，彌滿其地。展先生今爲九宮内右司保，其常向人説：「昔在華陽下食白李，味異美。憶之未久，而忽已三千年矣。」諸曆檢課謂堯元年戊戌至齊之己卯歲，二千八百三年。高辛即堯父。説此語時，又應在晉世。而已云三千年，即是堯至今不啻二千八百年。外曆容或不定，如此丁亥之數，不將已過乎！汲(家)【冢】紀年正二千六百四十三年，彌復大懸也。

29後有郭四朝，又於其處種五果。又此地可種柰，所謂福鄉之柰，以除災厲。

30秦時有道士周太賓及巴陵侯姜叔茂者，來住句曲山下，又種五果并五辛菜。叔茂以秦孝王時封侯，今名此地爲姜巴者是矣，以其因叔茂而名地焉。地號今亦存。有大路從小茅後通延陵，即呼爲姜巴路也。但秦孝公時，未併楚置郡。巴陵縣始晉初，不知那有巴陵之封，恐是巴蜀之巴故也。此二人並已得仙，今在蓬萊爲左卿。今南鄭諸姜，則叔茂之後。茂曾作書與太極官僚云：「昔學道於鬼谷，道成於少室；養翮於華陽，待舉於逸域。時乘飆輪，宴我句曲。悟言永歎，代謝之速。物存人亡，我勞如何？」太賓亦有才藝，善鼓琴，昔教麋長生、孫廣田。廣田即孫登也，獨弦能彈，而成八音，真奇事也。孫登即嵇康所謂長嘯者，亦云見彈一絃之琴。斯言非虛矣。

31 叔茂種五辛菜，常賣以市丹砂而用之。今山間猶有韭薤，即其遺種邪？今呼爲韭山，在大茅西，甚多大韭。又餘處亦有蒜薤耳，非(山)〖出〗姜巴一處也。

32 今舍前有塘，乃郭四朝所造也。高其牆岸，蓋水得深。但歷代久遠，塘牆頹下耳。「今舍」語，似是論長史宅。宅前今乃有塘，近西爲堤牆，即是遏柳汧水，而去郭千甚遠。郭千在北洞西北，今有大陂塘，四朝先應住此。未解「舍前」之意，恐長史於彼復立田業。又有說在後。

33 四朝常乘小船遊戲其中，每叩船而歌曰：「清池帶靈岫，長林鬱青蔥。玄鳥藏〔二〕幽野，悟言出從容。鼓檝乘神波，稽首希晨風。未獲解脫期，逍遥丘林中。」「晨風」謂上清玉晨之

〔二〕「藏」，雲笈七籤卷九十六作「翔」。

風，非毛詩所謂「鴥彼晨風」之鳥也。「浪神九垓外，研道遂金真。戢此靈鳳羽，藏我華龍鱗。高舉方寸物，萬吹皆垢塵。顧哀朝生惠，孰盡汝車輪。」女寵不弊席，男愛不盡輪。朝生，蜉蝣也，以喻人之在世，易致消歇耳。「遊空落飛飆，靈步無形方。圓景煥明霞，九鳳唱朝陽。暉翩扇天津，菴藹慶雲翔。遂造大微宇，挹此金梨漿。逍遥玄垓表，不存亦不亡。」玄垓、九垓，皆八極之外，九霞之頂名也。飛登木星，亦名玄朗東陽之垓。故若士語盧敖云：「吾與汗漫期於九垓之上矣。」「駕欻舞神霄，披霞帶九日。高皇齊龍輪，遂造北華室。神虎洞瓊林，風雲合成一。開闔幽冥户，靈變玄迹滅。」四朝爲玉臺執蓋郎，故云「高皇齊龍輪」。

定録言。右十二條掾寫，共一篇。

34 四朝，燕國人也，兄弟四人並得道。四朝是長兄也。真法：其司三官者，六百年無違，坐超遷之。四朝職滿，上補九宫左仙公，領玉臺執蓋郎，中間久闕無人，後以思和代四朝也。山下居民今猶呼一平澤地爲郭千者，是四朝之姓尚存於民口也。四朝往曾使人種植於此地也。年年四朝每行皆過詣此山，以造思和，遊看原阜。此是茅傳中言也。按如此説，郭千止是種植處，非居止也。住處則長史宅果應是矣。今塘牆既頽，決水不復甚停，人皆以爲田耳。然其地（汙）【迂】闊，小壅猶自成池，可得汎舟而歌。但無人能追蹤遠世，可歎如何。後云此四朝年年行過遊看，是上補去後，猶復憶羡舊居，所以數宴良常，眷盼朋好。

35張玄賓者，定襄人也。魏武帝時曾舉茂才，歸鄉里，事師西河薊公，服术餌，兼行洞房白元之事。後遇真人樊子明於少室，授以遁變隱景之道。昔在天柱山中，今來華陽內，爲理禁伯。理禁伯主諸水雨官也。此人善能論空無，乃談士，常執本無理，云：「無者，大有之宅，小有所以生焉。積小有以養小無，見大有以本大無。有有亦無無焉，無無亦有有焉，所以我目都不見物，物亦不見無。寄有以成無，寄無以得無，於是無則無宅也，太空亦宅無矣。我未生時，天下皆無無也。」其所論端據如此，桐柏諸靈亦不能折也。自云：「昔曾詣蓬萊宋晨生，晨生者，蓬萊左公也，與其論無，粗得人意。過此已去，尚未能本有，安能本無邪？與餘人論空無，天下中皆無人焉。」其高氣秉理如此。東卿君、紫微、玄清，亦莫得而(千)【干】也。理禁伯官，亦保命之監國也。此論空無之理，乃殊得無宗，而玄玄固難可曲覈矣。真人之才義，亦是甚有優劣。東卿、桐柏、紫微、玄清，蓋相推並言談之英辯者，故舉此爲標也。按左傳稱「君之世子，從曰撫軍，守曰監國」，監國之任，則是副貳。疑此「監國」或因作「監司」也。

36趙威伯者，東郡人也，少學邯鄲張先生，先生得道之人耳。晚在中嶽授玉佩金鐺經於范丘林，丘林乃是漢樓船將軍衛行道婦也，學道得仙。遂授行挹日月之道，又服九靈明鏡華，遂得〔二〕。昔亦來在華陽内，爲保命丞。河圖云吴、楚多有得見太平者，其常語人云：「此語不虚，此驗不久。」如此，諸學者何可不彌加勤勵也。其存明鏡，非世間常法也，受范丘林口訣云。善嘯，嘯如百鳥雜鳴，或如風激衆林，或如伐鼓之音。時在天市壇上奮然北向長嘯呼風，須臾雲翔其上，衝氣動林，或冥霧飆合，或零雨其濛矣。保命有四丞，此一人主爲暴雨水及領五芝金玉草，若欲致洪雨者，將可辭詣之也。又，理禁伯亦主雨水。若請雨，宜併爲辭也。其一丞是咸陽樂長治，東卿司命君鄉里人也，爲小君所舉用，漢桓帝中書郎，晚從中嶽李先生受道，行七元法得仙。相去二百餘年。猶蒙（卿邦）〖鄉邦〗之澤也。一人是孟君入室弟子鄭雉正者，孟君所屬用。孟君，京兆人。或呼爲孟先生，不知何名位。其一人是西山唐【公】房。此則神仙傳所載，是蜀人，奉事李八百者也。樂長治主災害，鄭雉正主考注，唐公房主生死，趙威伯主仙籍并記學道者，并暴雨水、靈芝草。洞宫官寮司察吴越（非）〖兆〗民，在任不過此四丞也。其下則有四（師）〖帥〗，事在第三篇中。

定録道此。右此有掾寫，依紙墨亦言前篇，而中間有此失缺，此行後又割，恐别復有事，並遺落，深可恨惜耳。

〔二〕「遂得」，俞本其下有「仙」字。雲笈七籤卷一百十一引洞仙傳作「挹日月之景，服九雲明鏡之華得道」。

37杜（契）【契】〔一〕者，字廣平，京兆杜陵人。建安之初，來渡江東，依孫策。入會稽，嘗從之。後爲孫權作立信校尉。黄武二年，漸學道，遇介琰先生，授之以玄白術，隱居大茅山之東面也。守玄白者，能隱形，亦數見身出此市里。契與徐宗度、晏賢生合三人，俱在茅山之中，時得入洞耳。或自採伐，貨易衣糧於虚曲，而人自不知之耳。（猶）【介】琰者，即白羊公弟子也，今在建安方山中也。琰即禁山符云爲孫權所殺，化形而去，往建安方山，尋白羊公。杜必當於此時受道也。契音薛，即與「舜」同。「契」四畫，「契」三畫，分毫有異也。

38徐宗度，晉陵人，作孫皓左典軍呂悌司馬，受風谷先生氣禁道，故得契俱。晏賢生是步騭〔二〕外甥，即宗度之弟子也。

39契弟子二人，一人孫賁孫女寒華也，少時密與契通情。〔契〕〔三〕後學道，受介琰法，又以法受寒華。寒華初去時，先叛入建安，依邵武長張毅，毅即契通親，故得免脱，事平乃歸茅山耳。寒華行玄白法而有少容，今嘗俱處也。玄白道忌房室，自契受道，不得行此。吴豫章太守孫賁之（子）〖孫〗也，山陰王孫奚之子寒華也。尋此二人，乃因奔淫，無應入道，而用志能自抑斷如此，此宜其

〔一〕「契」，原作「契」，據俞本及本條陶注改。下同。
〔二〕「騭」，原作「陟」，據俞校及三國志吴志步騭傳改。
〔三〕「契」，原脱，據文意補。

階也。賁是權同堂兄，有子四人，各名鄰、安、熙、疏，而無奚。或是小名。又無奚或爲王者也。

40其(弟二)【一弟】子是陳世京。世京，孫休時侍郎，少好道，數入佛寺中，與契鄉里，故晚又授法。契初將寒華入建安之時，時亦同舉，實賴世京濟其密計焉。此數子今處茅山之外，非常在洞中之客也，亦時得入耳。亦數至長史舍屋間遊戲，然多在大茅之間。建安初至孫休即位六十二年。杜初從孫策，不減年二十左右，則逃時已年八十許矣，不容此爾。

41世京今服朮、澤瀉，寒華無所服。茅山通無石室，則必應起廬舍。既有服餌，使須藥具，兼猶資衣糧，不容都爲隱默。但于時林苭幽阻，無人尋迹耳。

42守玄白之道，常旦〔一〕旦坐卧任意，存泥丸中有黑氣，存心中有白氣，臍中有黃氣，三氣俱(仙)〔生〕〔二〕，如雲以覆身上，因變成火，火又繞身，身通洞徹，內外如(此)〔一〕〔三〕。旦行之，至日向中乃止。於是服氣百二十過，都畢。道止如此，使人長生不死，辟却萬害，所謂知白守黑，求死不得；知黑守白，萬邪消却。(尤)【忌】食六畜肉及五辛之菜，當別寢靜思，尤忌房室，房室即死。

〔一〕「旦」，上清握中訣作「平」。
〔二〕「生」，原作「仙」，俞本作「先」，日校據卷十作「生」，是，據改。
〔三〕「一」，原作「此」，據卷十改。

此道與守一相似，但如〔二〕爲徑要以減之耳。忌房室甚於守一，守一之忌在於節之耳。初存氣出如小豆，漸大衝天，三氣纏煙繞身，共同成一混沌。忽生火在三煙之內，又合景以鍊一身。一身之裏，五臟照徹，此亦要道也。此數人並已三百餘年，正玄白之力也。並是不死之學者，未及於仙道。玄白事已重抄出在第三篇修用中。計杜於建安初可年二十許，至晉興寧三年，始一百九十歲。諸人又晚學，而此云並三百餘年，恐長「三」字，亦强可是「二」耳。

43若欲守玄白者，當與其經，經亦少許耳。自可兼行，以除萬邪，却千害。行之三十年，匿身隱形，日行五百里。一名此道爲「胎精中景玄白法」也。

八月十四日夜，保命仙君告。此告必應是告牙，亦可是試以戲長史爾。

44牙守一，竟未起別寢邪？此一語是論玄白守一事，忽然憶寅獸。寅獸當是未免房中，因而及此也。

45渟〔三〕景翳廣林，曖曖東霞升；晨風舞六煙，敎鬱八道騰；五嶽何必秀，名山亦足凌；矯手攝洞阜，棲心潛中興；吐納胎精炁，玄白誰能勝。

右杜廣平恒喜歌吟此，今疏相示。

〔二〕「如」，俞本作「知」，登真隱訣卷中引無此字。

〔三〕「渟」，雲笈七籤卷九十六引作「淳」。

右定録君道此。此亦應同十四夜告。從「杜〔契〕〔二〕」來九條並有掾寫，共一篇。

46峨峨岑山，幽巖嶺芳。卓卓先生，乘和來翔。散髮頹穎，躬耕陵壃。三餐自足，不期裹糧。玉迹東映，鳳響西彰。公侯招之，凌風振裳。處不矜嘿，出不希揚。被褐容與，杖策頡頏。此一篇有異手書，乃接前詩後，而後又仍接以「蕭寂華門」事。既真書止說前一篇，已自右畢，則此詩非復是杜所作，而不知其義是誰。

47近所標靜舍地，此金鄉之至室，若非許長史父子，豈得居之。後世當有赤子賢者，乃得居此鄉爾。子孫事祕之，不可輕泄。按此所標，即應是後云長史所營屋宅處也。金陵之地乃廣，則此爲最勝之地，非真仙不得居，故唯長史、掾可居耳。赤子賢者，莫測爲誰。或是姓赤，或是大人，或將來英賢應運者，乃當復得居之。既方是後世子孫時事，則非今所宜預言，兼以此地福重，不欲宣廣，使人濫住致有犯穢故也。

48許長史今所營屋宅，對東面有小山，名雷平山，周時有雷氏養龍，來在此山，後有姜叔茂、田翁亦居焉。其山北有柳汧水，或名曰田公泉，以其人曾居此山，取此水故也。雷平

〔二〕「契」，原脱，據俞校補。俞本於此有雙行小字校語曰：「『杜』下應有『契』字。」

山在小茅北，基址相連。田公泉今具存，左右甚多水柳樹，故名柳汧。此泉即前所云浣衣不用灰者。長史宅自湮毀之後，無人的知處。至宋初，長沙景王檀太妃供養道士姓陳，爲立道士廨於雷平西北，即是今北廨也。後又有句容山其王文清，後爲此廨主，見傳記。知許昔於此立宅，因博訪耆宿，至大明七年，有(術)〔述〕虚老公徐偶，云其先祖伏事許長史，相傳識此宅只在今廨前烏柏樹處應是，似猶有齋堂前井存，于時草萊蕪没。王即芟除尋覓，果得磚井。(上)【土】已欲滿，仍掘治，更加甓累。今有好水，水色小白，或是所云似鳳門外水味也，於是審知是故宅。從來空廢，無敢居者。既云金鄉至室，便爲伏龍之膏腴矣。其西北即有長岡連亘，呼爲長隱者也。

49雷平山之東北有山，俗人呼爲大横山，其實名鬱岡山也。名山記云所謂岡山者也。下有泉水，昔李明於此下合神丹而升玄洲。水邊今猶有處所。此山正東面有古時越騶王冢。本「墓」字，後人黵作「冢」。此山今連延甚長。後云古人合丹，猶應是此李明。但言在方隅，則疑其小近南，水邊不復見有基迹，或漸蕪没故也。越騶王是句踐四世孫，初不肯立，逃入菁山穴，越人(董)【薰】出之，後於吴徙還會稽。以周宣王十一年，爲孫諸咎所殺，越人又殺諸咎。不知那得遠來葬此，或當有神異處故也。今尋視未見指的墳冢，而如有兆域處者。

右定録君言。右三條有掾寫。

50華陽中玉碣文在童初府西向，一云四面。其文曰：「解帶被褐，尋生理活。養存三(亦)【赤】，洞我玉文。領理八老，二十四真。不眠内視，微氣綿綿。把録太素，玄之又玄。

神道在今，子來乃臻。」

易遷云：「鄧夫人語之，解此則得仙，此仙之要言。易遷不解此，許侯可解注之。」易遷則長史妻也，鄧夫人即鄧芝母也。此碣文乃粗可領解，皆上道中事，但下挺者無由究知之，故令長史解釋，亦或試以戲之耳。

右一條有某書。

隱居今所安經昭靈臺前，欲立小石碣子，刻書華陽頌十五篇，皆讚述此山洞内外事，庶以標誠靈府，永垂遠世。而未辨作石，今且載其文於此曰：

河篇徵往册，孔記昭昔名。三宿麗天序，兩金標地英。

右樞域。

宅無乃生有，在有則還空。靈構不待匠，虚形自成功。

右質象。

總神列三府，分途交五便。陰暉迎夜晳，晨精望曉懸。

右形位。

南峰秀玄鼎，北嶺横秦壁。表裏玉沙津，周回隱輪迹。

右標貫。

左帶柳汧水，右浚陽谷川。土懷北邙色，井洌鳳門泉。

右區別。

郭千峙流〔二〕岸，姜巴亘遠蹤。廟貌或時饗，別宅乃恒恭。

右迹號。

吴居非知地，越家詎隱遷。樹蓋徒低蔭，石竈未嘗煙。

右類附。

果林鬱餘榛，蔬圃蔓遺辛。熒芝可燭夜，田泉常滃塵。

右物軌。

降轡龜山客，解駕青華童。寢宴含真館，高會蕭閑宫。

右遊集。

清歌翔羽集，長嘯歸雲翻。子絃有逸調，空談無與論〔三〕。

右才英。

〔二〕「流」，道藏本華陽陶隱居集作「留」。
〔三〕「論」，道藏本華陽陶隱居集作「言」。

標舍雷平下，立靜連石陰。上道已沖念，飛華當軫心。
右學稟。
方嵎遊瓊刃，華陽棲隱居。重離儻或似，七元乃扶胥。
右挺契。
號期行當滿，亥數未終丁。迨乃承唐世，將賓來聖庭。
右機萌。
濟神既有在，去留從所宜。靈迹何顯晦〔一〕，冥途自相知。
右業運。
刊石玄窻上，顯誠曲階門。動靜顧矜録，不負保舉恩。
右誠期。
右此十五首下各兩字，是其一篇中意。篇中字字皆有義旨，後之人自以篇中事求之。

〔一〕「靈迹何顯晦」，道藏本華陽陶隱居集作「心迹何用顯」。

真誥卷之十四　稽神樞第四

1大茅山之西南有四平山，俗中所謂方山者也。其下有洞室，名曰方臺。洞有兩口，見於山外也，與華陽通，號爲别宇幽館矣，得道者處焉。此山去大茅山可二十許里。西南六七里有一洞口見外。近時有人入，見一青蛇在洞中，因與呼爲青龍洞。山近上及北面西面，亦並有洞穴同，不知何者是此兩口耳。山上又有泉水，冬夏不竭。山□□□□□□平〔一〕，所以號爲四平及方山也。甚多南燭，今積金山東□□□□□□，此樹皆能高大，館中諸道士所資爲藥也。其中先止者，有張祖常、劉平阿、呂子華、蔡天生、龍伯高，並處于方臺矣。

2張祖常者，彭城人也。吴時從北來，得入此室。祖常託形墮車而死，故隱身幽館，而修守一之業。師事上黨鮑察者，漢司徒鮑宣五世孫也。察受道於王君。鮑宣，漢司隸校尉。爲

〔一〕此行及下行，藏本原各闕約六字。俞本同。照其板式情形而言，或爲當時漏刻，或爲刻誤後削去，似非真誥此處原闕。

王莽所害。宣子永，永子昱，昱子某。

3劉平阿者，無名姓，名姓不示人也。漢末爲九江平阿長，故以爲號。行醫術，有功德，救人疾病，如己之病。行遇仙人周正時，授以隱存之道，託形履帽，而來居此室。常服日月晨炁，顔色如玉，似年三十許人。二君何容不知其本名，既示不欲復説之耳。戴孟之本族，乃亦已陳之在後矣。

4呂子華者，山陽人也。陰君弟子。已服虹丹之液而未讀内經，來從東卿受太霄隱書而誦之。常以幽隱方臺爲樂，不願造于仙位也。

5蔡天生者，上谷人也。小爲嘯父，賣雜香於野外以自業贍，情性仁篤，口不言惡道。逢河伯少女從天生市香，天生知是異人，再拜上一檐香。少女感之，乃教其朝天帝玉皇之法，遂以獲仙，託形烏杖，隱存方臺。少女今猶往來之也，天生師之。

6龍伯高者，後漢時人，漢伏波將軍馬援戒其兄子，稱此人之佳，可法，即其人也。伯高後從仙人刁道林受服胎炁之法，又常服青飢方，託形醉〔一〕亡，隱處方臺。師定録君也。伯高，名述，京兆人。漢建武中，爲山都長，擢至零陵太守。馬援征南日，遺兄子嚴書曰：「龍伯高敦厚周慎，口無擇言，

〔一〕「醉」，三洞珠囊卷三引作「解」。

謙約節儉，廉公有威。吾愛之重之，願汝曹効之。効伯高不得，猶爲謹勑之士，謂刻鵠不成，尚類鶩者也。」雷平山之東北，良常山之東南，其間有燕口山，三小山相隅故也，一名曰方隅。山下古人曾合九鼎丹於此間也。幽人在（此）〖世〗時，心〖嘗〗樂居焉。今常遊此，方隅山下亦有洞室，名曰方源館，亦有二口常見外也。常有此五人爲旅。其山即是大横西南，別有二墩壟相聚，今人不復有（乎）〖呼〗其名者。前云李明合丹，即是此矣。幽人者，掾去世後，不欲顯名，故號爲幽人。此是未受事，且停洞館修業也。山今亦有兩小口。五人爲旅，即向之四平山者，既去來相通，故時共遊處也。所以楊君夢掾云「向從四平山來也」。右六條是手新寫，應是保命君所告也。

7鹿迹山中有絶洞。絶洞者，纔有一二畝空地，無所通達，故爲絶洞。洞室四面皆有青白石，亦以自然光明，如絲舊作「繖」字如此。張形。下正平，自有石牀、石塌，曲夾長短，障隔分別，有如刻成，亦整盛也。東北有小口，纔劣容人入，入二三百步，乃得洞室，初入口甚急，愈入愈寬大也。口外南面有三積石，積石下有汧，索即可得也。亦或以一小石掩穴口，穴口大小俱如華陽三便門。便門亦用小石塞其口，自非清齋久潔，索不可得。鹿跡洞子亦爾，不受穢氣故也。此山今屬南徐州界，正對茅山，北望見之。亦有道士住。鹿跡在石上，故仍以爲名。洞口處乃可知，而甚嚴潔，亦無人敢觸冒者。此云如華陽三便門，則南洞北洞本大開，餘東西及東南皆是塞矣。

鹿跡（華）山中（及）〔一〕洞主有謝稚堅、王伯遼。繁陽子，號名耳，是漢越騎校尉何苗叔達也，進之同母弟。少好道，曾居河東繁山之南服食，故自號爲繁陽子。中君答長史問葛玄云：「在蓋竹山，恒與謝稚堅相隨。」今稚堅乃在此，不知爲去來往還，爲當兩人同姓名也。後漢書云何苗是何進異母弟，爲車騎將軍，黨附閹勢；進被害時，苗於朱雀闕下，與進將吴匡戰死被斬，董卓又破棺出尸，支解之。既非故爲兵解去，不知那遂得來居此。其母亦被刑。苗既非進同生，官位復異。（具）【且】苗而字「達」，於義不類，恐别是一弟，不必是名苗戰死者耳。

8又有馮良。馮良，南陽冠軍（軍）〔二〕人，少作縣吏，年三十爲尉，從佐迎督郵，自恥無志，因毀車煞牛，裂敗衣幘，遂去。從師受詩、傳、禮、易，復學道術、占候。家中謂已死，十五年乃還。整修志節，抗操嚴恪，州郡禮辟，不就。詔特徵賢良高第，半道委之，還家。時三公爭讓位於良，遂不降就。年六十七，乃棄世東渡入山，今在鹿跡洞中。後漢安帝時人也。漢書所載，事亦略同。

9又有郎宗者，字仲綏，北海安丘人。少仕宦爲吴縣令，學精道術、占候、風炁。後一旦，有暴風經窻間，占知京師大火，燒大夏門。遣人往參，果爾。諸公聞之，以博士徵宗。宗

〔一〕「華」、「及」，日校以爲衍字，是，據删。
〔二〕「軍」，疑爲衍字。

恥以占事就，夜解印綬，負笈遯去。居華山下，服胡麻丸得道。今在洞中。後漢書載郎宗事云：「理京房易，善星筭、風角、六日七分，能望氣占候吉凶，常賣卜自奉。安帝徵，對策爲諸儒表。後拜吴令。時卒有暴風，宗占知京師當有大火，記識日月，遣人參候，果如其言。諸公聞而表上，以博士徵之。宗恥以占驗見知，徵書到，夜懸印綬於縣庭而遯去，遂終身不仕。子顗，字稚元，傳父業研精，學徒常數伯人。順帝陽嘉二年，徵詣闕，上書十一事。拜郎中。還家，後爲同縣孫禮所害。」其餘其王叔明、鮑元治、尹蓋婦之徒，復二十餘人，並在北山，不能復一二記之也。此數人是絶洞諸山之主耳。此絶洞仙人亦思得學道者，欲與之共處於洞室，困時無其人耳。此洞既无所通達，正是地仙棲處，必非三十六天之限也。道喪由簪，良可哀矣。寓家辱人哉！簪者謂人貪仕宦衣冠，坐此不得務道。家室本寄寓耳，此洞中乃是永宅。爲戀戀不去，實足辱敗人矣。此亦諷誘於長史耳。

右保命君告。右三條楊書。

10 范帥云：「三官有獄官，不名廷尉，名大理。李豐今爲大理，都餘一守缺，以擬王附子，不以與許虎也。守職如今獄之三官也。」李豐，字安國，改字宣國，馮翊人，李義子。本寒微，有才志，遂事魏爲尚書僕射（尉）〔一〕。與夏侯玄謀廢晉景王，事泄，召來，令人以刀鐶撞腰煞之。大理當爲大理〔二〕，即古之獄官。

〔一〕「尉」，日校以爲衍字，是，據删。

〔二〕「大理當爲大理」，此句疑有誤。茅山志卷八引作「大理」。

前漢洎魏時，廷尉亦名大理。此職是仙官也。王附子是王厶之小名。許虎即虎牙也。

11鮑靚因吾屬長史。鼠子輩既爾，可語郡守，令得反。映亦屬吾，其家比衰，欲非可奈何！可寫存之耶？鼠子恐是鮑靚小名。鮑爲南海郡，仍解化，兒輩未得歸都，所以屬之。鮑即許先生之師也。

右二條有楊書。

12武當山道士戴孟者，乃姓燕名濟，字仲微，漢明帝末時人也。夫爲養生者，皆隱其名字，藏其所生之時，故易姓爲戴，託官於武帝耳。而此人少好道德，不仕於世矣。少孤，養母，母喪，行服葬。服闋，遂入華陽山，服朮，食大黄及黄精，種雲母、雄黄、丹砂、芝草，受法於清靈真人，即裴冀州之弟子也，得不死之道。裴真人授其玉佩金鐺經，并石精金光符，遂能輕身健行，周旋名山，日行七百里，多所經涉，猶未得成仙人也。戴乃授行玉珮金鐺，而止不死而已，未得神仙，於理爲小難詳。後又云：「玄真亦其鈔要，行之者神仙不死。」又與本經不同。及石精金光符，既不爲劍用，則止是解化一符單服者。此符主隱遯，不云健行也。種五品芝，世亦有法。

13仙人郭子華、張季連、趙叔達，晚又有山世遠者，此諸人往來與之遊焉。昔居武當，今來大霍，欲從司命君受書，故未許焉。山已得爲太和真人，則應居在南陽太和山矣。餘三人不見別顯出也。

14戴公拍腹有十數卷書，是太微黄書耳，此人即謝允之師也。按（金）【今】相傳太微黄書第八篇有目録云「凡有八卷」，唯此一卷出世。今戴公乃有十許篇，亦爲不同。「拍腹」之義，謂恒以繫腰也。其外傳事亦同此。謝允，字道通，歷陽人，小時爲人所略，賣往東陽，後告官，被誣在烏傷獄。事將欲入死，夜有老公授其符，又有黄衣童子去來，於是得免。咸康中，至襄陽，入武當山，見戴孟，孟即先來獄中者，因是受道。又出仕作歷陽，新豐、西道三縣，所在多神驗。年七十餘猶不老，後乃告終也。

15 黄衣童子者，即玉佩金鐺之官耳。云坐上常有一人共坐胇二〔二〕者，應是胇胇，不明狀也。即太極真人時往來也。按説如此，似答問黄衣童，意亦可是午時。既及謝，因此面訪其事。

16 受行玉佩金鐺經，自然致太極真人。諺云：「服九靈日月華，得降我太極之家。」此之謂也。玄真之法，亦其鈔要也，行之者神仙不死。

17 裴真人有弟子三十四人，其十八人學佛道，餘者學仙道[王虛]。應作「牅」字。〔弟子劉顯林、辛仲甫、趙子常。〕〔三〕

18 周真人有十五人弟子，四人解佛法。〔入室弟子王瑋達、李建道、泉法堅。〕

19 桐栢有二十五人弟子，八人學佛。〔入室弟子于弘智、竺法靈、鄭文成、陳元子。〕此當略舉標勝者耳。辛、泉、于、竺，皆似胡姓也，當是學佛弟子也。

〔二〕「胇二」，即「胇二」。「二」，重文符。

〔三〕原作雙行小字注文，據日校改。下二條同。日校以爲此皆「墨書細字」者，或非。疑此仍爲正文。

右八條有掾寫，共一篇相連。

20霍山中有學道者鄧伯元、王玄甫，受服青精石飯，吞日丹景之法。用思洞房已來，積三十四年，乃内見五藏，冥中夜書。以今年正月五日，太帝遣羽車見迎，伯元、玄甫以其日遂乘雲駕龍，白日登天。今在北玄圃臺，受書位爲中嶽真人。伯元，吴人；玄甫，沛人。

21華陰山中有學道者尹虔子、張石生、李方回，並晉武帝時人。授仙人管成子蒸丹餌术法，俱服，得延年健行。又受蘇門周壽陵服丹霞之道，行已五十年，精心内視，不復飲食，體骨輕健，色如童子。以今年二月十二日，太一遣迎，以其日乘雲升天。今在玄州受書爲高仙真人。張石生爲東源伯。

22衡山中有學道者張禮正、冶明期二人，禮正以漢末在山中服黄精，顔色丁壯，常如年四十時。明期以魏末入山，服澤瀉、柏實丸，乃共同止巖中。後俱授西城王君虹景丹方，從來服此丹，已四十三年。中患丹砂之難得，俱出廣州爲沙門，是滕含爲刺史時也。遂得内外洞徹，眼明身輕，一日行五百里。又兼守一，守一亦已三十年。以三月一日，東華遣迎，以其日乘雲升天。今在方諸飈室，俱爲上仙。滕含以永和十年甲寅年爲廣州刺史，此得仙乙丑歲十二年，是爲前服丹已三十二年，猶更出查也。

23廬江潛山中有學道者鄭景世、張重華，並以晉初受仙人孟德然口訣，以入山，行守五藏含日法，兼服胡麻，又服玄丹，久久不復飲食，而身體輕强，反易故形。以今年四月十九日，北玄老太一迎以雲軿，白日升天，今在玄州。

24括蒼山有學道者平仲節，河中人，以大胡亂中國時，來渡江入括蒼山。受師宋君存心鏡之道，具百神行洞房事。如此積四十五年中精思，身形更少，體有真炁。今年五月一日，中央黄老遣迎，即日乘雲駕龍，白日升天，今在滄浪雲臺。大胡亂者，是劉淵、劉(總)【聰】時也。石勒爲小胡。

25剡小白山中有學道者趙廣信，陽城人。魏末來度江，入此山，受李法成服炁法。又受師左君守玄中之道，内見五藏徹視法。如此七、八十年，周旋郡國，或賣藥，出入人間，人莫知也。多來都下，市丹砂作九華丹，丹成一服。太一道君以今年六月十七日遣迎，停三日，與山中同志別去，遂乘雲駕龍，白日登天。今在東華。

26海中有狼五山，中有學道者虞翁生，會稽人也。昔受仙人介君食日精法，以吳時來隱此山，兼行雲炁迴形之道，精思積久，形體更少如童子。今年七月二十三日，東太帝遣迎，即日乘雲升天。今在陽谷山中。狼五山在海中，對(白)〔句〕〔二〕章岸，今直呼爲狼山。

〔二〕「句」，原作「白」，據輿地紀勝卷四十一引改。

27赤水山中學道者朱孺子，吴末入山，服菊花及朮餌，後遇西歸子，從乞度世。西歸子授以要言入室存泥丸法。三十年，遂能致雲雨於洞房中。今年八月五日，西王母遣迎，即日乘五色雲車登天。今在積石臺。赤水山云在鄞縣南十里，從楠谿口入三百里。山正赤，週迴五十里，高千餘丈。如此則應是臨海永嘉東北名赤巖者也。許先生所住赤山，一名燒山，即此。名山五嶽中學道者數百萬人，今年有得道而升天者人名如别。年年月月，皆有去者，如此不可悉紀，今爲疏一年之得道人耳。有不樂上升仙而長在五嶽名山者，乃亦不可稱數。或爲仙官，使掌名山者，亦復有數千。九月二十日夜，清靈疏出。右八條有掾寫，共一卷相隨。〔一〕清靈猶是裴清靈也。此九月即應是乙丑歲，即疏其年中得道者。

28吴睦者，長安人也。少爲縣吏掌局，枉尅民人，民人訟之，法應入死，睦登委叛，遠遁山林。餓經日，行至石室，遇見孫先生在室中隱學，左右種黍及胡麻，室中恒盈食。睦至乞食，經月不去。孫先生知是叛人，初不問之，與食料理及誦經講道。説及禍福，睦聞之，於

〔一〕「右八條」十一字，俞本在「即疏其年中得道者」句下另起，作大字正文。

是心開意悟，因叩頭自搏，列其事源，立身所行，自首事實，求得改往。遂留石室，爲先生掃除驅使。經四十年後，先生受其道，俱採藥，服食胡麻，精修經教。得三百二十年，服丹，白日升天。

29朱玨者，陳留人也。爲人無道，專作劫盜。後人發覺收掩，玨得逸，出遠他境，至汝南少室山中，見馮先生隱學，云後三年乃受其真仙。留山，服食修道三十八年，後入東阬山中，壽百四十七歲。仙人降，將入大有山洞中，成真人。

30郭靜者，潁川人也。少孤，無父母兄弟，窮苦，依棲無所。年十六，縣召爲吏。後得罪，仍逃伏，經二月日不出。遇見鄭先生，救度一切，以法勸化之，靜遂隨鄭負檐駈使，經七年不敢懈怠，遂受其導引之要，餌服山术、茯苓，得壽三百歲。復於天維山，赤松子降，受其二人真道。今在大有洞中爲真人。

31范伯慈者，桂陽人也。家本事俗，而忽得狂邪，因成邪勞病，頓卧床蓆。經年迎師解事費用，家資漸盡，病故不愈。聞大道清約無所用，於是意變。聞沈敬作道士精進，理病多驗，乃棄俗事之，得五十日，病疾都愈云云。後詣陸玩之受真内道，玩之不能入山，伯慈不樂於世，遂辭去。入天目山，服食胡麻，精思十七年，大洞真仙司命君下降，受三十六篇經。後服還丹，白日昇天，今爲玄一真人。所注云「云云」處，是抄事人不能併取，非本闕也。(有)〖右〗四條，有人於東間鈔得，云是真書，而不知誰跡，亦無所受者。而辭旨有用，故紀續之。又此四人各有所明：一則酷吏，二則凶劫，三則孤煢，四是事俗，並世間薄運，遂能得道。足知心之所造，非關善惡者也。

32司馬季主後入委羽山石室大有宮中，受石精金光藏景化形法於西靈子都。西靈子都者，太玄仙女也。其同時今在大有室中者，廣甯鮑叔陽、太原王養伯、潁川劉瑋惠、岱郡段季正，俱受師西靈子都之道也。季主臨去之際，託形枕席，爲代己之像，墓在蜀郡成都升盤山之南。諸葛武侯昔建碑，銘德於季主墓前，碑讚末曰：「玄漠太寂，混合陰陽。天地交泮，萬品滋彰。先生理著，分別柔剛。鬼神以觀，六度顯明。」真誥云：「季主咽虹液，而頭足異處。」劍經註云：「吞刀圭而虫流。」今東卿説云：「託形枕席，爲代己之像。」似當是作録形靈丸，兵解去也。漢史既不顯其終，無以別測其事也。

33廣甯鮑叔陽者，漢高帝時趙王張耳、張敖之大夫也。少好養生，服桂屑，而卒死於厠溷間。今墓在遼東薊城之北山。漢高置燕郡，以薊屬燕，當是未分時也。

34太原王養伯者，漢高呂后攝政時中常侍、中（瑯琊）〔郎〕王探也。少服澤瀉，與留侯張良俱採藥於終南山，而養伯不（及）【反】，遂師事季主。前漢中常侍不用閹人，中郎非侍郎之官，或是後別爲此位耳。

35潁川劉瑋惠，漢景帝時公車司馬劉諷也。後事季主，晚服日月炁，爲入室弟子。道成，晚歸鄉里，託形杖履，身死桑樹之下。今墓在汝南安城縣西山。

36岱郡段季正，本隱士也。不聞有所服御，晚乃從季主學道，行度秦（州）〔川〕，溺水，拘得尸而葬川邊，今南鄭秦川是也。此人亦季主入室弟子。尋此四人，並是用靈丸雜解之道。

37季主一男一女，俱得道。男名法育也，女名濟華，今皆在委羽山中。濟華今日正讀三十九章，猶未過竟。此理亦欲難詳。

38季主讀玉經，服明丹之華，挹扶晨之暉，今顏色如二十女子，鬚長三尺，黑如墨也。

39昨日東卿君道此，如所疏，真奇事也。不知果云何耳。此一行楊君自記與長史。不知之辭，或云別有以。

40季主託形隱景，潛跡委羽，紫陽傳具載其事也。昨夜東卿至，聊試，請問季主本末，東卿見答，令疏如別，爲以上呈，願不怪之。省訖付火。此楊君與長史書。今有華撰周君傳，記季主事殊略，未見別真手書傳，依此語則爲非也。此前似有按語，今闕失一行。

41是後聖李君紀也，大都與前者略同。然東卿復兼有注解，注解近萬餘言，大奇作也。昨來，多論神化之事，聊及季主耳。去月，又見授神虎經注解，注解非世間所聞，亦自不掌其旨也。若更聞如季主比者，自當密白。此亦楊君與長史書也。既是論季主事，故仍以相次，不復出置下卷。長史撰真仙傳，欲以季主最在前，所以楊君爲請問本末也。司命所注二經，並未出世也。

右十條，有楊書。

42范安遠適云：「湛子不事齊，齊師伐之。春秋傳曰：『湛無禮也。』」此則左傳上事。「諶」字作「譚」字，（奇）【音】譚，國名也，莊王十三年，爲齊桓所滅。不知何故述此，似有所指也。

43莊子師長桑公子，授其微言，謂之莊子也。隱於抱犢山，服北（育）【肓】火丹，白日升天，上補太極闈編郎。長桑即是扁鵲師，事見魏傳及史記。世人苟知莊生如此者，其書彌足可重矣。

44施存者，齊人也，自號婉盆子，得遁變化景之道，今在中岳或少室。往有壺公，正此人也。然未受太上書，猶未成真焉。其行玉斧、軍火符，是其所受之枝條也。施存是孔子弟子三千之數。三千之限有此人，而不預七十二者，明夫子不以仙爲教矣。壺公即費長房之師。（軍）【玉斧】、軍火符，世猶有文存。（有）【右】三條，有楊書。

45九疑真人韓偉遠，昔受於中嶽宋德玄。德玄者，周宣時人，服此靈飛六甲得道，能一日行三千里，數變形爲鳥獸，得玄靈之道，今在嵩高。偉遠久隨之，乃得受法，行之道成，今處九疑山。

46其女子有郭芍藥、趙愛兒、王魯連等，並受此方法而得道者復數十人，或遊玄州，或處東華方諸臺，今見居也。

47 南嶽夫人言此云：「郭芍藥，漢度遼將軍東平郭蹇女也，少好道篤誠，真人因授其六甲。趙愛兒者，幽州刺史劉虞別駕漁陽趙該姊也，好道，得尸解，後又受此符。王魯連者，魏明帝城門校尉范陽王伯綱女也，亦學道，一旦忽委聟李子期，入陸渾山中，真人授此法。子期者，（同）〔司〕州魏人，清河王傅也。其常言此婦狂走云，一旦失所在。」此事乃出靈飛六甲經中。長史抄出之。

48 漢大將軍霍光有典衣奴子名還車，伺見二星，得年六百歲，今猶在焉。此事出方諸洞房經，後長史抄出。按魏書云：「青龍元年，并州刺史畢軌送漢度遼將軍范明友鮮婢奴，年三百五十歲，言（諸）【語】飲食如常人。奴云：『霍顯者，光祿小妻。（胡）〔明〕〔一〕友妻，是光祿前妻〔女〕〔二〕。』」如依此妻〔三〕，便非虛矣。

49 吞〔四〕琅玕之華而方營丘墓者，衍門子、高丘子、洪涯先生是也。衍門子墓在漁陽潞

〔一〕「明」，原作「胡」，據三國志魏志明帝紀裴注引世語改。

〔二〕「女」，原脱，據三國志魏志明帝紀裴注引世語補。

〔三〕「妻」，疑爲衍字。

〔四〕「吞」，無上祕要卷八十七引洞真藏景録形神經作「飛」。

縣，幽州漁陽有潞縣，(今)【上】黨亦有潞縣。衍門即羨門也。高丘子墓在中山聞喜縣，中山有安喜縣，聞喜乃屬河東。洪涯先生墓在武威姑臧縣。涼州記作姑臧縣。此三郡縣人並云上古死人之空塚矣，而不知高丘子時以尸解入六景山，後服金液之(末)〔水〕[一]，又受服琅玕華於中山，方復託死，乃入玄州，受書爲中嶽真人，于今在也。衍門子今在蒙山大洞黄金之庭，受書爲中元仙卿。洪涯先生今爲青城真人。

50漱龍胎而死訣，飲瓊精而叩棺者，先師王西城及趙伯玄、劉子先是也。王君昔用劍解，非龍胎諸丹。恐瓊精即是曲晨耳。服金丹而告終者，臧延甫、張子房、墨狄子是也。

51挹九轉而尸晁，吞(乃)〖刀〗圭而蟲流，司馬季主、甯仲君、燕昭王、王子晉是也。桐柏亦用劍解，當是此吞刀圭者，非九轉也。司馬季主亦以靈丸作兵解，故右英云「頭足異處」。燕昭學仙而不見別跡，景純云「無靈炁」，則爲(先)【末】究其事矣。

52周穆王北造崑崙之阿，親飲絳山石髓，食玉樹之實，而方墓乎汲郡。此則穆天子傳所載。見西王母時也。夏禹詣鍾山，啖紫柰，醉金酒，服靈寶，行九真，而猶葬於會稽。此事亦出五符中。茅傳又云「受行玄真之法」。北戎長胡大王獻帝舜以白琅之霜、十轉紫華，服之使

[一]「水」，原作「末」，據無上祕要卷八十七引洞真藏景録形神經、雲笈七籤卷八十四引改。

人長生飛仙，與天地相傾。舜即服之而方死，葬蒼梧之野。此諸君並已龍奏靈阿，鳳鼓雲池矣。而猶尸解託死者，欲斷以生死之情，示民有終始之限耳。豈同腐骸太陰，以肉餉螻蟻者哉！直欲遏違世之夫，塞俗人之願望也。古來英聖之王，唯未見顯堯及湯得道及鬼官之迹耳。

53至於青精先生、彭鏗、鳳綱、(南)〔商〕〔一〕山四皓、淮南八公，並以服上藥，不至一劑，自欲出處嘿語，肥遁山林，以遊仙爲樂，以升虚爲戚，非不能登天也，弗爲之耳。此諸君自展轉五嶽，改名易貌，不復作尸解之絶也。鏗則彭祖名也。青精亦出彭傳及王君傳、飢飯方中。鳳綱并諸仙人各有別顯。

54軒轅自採首山之銅以鑄鼎，虎豹百禽爲之視火參爐。鼎成，而軒轅疾崩，葬喬山。五百年後山崩，空室無尸，唯寶劍、赤舃在耳。一旦，又失所在也。列仙傳云「御龍攀髯」及「子晉馭鵠」，並爲不同，亦可是化後更出而爲之也。

55(玉)〖王〗子者，帝告也，曾詣鍾山，獲九化十變經，以隱遁日月，遊行星辰。後一旦

〔一〕「商」，原作「南」，據無上祕要卷八十七引洞真藏景録形神經改。

疾崩，營塚在渤海山。夏中衰時，有發王子墓者，室中無所有，唯見一劍在北寢上，自作龍鳴虎嘷之聲，人遂無敢近者，後亦失所在也。帝告則堯父。外書作「嚳」字。

56王子喬墓在京陵，戰國時復有發其墓者，唯見一劍在室，人適欲取視，忽飛入天中也。

57欒巴昔作兵解，去入林慮山中，積十三年而後還家，今在鵠鳴赤石山中。漢書云巴爲桂陽、豫章太守，後下獄死。當仍是用靈丸解（云）【去】也。亦出仙傳中。

右此三條，皆出掾寫劍經中。經非可輕見，既是説諸仙人事迹，隱居謹抄出以相輔類耳。

58至人焉在，朖曜南辰。含靈萬世，乘景上旋。化成三道，日月爲鄰。實玄實師，號曰元人。變成三老，友帝之先。

59安知至人，不有來遊。觀化兆間，混俗爲儔。釋羽沈鈴，安此南堣。豈將好兆，染俗久留。七聖玄紀中云：「赤君下教，變迹作沙門，與六弟子俱，皆顯姓名也。」

60爲世染俗，不適生期。赤怪潛駭，三柱爲災。賢者南遊，三嶽是之。玄君來行，人其誰知。赤怪則熒惑星也。三柱者，五車星中三柱也。（步）〖陟〗屢反。

61在元炁爲元君，在玄宮爲玄師，在南辰爲南極老人，在太虛爲太虛真人，在南嶽爲赤松子。此乃天帝四真人之師，太一之友。此四條是長史抄出，不審本是何經書中事。並是説南嶽赤君下教之旨。師友之目，小異諸經。

62桐栢山高萬八千丈，其山八重，周迴八百餘里，四面視之如一，在會稽東海際，一頭亞在海中。金庭有不死之鄉，在桐柏之中，方圓四十里，上有黄雲覆之。樹則蘇玡琳碧，泉則石髓金精，其山盡五色金也。經丹水而南行，有洞交會，從中過，行三十餘里則得。此山今在剡及臨海數縣之境。亞海中者，今呼括蒼，在寧海北鄞縣南。金庭則前右弼所稱者。此地在山外，猶如金壇，而靈奇過之。今人無正知此處，聞採藤人時有遇入之者。隖隩甚多，自可尋求。然既得已居吳，安能復覔越？所以息心。桐栢真人之官，自是洞天内耳。

紫微夫人言。

右一條某書。

63八渟山高五千里，周帀七千里，與滄浪、方山相連比。其下有碧水之海，山上有乘林真人鬱池玄宮，東王公所鎮處也。此山是琳瑯衆玉、青華絳實、飛間之金所生出矣。在滄浪山之東北，蓬萊山之東南。此即扶桑太帝所居也。方山即方丈山也，海中山名。多載在五嶽序中耳。

64方丈之西北有陰成大山，滄浪西南有陽長大山，山周迴各一千四百里，高七百里，其山多真仙之人所居處焉。此二山是陽九百六曆數之標揭也，百六之運將至，則陽長水竭，陰成水架矣；陽九之運將至，則陰成水竭，陽長水架矣。頃者是陰成山水際已高九千丈矣。百六之來，無復久時。陰成水際出山高，則是高乃應云「陽九」，而言「百六」，似是誤言。亦可是水起際如此高，非先水退際爾。但水性平，又非湍瀨，二山相去不遠，未解那得頓孤懸如此。

右二條有長史寫。

65未至廟第一高山西頭，龍尾北汧，洪水一所，發地長六丈餘，廣五丈，入土六尺，水流勢撻地二百餘步，去路三里。

66對廟後第二高山西頭汧，洪水一所，發地長四丈餘，廣三尺餘，入土四尺，水勢撻地三百餘步，去路二里。

67近廟後汧脇一所洪水，發地長五丈餘，廣四丈餘，入地二尺餘，水勢流入汧中，去廟一百五十步。

右蔣山北凡三處發洪，水流勢西北行。

此三條是異迹，既不見真手，未審是非。又不知此發洪當是何時事。山南乃經有發處，以積石塞之，世呼爲蔣侯飲馬汧。而山後不見有此，或當是將來期運之時乎！〔二〕

〔二〕「此三條」一段，俞本作雙行小字注文。

真誥卷之十五　闡幽微第一

1羅酆山在北方癸地，此癸地未必以六合爲言，當是於中國指向也，則當正對幽州遼東之北，北海之中，不知去岸幾萬里耳。山高二千六百里，周迴三萬里。其山下有洞天，在山之周迴一萬五千里。其上其下並有鬼神宮室，山上有六宮，洞中有六宮，輒周迴千里，是爲六天，鬼神之宮也。周迴一萬五千（五百）〖里〗，爲宮周迴一千里者，（三）〖二〗〔一〕百二十五所。今此六宮止得六所爾，其餘空尚（三）〖二〗百一十九所，計不容頓耳。恐所言或有舛漏處也。山上爲外宮，洞中爲內宮，制度等耳。此山既非人跡所及，故山上可以得立容。不知山復有幾洞門也。

2第一宮名爲紂絶陰天宮，以次東行。以周迴論之，洞中直東西有三千七百五十里，今一宮周迴（二）

〔一〕「二」，原作「三」，據日校改。下句同。蓋周迴一萬五千里，每宮周迴一千里，則以15×15之矩陣排列，必爲二百二十五所。

〔千〕里，是徑二百五十里，六宮若併列，合居千五百里耳。其兩邊各餘（二十）〔千〕〔二〕餘里，南北有殊遠，悉悉當爲藩屏故也。不爾，莫測所以也。

第二宮名爲泰煞諒事宗天宮。

第三宮名爲明晨耐犯武城天宮。

第四宮名爲怙昭罪氣天宮。

第五宮名爲宗靈七非天宮。

第六宮名爲敢司連宛屢天宮。凡此六天宮，亦皆應有義旨，乃粗可領解，自不容輕說。

凡六天宮是爲鬼神六天之治也。洞中六天宮，亦同名，相像如一也。此即應是北酆鬼王決斷罪人住處，其神即應是經呼爲閻羅王所住處也，其王即今北大帝也，但不知五道大神當是何者爾。凡生生之類，其死莫不隸之。至於地獄，所在盡有，不盡一處，泰山、河、海亦各有焉。此山外宮當是曹局職司，主領文簿；洞中内宮是住止及考謫之處也。今書家説有人死而復生者，並云初北向行，詣宮府考署，或如城（關）〔闕〕檢課文書，恐此皆是至山上外宮中爾。如胡母班往泰山府君處，亦不覺入洞中。恐鬼神恍惚，不使知見實事耳。

3 世人有知酆都六天宮門名，則百鬼不敢爲害。欲卧時，常北向祝之三遍，微其音也，

〔二〕「千」，原作「二十」，據文意改。日校以爲「二十」當作「二千」。案：據真誥本文，六宮依次由西向東排列，故東西合爲一千五百里，則東西兩邊各餘千餘里。而南北兩邊共餘七千二百五十里，故曰「殊遠」。

前云宮名，今云門名，是爲門亦因宮爲名。宮直是虛號，門則有榜題。百鬼皆見，而人今亦知之，故所以畏伏也。祝曰：「吾是太上弟子，下統六天，六天之宮，是吾所部，不但所部，乃太上之所主。吾知六天之宮名，故得長生。敢有犯者，太上當斬汝形。此云下統六天者，不爲六天所統也。不但吾自所部領，乃太上令吾主之，故復以爲威。猶如郡縣官爵有臺除，非白版之例也。第一宮名紂絶陰天宮，以次東行第二宮名……」此「二」字楊君書際紙下如此。掾寫不熟詳，乃作「七」字，今世中諸本皆作「第七」，此誤爾。宮唯有六，豈容是有七耶？！此呪復説「以次東行」四字者，是欲令鬼輩訝吾知其次第位例也。從此以次訖六宮止。乃啄齒六下，乃卧，辟諸鬼邪之氣。此一遍呪訖，六啄齒，畢，又呪。如此三過，乃卧耳。此法已重抄在第三篇修事中耳。人初死，皆先詣紂絶陰天宮中受事。或有先詣名山及泰山、江、河者，不必便徑先詣第一天〔宮〕〔二〕。要受事之日，罪考吉凶之日，當來詣此第一天宮耳。此宮是北帝所治，故後悉應關由，猶如今州縣之獄，初雖各有執隸，終應送臺，定其刑書。泰煞諒事宗天宮〔收〕〔三〕諸煞鬼，是第二天〔宮〕也，卒死暴亡，又經於此。此宮當得專主收煞也。其卒死暴亡，恐文書未正，或姓名相同者，所以先來檢問之也。賢人、聖人去世，先經明晨第三天宮受事。後云四明公各治一宮，不知此泰煞、明晨兩宮當

〔二〕「宮」，原脱，據文意補，下同。

〔三〕「收」，原脱，據文意補。

是何公所居。暴亡及賢聖，雖先暫經，亦猶應詣紂絶爲正也。禍福吉凶，續〔二〕命罪害，由恬昭第四天宮，鬼官（地）【北】斗君治此中。鬼官之北斗，〖非道家之北斗也，鬼官别有北斗君，以司生殺爾。按孫皓敗將張悌軍人柳棨病死，已三日，（且）〖旦〗忽起，大呼云：「至北斗門下，見人縛悌來。」因是驚（誤）【寤】爾。日晚，悌戰死。如此即應是第四宮也。今第五、第六宮不顯所主者，恐是考責之府也。

4 鬼官之太帝者，北帝君也，治第一天宮中，總主諸六天宮。餘四天宮，其四明公各在其中治。雖云各治一宮，又不顯各在何宮，宮既並列，復不得依位作四方言之。尋其公次第高下，則第二宮名爲西明公治，第三宮東明公治，第四宮北斗君治，及次南次北也。

5 二天宮立一官，六天凡立爲三官。三官如今刑名之職，主諸考謫，常以真仙、司命兼以總御之也。並統仙府，共司生死之任也。大斷制皆由仙官。道家常呼三官者，是此也。而消魔經云：「岱宗又有左火官、右水官及女官，亦名三官，並主考罰。」今三茅君通掌之，大君爲都統，保命爲司察矣。所以隸仙官者，以爲天下人不盡皆死，其中應得真仙，則非北帝所詮，或有雖死而神化反質者，如此皆在真仙家簡録，故司命之職應而統之也。鬼官北斗君乃是道家七辰北斗之考官。此鬼一官又隸九星之精，上屬北晨玉

〔二〕「續」，上清三真旨要玉訣引作「諸」，道迹靈仙記作「宿」。此據周作明點校本真誥商補。

君府耳。天上北斗有所司察，故鬼官亦置此職，以精象相應，統領既關璇璣，是以仰隸太上之曹也。】〔二〕

6 項梁城作酆宮誦曰：

紂絶標(帶)【帝】晨，諒事遘重阿。炎如霄中煙，勃若景曜華。武陽帶神(鋒)【峰】，恬昭呑青河。閶闔臨丹井，雲門鬱嵯峨。七非通奇蓋，連宛亦敷魔。六天横北道，此是鬼神家。誦有二萬言。今略道六天之宮名，抄出之耳。夜中亦可微讀之，亦云辟鬼邪。前第三宮名武城，今云武(則)【陽】，或當是有兩(白)【名】也。蘇韶傳云：「(是)【鬼】之聖者有項梁(義)【城】，賢者有(美)【吳】季子。」但不知項是何世人也。或恐是項羽之叔項梁，而不應聖於季子也。

7 酆都稻，名重思，其米如石榴子，粒異大，色味如菱，亦以上獻仙官。後又有敘重思事，既是異日所説，兩出自非嫌。石榴子即世之安石榴也。

8 炎慶甲者，古之炎帝也。今爲北太帝君，天下鬼神之主也。炎帝，神農氏，造耕稼，嘗百藥，其聖功不減軒轅、顓頊，無應爲鬼帝。又黄帝所伐大庭氏稱炎帝，恐當是此，非神農也。又外書云：「神農牛首。」今佛家作地獄中主煞者亦牛首，復致疑焉。四明公升擢既有年限，太帝位秩，亦應加崇極。此雖已三千餘年，或恐如世中帝王不轉而公輔屢遷也。

〔二〕本卷上文第3條「非道家之北斗也」至此，原在卷十三，日校以爲與原文其下陶注「是復籍先身」至「再進得入此」錯簡，是。前文陶注「後云四明公各治一宮」亦可證，據乙。

9武王發，今爲鬼官北斗君。文王之子周武王也，姓姬名發，伐殷紂而爲天子，即位二年崩。禮云「年九十三」，竹書云「年四十五」。按後云「四明公並得昇仙階」，而不道北(年)【斗】君。既仰隸玉晨，亦應預同遷品耳。

10夏啓爲東明公，領斗君師。禹之子也，姓姒。竹書云「(卯)【即】位三十九年亡，年七十八」。自崩滅後至今己卯歲，允二千四百二十五年。(安)【按】司命説格「在位二(十)【千】四百年，得上補九宮」，如此，則宋元徽四年去矣。

11文王爲西明公，領北帝師。文王名昌，禮云「年九十七亡」。此父子並得稱聖德，而不免官鬼。雖爲煞戮之過，亦當是不學仙道故也。

12邵公奭爲南明公。邵公名奭，文王庶子，食采於邵，(卦)【封】於燕國。按周公、邵公、太公俱佐命剋紂。公在不殊，而周公有聖德。仙鬼之中，並無顯出。太公執(飽)〖旄〗秉鉞，威罰最深，乃載出列仙。邵公恩流甘棠，翻爲(魁)【鬼】職，亦復難了。皆當各緣其根本業分故也。酆都唯有六宫，而周文王父子頓處其三，明周德之崇深矣。

13吴季札爲北明公。吴王壽夢之少子，闔閭之叔父。太伯之後也，亦姬姓。讓國，居乎延陵，今季子廟是也。雖有仁賢之德，乃亞乎先聖，亦有殊例。尋此諸公，前後參差，當是道時代謝用人也。自夏啓已來二千餘年，方得遷改，乃十倍於地下(生)【主】者之數。明仙家品例，故爲貴妙。

14四明公復有賓友四人。然此四公後並當升仙階也。四明主領四方鬼。賓友四人，其事在後。又按後定録告云「邵奭爲東明公，行上補九宮右保」，此乃仙階之證，而與前不同。且啓尚未去，邵理不得仙，恐脱(耳)〖爾〗，誤云邵耳。既云東明公，則應猶是啓也。其疑事別在後也。

15西明郎十六人，主天下房廟鬼之血食。此郎亦應是隸西明公。房廟血食是受命居職者，非謂精邪假附也。

16周顗爲鬼官司命帥，今以鄧岳、程遐二人代，以其多事故也。周顗，字伯仁，汝南安城人，仕晉，過江位至尚書僕射。元帝永昌元年，王敦南下，遣收於石頭南門，被害，年五十四。追贈光禄開府，謚康侯。鄧岳，字伯山，陳郡人，討郭默有功，咸（寧）〖康〗初爲平南將軍、廣州刺史，於州病亡。辛玄子後云「鄧岳爲謝幼輿司馬」，此當是已遷也。程遐，代郡人，爲石勒謀臣，妹爲勒妻，官至右僕射開府、代郡公。勒死，爲石虎所煞也。

17西明都禁郎賈誼，昔爲治馬融事不當，被黜，守泰山。泰山君近請爲司馬，已被可。賈誼，前漢文帝時爲梁孝王傅，憂憤嘔血而死。後云「荀顗爲泰山君，用曹洪爲司馬」，今當代曹也。馬融，字季長，扶風人也，博學有才理，鄭玄之師也。仕後漢爲南郡太守。未嘗按劒殺人。忤梁冀，被徙朔方，於路自刺不死，後赦還，拜議郎。延（壽）〖熹〗九年病亡，年八十九。融別傳復小異此耳。

18南門亭長，今用周撫代郗鑒。一門有二亭長，輒有四修門郎，一天門凡八修門郎也。門郎爲天門亭長下官，此是北帝門也。後（漢）〔二〕云「主南北門籥」，則一宮有二天門也。蘇韶傳云「修門郎有八人」，乃言顔淵、卜商。今見居職，恐此不然。周撫，字道和，潯陽柴桑人，周（訪）【魴】子也。先爲王敦將，東下伐都，事敗，與鄧岳俱走西陽蠻中。敦被殺，（赫）〖赦〗出，又爲將討蘇峻。後伐蜀平李勢，封建成公，爲鎭西將軍、益州刺史，乃三十許年，興寧三年病亡，贈征西將軍，謚襄公。郗鑒，字道徽，高平人，即愔父也。永昌元年，率諸流民，來渡江東。後

〔二〕「漢」，日校以爲衍字，是，據删。

討平王敦，封高平公，又爲車騎大將軍、兖州刺史，鎮廣陵，復鎮徐州。蘇峻平，拜司空，改封南昌公，猶鎮京（兆）〖口〗城。咸康五年病亡，年七十一也，贈太宰，謚文成公也。

19 北斗君天門亭長今是臧洪，臧洪代隗囂。又一人是王波，新補。此亦正是南門爾。其餘四明公四宫門，亦應大有，並不顯出。臧洪，字子源，廣陵射陽人，慷慨有節義。漢末，洪舉義兵，誅董卓，後爲（清）【青】州及東郡太守。背袁紹，紹攻圍，食盡被擒，乃害之。隗囂字季孟，天水人，有才德，爲物所附。前漢末，據隴西自稱王，建武元年，光武伐之，憤逼得病，兼餓，遂亡。王波，渤海人也，晉尚書（金）【令】史，有才能，投石虎爲中書監，（彼也）【被殺】。

20 紀瞻本爲撫河將軍司馬，今爲北天修門郎，代田（録）〖銀〗。瞻與虞潭更直，一日守天門。北天猶應是北帝門也。紀瞻，字思遠，丹陽句容人，初仕吴爲中郎將，吴平還洛，舉秀才，稍遷爲會稽太守，還侍中、尚書僕射、驃騎將軍，泰寧三年病亡，年七十二，贈開府，謚穆侯。田（録）〖銀〗，魏武帝時爲程昱參軍，後爲河間太守。反叛，爲閻柔所破爾。虞潭，字思奥，會稽餘姚人，即虞（杳）【番】孫也，位至衛將軍、右光禄、開府、武昌侯，咸（陽）〖康〗八年病亡，年七十，贈光禄，謚孝列侯也。

21 魏釗領廬山侯。釗字君思，會稽人，仕晉成、穆公世司徒、左長史、丹陽尹，至左民尚書、平壽侯，永和七年病亡矣。

22 顧和從遼東戍還，有事已散，北帝當用爲執蓋郎。〔執〕〔二〕蓋郎范明還補典柄侯。

〔二〕「執」，原脱，據道迹靈仙記引補。此據周作明點校本真誥述評——兼論魏晉南北朝道經的整理。

顧和，字君孝，吳郡人。少孤，有志操，仕晉爲吏部侍郎、御史中丞、吏部尚書、領軍、尚書僕射、尚書令，永和七年病亡，年六十四，贈侍中司徒，謚穆公。（月）〔外〕書不顯范明，唯前漢有范明友，恐非是此人。又誥試許先生者，稱「典柄侯周魴，主非（吏）〔使〕〔一〕者嚴白虎」。尋「典柄侯」，猶應是「典柄」，呼之脱到爾。周（訪）【魴】，字子魚，吳郡陽羡人，周處父也。仕吳爲鄱陽太守，甚有威惠。嚴白虎者，吳郡人也，以孫策時入山聚衆，策討之，乃散，奔餘杭，死。弟名輿，亦勇健，策僞與會，乃戟刺殺之爾。

23殷浩，侍帝晨，與何晏對。此有八人，事在後。殷浩，字淵（原）【源】，陳留長平人。康帝建元初，爲揚州刺史。永和六年，進中軍將軍，都督五州。北伐姚襄，敗還，爲桓温所廢。徙東陽，永和十二年以憂亡。善能譚論，（後）【故】與何晏對也。晏，字平叔，何進孫。善言玄理，位至侍中、尚書。黨曹爽，爲司馬宣王所誅。

24温太真爲監海開國伯，治東海，近（扠）〔扗〕杜預爲長史，位比大將軍長史。温嶠，字太真，太原祁人，仕晉爲江左平南將軍、江（則）【州】刺史。下平蘇峻，位至驃騎將軍開府，封始（五）【安】公。咸和四年病亡，年四十二。贈大將軍，謚（中）〔忠〕武公〔二〕。杜預，字元凱，京兆杜陵人。博識多智，注春秋。仕晉，起家尚書郎，位至都督荆州，鎮襄陽。伐吳有功，封當陽侯。太康五年還洛，於鄧縣病亡，年六十三，葬洛陽。贈征南大（州）【將】軍，謚成侯。

25何次道始從北帝内禁御史，得還朱火宮受化，以其多施惠之功故也。後辛（十）【玄】子亦

〔一〕「使」，原作「吏」，據卷四及無上祕要卷八十三引、雲笈七籤卷一百零六引改。

〔二〕「忠」，原作「中」，據晉書温嶠傳改。

云如此。次道，名充，廬江灊人，位至尚書令、驃騎將軍，除揚州刺史，録尚書、輔正。世業奉佛，多施惠，立功德，每爲善事。以永和二年正月戊寅病亡，年五十五。贈司空，謚文穆公。按如此旨，鬼職雜位，非四明公而猶得受化朱宫、升居仙品者，此當是深功厚德之所致也。

26 魏武帝爲北君太傅。北君則北斗君，周武王也。四明各有賓友，恐北斗君不置此職，當以太傅准之。魏武帝曹操，沛國譙人，英（在）【雄】撥亂，匡定天下，封魏王，加九錫。獻帝建安二十五年正月病亡，年六十六。此年十月，魏文仍受禪，追贈太祖武皇帝也。

27 其餘多不能復一二。蓋鬼神之事不足示於世也。荀公言也。荀公即是荀中侯。既隸司命，統諸鬼官，故究知之。但論事參差，前後遞互，如似隨問隨答，非自然敘述（手）【事】也。世人多不信幽冥鬼神，故戒勿宣示。若致疑謗，益漏失爾。右此前一段所説，不記何年月，以後王逸少事檢之，則猶應是乙丑年也。〔一〕

28 人卧床當令高，高則地氣不及，鬼吹不干。鬼氣之侵人，常依地而逆上也。鬼者陰物，多因藉以宣其氣，或附人畜，或依器物，或託飲食，然後得肆其凶毒耳。昔有人病在地卧，於病中乃見鬼於壁穿下，以手爲管而吹之，此即是鬼吹之事也。

29 人卧室宇，當令潔盛，潔盛則受靈炁，不盛則受故炁。故炁之亂人室宇者，所爲不成，

〔一〕案：卷首至此應爲一大段，原當不分條。今所編號，乃據自然段意爲之。第32條以下同。本卷至下卷多爲酆都記內容。

所作不立。一身亦（耳）〖爾〗，當〔數〕〔一〕洗沐澡潔；不爾，無冀矣。故炁皆謂鬼神塵濁不正之炁。此等皆承人爲惡，既靈助無主，道豈可議也。

30 勿道學道。道學道，鬼犯人，事亦不立，使人病。是體未真故也。真誥亟多此戒，云「一言一事，泄乃減筭」，豈但疾病而已。所謂仙者，心實學，何趣説之耶。群魔伺察，有如影響也。

31 山世遠受孟先生法：暮卧，先讀黄庭内景經一過乃瞑，使人魂魄自制練。但〔二〕行此道二十一年，亦仙矣，是爲合萬過也。〔夕〕〔三〕得三四過乃佳。北嶽蔣夫人云：「讀此經亦使人無病。是不死之道也。」此四條並是可承用。事已别抄在第三篇中。孟先生即應是京兆孟君，及屬用鄭承者。前篇有西嶽蔣夫人，今（火天下）【又云北】岳，未審有兩人，爲是誤也。

32 夜行常琢齒，琢齒亦無正限數也。煞鬼、邪鬼常畏琢齒聲，是故不得犯人也。若兼之以漱液、祝説亦善〔四〕。叩齒即神存，故鬼邪不得干。今修上道者，日夜既恒有此事，所以並得長生爾。

〔一〕「數」，原脱，據卷十補。
〔二〕「但」，卷九作「恒」。
〔三〕「夕」，原脱，據卷九補。
〔四〕「亦」，卷十第29條及登真隱訣卷中均作「益」。

昔鮑助者，濟北人也，助既少微，外書不顯。都不學道，亦不知法術。年四十餘，忽得面風(氣)〔一〕，口目不正，炁入口而兩齒上下恒相切拍，甚有聲響。如此晝夜不止，得壽年百二十七歲。後乃遇寒，過大冰，墮長壽河中死耳。北帝中間亦比遣煞鬼及日遊、地殃使取之，而此數煞鬼終不敢近助。鬼官問其故，天煞答云：「此人乃多方術以制於我，常行叩齒，鳴打天鼓，以警身中諸神，神不敢〔二〕散，鬼氣不得入。是以無有緣趣得煞之耳。」以此論之，若助不行冰渡河，亦可出千歲壽不啻也。當是遇大寒凍，步行冰上，口噤不能復叩齒，是故鬼因溺着河中耳。患風病而齒自叩動者，猶尚辟死却煞鬼矣，何患道士真叩齒，鳴天鼓，具身神耶！仙方云：「常吞液叩齒，使人反少。」以此而言。人命便無定限，一切皆是夭遏耳。若修道精勤，如鮑助啄齒，何容不得永年。正患有時懈替，則爲鬼所襲，同於溺河之斃也。凡諸鬼亦是不能靈智，乃以風病爲多術，豈勝謬邪？

33 酆都山上樹木、水澤如世間，但稻米粒幾大，味如菱。其餘四穀不爾，但名稻爲重思耳。杜瓊作重思賦曰：「霏霏春茂，翠矣重思。靈炁交被，嘉穀應時。四節既享，祝人以

〔一〕「氣」，疑因上字而衍。「面風氣」，三洞珠囊卷一、卷十引作「迴風」，亦誤。此句，要修科儀戒律鈔卷八引酆都記作「中風至口面」。

〔二〕「敢」，三洞珠囊卷十引作「得」。要修科儀戒律鈔卷八引酆都記同。

祀。神禾鬱乎浩京，巨穗横我玄臺。爰有明祥，帝者以熙。」此之謂矣。此更説酆都中事，仍復及重思耳。説祝人有祠者，不容有蒸嘗之義，當即是前所云獻奉仙官故也。又鬼年限足，應受餘生，亦復死，便有祠事矣。杜瓊，字伯瑜，蜀人也。博學有才思，注韓詩。兼明數術，逆記魏當代漢。仕劉禪時，爲鴻臚、太常。延熙十三年亡，年八十餘耳。

34 侍帝晨有八人，徐庶、龐德、爰愉、李廣、王嘉、何晏、解結、殷浩，並如世之侍中。李廣，漢武驍騎將軍。征匈奴時，被吏譴，憤慨自刎而死。王嘉，蜀郡人，平帝時爲郎中，至王莽，乃棄官還鄉。不肯臣公【孫】述，伏劒而死。徐庶，字元直，潁川人，薦諸葛亮於劉備。後魏武虜其母，乃歸魏，仕至中丞，明帝大和中病亡。龐德，字令明，南安人，隨張鎮南降魏武，拜立義將軍。屯樊城，爲關羽所害，謚（杜）〔壯〕侯，迎喪葬鄴，身首如生。爰愉，字世都，濮陽人，有才辨，多術藝。事晉武，辟司徒魏舒府，位至侍中、中書令監。解結，字（稚）〔叔〕[一]連，濟南人，係弟也。一仕晉黄門侍郎、中丞、荆、豫（川）【州】刺史、尚書，趙王倫時爲孫秀所害也。何、殷二人以注在前。前所説唯道二人，今當是更請問，乃悉具顯之。

35 四明公及北斗君並有侍帝晨五人，其向者八人是北大帝官隸耳，選用亦同。侍帝晨之號，仙官亦有，俱是侍中位也。此言「選用並同」，不知止取名位，當品才識，兼論功德耶。此諸人才位，永不相類，恐幽途所詮，別當有以耳。

〔一〕「叔」，原作「稚」，據晉書解結傳改。

36又有中郎直事四人，如世之尚書也。戴淵、公孫度、劉封、郭嘉，今見在職。封者，是玄德之養子。此職應是太帝領僚，如今散曹尚書耳。戴淵，字若愚，廣陵人也，仕晉，歷位至護軍、尚書僕射、驃騎將軍，與周顗俱爲王敦所害，贈光禄，謚簡侯。公孫度，字叔濟，遼東人，淵之祖也。初爲遼東太守，建安中，遂僭號稱王，建天子羽儀。傳國子康。至孫淵，被司馬宣王所煞。（開）【劉】封本羅侯寇氏子，劉備未有兒，養爲息。性剛猛，有氣力武藝。後建節度，賜死。此異族爲嗣，亦是仍得襲姓也。郭嘉者，字奉孝，潁川陽翟人，魏武謀臣，爲軍謀祭酒。病亡，年三十八，謚真侯也。

37玄德今爲北河侯，與韓遂對統，今屬仙官。仙官又有北河司命禁保侯，亦司三官中事，乃隸東華（官）【宫】，保命君領之。此則是北河侯，必是相統屬矣。劉備，字玄德，涿郡人，初起義兵，後遂據蜀，稱尊號，三年病亡，年六十三，謚昭烈皇帝。尋于時同爲三國之主，魏武、孫策，今位任皆高。劉此職雖小而隸仙官，其優劣或可得相匹也。韓遂，字文紂〔一〕，某某人。漢末阻兵，構亂西土。建安二十五年，魏武伐之，奔金城之内，爲其將趙演等所害。遂乃驍雄而未免寇難，乃得與劉備對仕，殊爲不類。兼隸仙官，益復超顯也。

38又有大禁晨二人，如今尚書令。漢光武及孫文臺二人居之。光武劉秀字文叔，高祖八代孫，起兵討王莽、赤眉，平定天下，即位三十三年病亡，年六十三。孫堅，字文臺，吴郡人，策父也。袁術表爲破（魯）【虜】將軍、豫州刺史。討董卓，後伐劉表。初平二年，爲表將軍黄祖部下人所射亡，年三十七。堅雖忠烈而位微，今與天子同

〔一〕「紂」，三國志魏書武帝紀裴注引典略作「約」。

職，亦似韓遂之匹玄德也。

39又有中禁晨，如今之中書令監，有二人，顔懷、楊彪二人居之。懷字思季，彪字文先者。顔懷，字思季，未（德）【得】此人。楊彪，字文先，弘農人，漢司空楊修父也。值董卓（愽）【悖】亂，扶濟獻帝，東西危苦，備經三司，至魏文黃（紉）【初】六年乃亡，年八十四。

40許長史父今爲彈方侯。彈方侯有二人，各司南北，許長史〔父〕〔一〕爲南彈方侯，劉贊爲司馬；鮑勛爲北彈方侯，韋遵爲司馬，亦各主南北門籥。許領威南兵千人，鮑勛領威北兵千人，大都備門主收執而已，如今世有羽林監。威南、威北兵如道家天丁、力士、甲卒之例也。二禁晨及南北彈方侯，亦應並是北帝官屬也。受此語時，未必不呼許名，恐是楊自不疏之耳。北帝呪所謂「威南」、「威北」，即謂此兵，當是驍勇者也。許氏事具在別篇。劉贊，字正明，會稽長山人，少爲（部）【郡】吏，好讀兵書，慷慨有大志。擊黃巾賊傷足，一脚屈，遂自割筋得伸。後爲左護軍，與孫峻征淮南，未至，病困，爲魏將蔣班所逼被害，年七十（王）【三】。（鮈）【鮑】勛，字叔業，鮑宣九世孫，即鮑信子也。清白有高節，漢建安中，爲中庶子、黃門郎，魏文帝御史中丞。數諫諍忤旨，左遷治書執法，後被誅。韋遵，字公藝，吳人，即韋昭之孫也。博學有文才，善書，仕晉成、穆之世，爲尚書左民郎、中書、黃門侍郎，代王逸少爲臨川郡守，以母憂亡，年六十四也。

41孫策爲東明公賓友。孫堅長子，字伯符。漢末嗣父領衆，先制江東，乃欲定中國。拜討逆將軍，封吳侯。

〔一〕「父」，原脱，據文意補。

臨過江輕獵，爲仇客所射，瘡發而亡，年二十六。弟權代任，後追謚長沙桓王。策初從東出，煞道（七千）【士千】吉，後照鏡見之，驚忿吗，故瘡潰而死。尋項羽之英傑，逾於孫遠矣，俱是不得王，而獨不顯出，乃歷世相傳云：「爲吴興（十）〔卞〕〔二〕山王，常居郡廳上，故太守不敢上，上者輒死。」亦別爲立廟，呼爲霸王也。

〔二〕「卞」，原作「十」，據異苑卷五改。

真誥卷之十六　闡幽微第二

1漢高祖爲南明公賓友。劉邦，字季，沛郡豐人。起自布衣，伐秦平項，創漢之基。即位十二年病亡，年六十二。

2晉宣帝爲西明公賓友。司馬懿，字仲達，河内人也。魏世爲大將軍、太傅。嘉平三年病亡，年七十二。贈相國，謚宣文侯。晉武受禪，追謚高祖宣皇帝。

3荀彧爲北明公賓友。荀彧，字文若，潁川人。漢(武)末爲尚書令，有風儀識鑒。初爲魏武謀臣，欲以安漢社稷。被疑懼，服藥自盡，年五十。謚敬侯，追贈太尉。荀之列在賓友，亦如延陵之匹四明。位雖非亞，而德望賢矣。

4其中宿運先世有陰德惠救者，乃時有徑補仙官，或入南宫受化，不拘職位也。在世之罪福多少，乃爲稱量處分耳。大都行陰德，多恤窮厄，例皆速詣南宫爲仙。在世行陰功密德，好道信仙者，既有淺深輕重，故其受報亦不得皆同。有即身地仙不死者，有託形尸解去者，有既終得入洞宫受學者，有先詣朱火宫煉形者，有先爲地下主者乃進品者，有先經鬼官乃遷化者，有身不得去，功及子孫，令學道乃拔度者。諸如此例，高下數十品，不可以一槩求之。

5庾元規爲北太帝中衛大將軍，取郭長翔爲長史，以華歆爲司馬。此所謂軍公者也，領鬼兵數千人。辛玄子所説與此大異，恐是受有前後，或能幾被迴換故耳。庾亮，字元規，潁川人，咸和中爲征西將軍，江、荆、豫三州刺史，鎮武昌。咸康六年，於鎮病亡，年五十二。贈太尉，謚文康公。未病時，乃獨見陶侃乘輿來讓之，於此得病而亡。郭翻，字長翔，武昌人，少有高志，庾欲引爲上佐，不肯就。亡後與其兒靈語云：「庾公作撫東〔一〕大將軍，治在東海之東，統十萬兵，取吾爲司馬。間者本欲取謝仁祖，選官以爲資望未足，蔣大侯先取爲都尉，是以拘逼王長豫爲長史，委以軍事，甚有高稱。」又云：「王丞相爲尚書令，大用事，決萬機。」按如此語，即玄子所説，如復似應在前。今以郭爲長史，當是後更轉任。但謝仁祖在世爲僕射、鎮西將軍，乃言資望未足，殊爲難辨。王丞相即王導，長豫是導之元子，早亡。華歆，字子魚，平原人，爲豫章太守，同孫策。策亡，從魏武帝，歷顯位，爲司徒、太尉，封博平侯，太和五年亡，年七十〔三〕【五】，謚敬侯。

6 孔文舉爲後中衛大將軍，以張繡爲司馬，唐固爲長史。孔融，字文舉，魯人，孔子二十代孫，漢末名士。爲北海太守，後爲曹公所害。張繡，武威人，濟從子也。漢末因亂起兵，後降魏武，爲破羌將軍，從征烏丸，未至柳城亡，謚定侯。唐固，字子正，丹陽句容人，修身謹行，博學儒術，注國語、公羊、穀梁傳。孫權〔漢〕〔黄〕武四年，爲尚書僕射，年七十餘病亡耳。

7 陶侃爲西河侯，亦領兵數千，近求滕含自代，猶未許。侃以徐寧爲長史，寧坐收北闕叛將不擒，免官。當以蔡謨代寧。陶侃，字士衡，先自丹陽人，遷居鄱陽，後徙廬江，而屬潯陽柴桑。晉世累經

〔一〕「東」，太平廣記卷三二一作「軍」。

征討，大有功，位至侍中、太尉、都督八州、荆、江二州刺史、長沙公。咸和四年，還長沙，亡於樊谿，年七十六。贈大司馬，謚桓公。庾亮代之。而郭長翔靈語云：「陶公正有罪謫，未得敘用。」又別記云：「陶公亡後少時，遣先奮死傳教，與其兒相傳云：『公謝郎連與庾公相（吉）【言】語，天上事始判，故令郎知。』」于時庾猶存，後三四年而亡。滕含，（子並）〔並子〕〔一〕，南陽西鄂人，永和中爲平南將軍、廣州刺史，於州病亡，謚戴侯。陶以其自代，資位復是奇懸。徐寧，字安期，東海剡人，羨之祖也。初桓彝舉與庾亮爲護軍功曹，稱爲（添）【海】岱清士，後仕至正員吏部郎、（冠）〔左將〕〔二〕軍、江州〔刺史〕〔三〕、順陽簡侯。羨之年少時，嘗來形見，自稱「我是汝祖」，戒其禍福。後並如言。蔡謨，字道明，陳留考城人，克子也，位至揚州刺史。又授司徒，不受，永和十二年病亡，年七十六，贈司空，謚文穆公。尋此不擒叛將，亦是鬼。鬼不能相制，由如人也。人皆非自然威攝，仙真猶尚握節持鈴，以勒（比）【此】輩，而況其問〔四〕類乎。

8 四鎮皆領鬼兵萬人，中官領兵不過數千。四鎮有泰山君、盧龍公、東越大將軍、南巴侯四官，各領萬人。四鎮非正是四方，今此處並在中國，迴還不過數千里耳。他方復應大有，所以後言數百處也。

9 何曾爲南巴侯。何曾，字穎考，陳郡陽夏人，何夔子也。性豪侈，而博學孝悌。初仕魏世，稍遷尚書、征北

〔一〕「並子」，原作「子並」，據晉書滕脩傳改。
〔二〕「左將」，原作「冠」，據晉書徐寧傳改。
〔三〕「刺史」，原脱，據晉書徐寧傳補。
〔四〕「問」，疑當作「同」。此據劉祖國、范豔麗真誥校注勘誤札記，安徽理工大學學報（社會科學版）二〇一五年第三期。

將軍、司徒，封朗陵侯。晉太尉、太保、太宰、朗陵公。太始四年（十）【亡】，年八十餘，謚曰元公。

10曹仁爲盧龍公。曹仁，字子孝，魏武從弟，雄勇冠世，善弓馬，數從征伐有功，位至車騎將軍、都督荆、（陽）【揚】、益州諸軍事、大將軍，封陳侯。黄初四年病亡，年五十六，謚曰忠侯也。

11劉陶爲東越大將軍。漢、魏、晉凡有三劉陶。後漢者字子奇，潁川人也，靈帝侍中、尚書令，後繫獄，閉炁而死。魏世者字季治，淮南人，劉曄之子也，才辨而無行，曹爽用爲選部郎，後出平（源）【原】太守，景王誅之。晉初者字正輿，沛國人，永嘉中爲揚州刺史。此三人不知何者是東越大將軍。以意言之，多是正輿耳。

12荀顗爲太山君。荀顗字景倩，彧第四子也，（傅）【博】學有詞理，佐命晉世，起家爲黄門郎，遷尚書僕射、司空、太尉、太傅。太始十年亡，年七十，謚曰康公。蘇韶傳云：「劉孔才爲太山公，欲反，北帝已誅滅之。」孔才即劉邵也。又梅頤爲豫章太守，夢被召作太山府君，克日便亡。不知此二位與君復各是異職否耳。又云有太山令。

13領一萬兵鎮處亦有數百處也，領數千兵鎮處亦有數百處，更相統隸耳。皆有長史、司馬。王文度鎮廣陵，忽見卒來，召作平北將軍、徐、兖二州刺史。王云：「我今已作此官。」卒云：「此是天上職耳。」須臾去，尋迎至而亡。（失）【夫】天地間事理，乃不可限以胷臆而尋之。此幽顯中都是有三部，皆相關類也。上則仙，中則人，下則鬼。人善者得爲仙，仙之謫者更爲人，人惡者更爲鬼，鬼福者復爲人。鬼法人，人法僊，循還往來，觸類相同，正是隱顯小小之隔耳。達者監之，便無復所闕。

14荀顗取顧衆爲太山將軍，用曹洪爲司馬，桓範爲長史。顧衆，字長始，吴郡人，顧（愷）〖悌〗孫，顧祕子也。仕晉丹陽尹、領軍、尚書僕射。永和二年亡，年七十三，追贈特進，謚靖伯。曹洪，字子廉，魏武從弟，家大富而儉恪。數征伐，爲驃騎將軍，封樂成侯，太和六年病亡。桓範，字元則，沛國人，有才學籌策，仕魏世，位至太司農。黨曹爽，被誅也。

15王逸少有事，繫禁中已五年，云事已散。即王右軍也。受時不欲呼楊君名，所以道其字耳。逸少即王廙兄曠之子。有風炁，善書。後爲會稽太守，永和十一年去郡，告靈不復仕。先與許先生周旋，頗亦慕道，至昇平五年辛酉歲亡，年五十九。今乙丑年，説云五年，則亡後被繫。被繫之事，檢迹未見其咎，恐以懟憾告靈爲謫耳。

16蔣濟爲南山伯，領二千兵。蔣濟字子通，楚國平阿人。仕漢、魏，歷位至太尉。從宣王誅曹爽，其年亡，謚景侯。爲領軍時，有其婦夢亡兒爲太山五伯，來迎太廟西〔一〕孫阿爲太山令，求囑阿乞轉在好處。濟即爲仍之，阿亦即亡。後又夢云已蒙轉録事。凡如此例，鬼官職位，雖略因生時貴賤，而大有舛駁，皆由德業之優劣，功過之輕重，更品其階敘，不復得全依其本基耳。

17王廙爲部鬼將軍。廙，字世將，瑯琊人，修齡父也。多才藝，(政)【攻】書，善屬文，解音聲。位至平南將軍、荆州刺史，年四十七病亡，贈驃騎，謚康侯也。

18此有(識)〖職〗〔二〕位者，粗相識耳。其無位者，不可一二盡知之。如此散者，無限數也。此皆後段所説，似猶是荀中候，所以止道(或)〖彧〗不稱姓。而顗復云姓，恐以分別周顗也。所説人多是近世，當由

〔一〕「太廟西」，三國志魏志蔣濟傳裴注引列異傳作「太廟西謳士」。

〔二〕「識」，日校據學津討原本作「職」，四庫全書本同，據改。

代謝參差，兼易（億）【臆】識者矣。三代乃遠，而兩漢、魏、晉實有一段才名人，如劉向、董仲舒、揚雄、張衡、蔡邕、鄭玄、王弼、阮、嵇之儔，並不應空散。數術有如管、郭，亦無標迹，故當多不隸三官，頗得預於仙家驅任矣。前論帝王中亦不均，魏文、晉武受命之主而不顯，反言魏武、晉宣。孫權應與劉備同，亦不載道策。此並當啓國之基，功高樂推故也。其繼體守文之君，都無所出矣。

右以前後兩過受事，皆是楊君受旨，書多僞治，又掾更寫，兩本悉無異，並各成一卷相隨，始末訖此耳。〔一〕

19 許肇今爲東明公右帥晨，帥晨之任，如世間中書監。許肇，字子阿，即長史七代祖司徒敬也。雖有賑救之功，而非陰德，故未蒙受化。既福流後葉，方使上拔，然後爲九宮之仙耳。此帥晨之官，四明亦並應有之。

20 邵奭爲東明公，云行上補九宮右保公。前云邵爲南明公，今乃是東。若非名號之誤，則東、南之差。既尋當遷擢，則必應是啓，中君脱爾云邵耳。亦可是有甘棠之德，故不限其年月耳。

右七月十六日夜，定録君所告。

此二條別受，不關酆記部。

〔一〕案：從上卷至此，皆所謂酆都記内容。除上卷第28至31條、本卷第19至20條外，原不分條。

21辛玄子自敘并詩。此下剪除半行去，不知當是何字也。玄子，字延期，隴西定谷人，漢明帝時諫議大夫，上洛、雲中、趙國三郡太守辛隱之子。辛隱，字某某。檢外書未得此位業。按諸辛舊關隴豪族，前漢有辛慶忌，後漢有辛繕，並高直之士。辛毗是其七世孫，則隱是毗之八世祖。但一百四五十年中而已八世，嫌其太促耳。

22玄子少好道，遵奉法戒，至心苦行。日中菜食，鍊形守精，不遘外物。州府辟聘，一無降就。遊山林，棄世風塵，志願憑子晉於緱岑，侶陵陽於步玄，故改名爲玄子，而自字延期矣。不圖先世之多愆，殃流子孫，結眚刊於帝簡，運沉逮於後昆，享年不永，遂没命於長梁之津。西王母見我苦行，酆都北帝愍我道心，告敕司命，傳檄三官，攝取形骸，還魂復真，使我頤胎，位爲靈神，於今一百餘年矣。溺水致命，事同王衍之女。恐即此形骸，皆不復得生，並是反質胎神耳。雖有道心而無道業，故不得便居仙品也。近得度名南宫，定策朱陵，藏精待時，方列爲仙。而大帝今且見差，領東海侯，代庾生。又見還補禁元中郎將，爲吴越鬼神之司。王事靡盬，斯亦勞矣。若夫冠晨佩青，藹絛羽袂，鳴鈴仙階，轉軿瓊室者，雖實素心而〔未〕〔一〕卒日也。恨未便得與玄真併羅，同晏琨墉，察鈞韶之遺音，掇靈芝乎幽峯，振翠衣於九霄，儛玄翮於十

〔一〕「未」，原脱，據道迹靈仙記補。此據周作明點校本真誥商補。

方耳。方當攝御羣鬼，領理是非，處衆穢之中間，聲交於邪魔之紛紜，事與道德爲闊，眼與盱真爲踈，（熟）【孰】比熙寂於玄境，逍遥於太初哉！夫同聲偕合，物亦類分，相聞邈矣，係景委積。是以名書上清，丹録玄殖，有道之氣，與靈合德，託體高輝，故來相從。今贈詩三篇，以敘推情之至也。其辭曰：楊君既爲吴越司命，董統鬼神，玄子職隸，方應相（開）【關】，故先造以陳情也。尋鬼書既異，不應是自運筆，亦當口受疏之耳。

疇昔入冥鄉，順駕應靈招。神隨空無散，炁與慶云消。形非明玉質，玄匠安能彫？蹀足吟幽唱，仰首翫鳴條。林室有逸歡，絶此軒外交。遺景附圓曜，嘉音何寥寥。此篇敘事迹之本志也。

寂通寄興感，玄炁攝動音。高輪雖參差，萬仞故來尋。蕭蕭研道子，合神契靈衿。委順浪世化，心標窈窕林。同期理外遊，相與靜東（衣）【岑】。此篇申情寄之來緣也。

命駕廣酆阿，逸跡超冥鄉。空中自有物，有中亦無常。悟言有無際，相與會濠梁。目擊玄解了，鬼神理自忘。此篇論人鬼之幽致也。

23玄子云：魏時辛毗，字佐治，是七世之孫也。漢建武一年，從隴西徙居潁川陽翟縣。毗仕魏世，使持節、大將軍司馬宣王軍帥、衛尉，封侯。毗子名敞，爲河內太守、太常卿。所説並與魏書同也。

24玄子云：庾生者，晉庾太尉也。北帝往用爲撫東將軍，後又轉爲東海侯，今又用爲鄷臺侍帝晨右禁監。近取馮懷爲司馬。（侍）【侍】帝晨，如今世侍中；右禁監，如世右衛將軍而甚重。如説，與前大異。當是後遷侍中領衛，便是勝中（懷）【衛】將軍也。帝晨無司馬，此是右禁之職耳。馮（衛）【懷】，字祖思，長樂人，晉成帝時爲太常散騎常侍，卒追贈金紫光禄階也。

25左禁監是謝幼輿，以鄧岳爲司馬。此則准左衛將軍也。幼輿名鯤，即謝安伯，謝尚之父也。爲王敦長史、豫章郡太守。年五十三病亡，贈太常，謚康侯。鄧岳已在前，而云代周顗爲司馬帥耳。

26郄，南昌公，先爲北帝南朱陽大門靈關侯，後（天）【又】轉爲高明司直。昔坐與劉慶孫爭，免官，今始當復職也。高明司直，如世尚書僕射。前云郄爲南門亭長，亭長恐即靈關之職。既以周撫代，故得轉司直。而郭長翔靈語亦云：「郄公甚屈，爲天門亭長。舊選常用州征二千石，未有三公作也。」如此所以得速遷。劉慶孫，名輿，中山人，劉越石之兄也。才識辯贍，爲東海王越長史。永嘉中病指疽而亡，年四十七，贈驃騎將軍，謚真侯也。

27何次道今在南宫承華臺中，已得受書，行至南嶽中。此人在世施惠之功甚多，故早得返形。前荀公説何始得還朱火，今言已受書，則玄子所受後成在後耳。

28周伯仁近見用爲西明公中都護。中都護如世太傅之官也。坐選鄧攸不平，左降爲中護。中護，准少傅。周本司命帥，當得程遐代而遷此官也。鄧攸，字伯道，平陽襄陵人，仕晉爲太子洗馬、吏部郎、河東太守，爲石勒所没。後得還江東，爲吴郡太守、吏部尚書。自咸和元年病亡，贈光禄。攸從胡叛還時，乃棄其己兒，自攜亡弟之子來渡江，遂自無兒，絶後嗣。謝安歎曰：「天道無知，令鄧伯道無兒。」

右辛玄子所言，説冥中事亦多矣，今粗書其麤者耳，不復一二具説。此記雖玄子所受，而雜有楊君之辭也。楊書不存，今有掾寫本耳。此紙後又被剪缺，恐事亦未必盡。

29 夫至忠至孝之人，既終，皆受書爲地下主者，一百四十年乃得受下仙之教，授以大道。從此漸進，得補仙官，一百四十年，聽一試進也。此地下主者，亦即是洞中所記李（更）〔東〕等者，非別鬼官復爲主者也。一百四十年一進，便入第二等，給仙人使，乃得稍受道教耳。至孝者，能感激鬼神，使百鳥山獸巡其墳埏也。至忠者，能公犯〔一〕直心，精貫白日，或剖藏煞身，以激其君者也。比干今在戎山，李善今在少室。有得此變錬者甚多，舉此二人爲標耳。比干剖心，可爲至忠。至於孝子感靈者，亦復不少，而今止舉李善，如〔二〕似不類。當李善之地，乃可涉忠而非孝迹也。恐以其能存李元後胤，使獲繼嗣，因此以成其孝，功所不論耳。若程嬰（齊）【公】孫杵臼，亦應在孝品矣。李善，字次遜，本南陽育陽李元家奴，漢建武中，元家人之死盡而巨富，唯（盡）【存】一孤兒名續祖，尚在孩抱，諸奴復共欲煞之而分其（才）〔財〕〔三〕，善乃密負續

〔一〕「犯」，雲笈七籤卷八十六引作「抱」。
〔二〕「如」，俞本作「殊」。
〔三〕「才」，日校據學津討原本作「財」，四庫全書本同，據改。

祖，逃瑕丘山中，哺養乳，乃爲生計。至十歲餘，出告縣令鍾離意，意於是表薦，悉收其群奴煞之，而立續祖爲家。光武拜善爲太子舍人。後遷日南、九江太守。其事迹正是如此，而鍾離傳所説少復有異耳。

30夫有上聖之德，既終，皆受三官書爲地下主者，一千年乃轉補三官之五帝，或爲東西南北明公，以治鬼神。復一千四百年，乃得遊行太清，爲九宮之中仙也。以年限言之，是聖德更不及忠孝也，計此終後凡二千四百年，乃得入仙階。益知前應是夏啓非召公明矣。季子亡後，至晉興寧始八百八十，(許)【計】未滿千歲，不知那已爲明公耶。酆都中所記，都無頓説五帝者，恐此如北帝之例，復有五耶？所以後言英雄者爲五帝上相，而北帝有秦皇矣。又蘇韶傳云：「揚雄、張(衡)【衡】等爲五帝。」揚、張既非上聖，爵位亦卑，不應得與炎帝爲儔。復當或有小五帝不論耳。揚、張之事亦或不然也。

31夫有蕭邈之才，有絶衆之望，養其浩然，不營榮貴者，既終，受三官書爲善爽之鬼，四百年乃得爲地下主者。從此以進，以三百年爲一階。此事是高士逸民之品也。從主者以去，是入仙階，不復爲鬼官耳。

32夫有至貞至廉之才者，既終，受書爲三官清鬼，二百八十年乃得爲地下主者。從此以漸，得進補仙官，以二百八十年爲一階耳。此格復是小勝高士，而年數倍於忠孝，故知忠孝貞廉，爲行之最耳。夫至廉者，不食非己之食，不衣非己之布帛，王陽有似也。此目應以夷、齊爲標，高士中亦多此例。而今乃舉王陽，當年淳德自然，非故爲皎潔者也。王陽，先漢人也。夫至貞者，紛華不能散其正炁，萬乘不能激其名操也。男言之，務光之行有似矣；女言之，宋金漂女是也。貞者非止不淫於色，亦是惔乎榮利也。務光辭湯讓，而負石投河。宋女恐是子胥所逢，浣（沙）〖紗〗於漂水之陽者。後既投金以報之，故謂之金漂。「漂」字或應作「（漂）【溧】」字耳。

33先世有功在三官，流逮後嗣，或易世鍊化，改氏更生者，此七世陰德，根葉相及也。既終，當遺脚一骨以歸三官，餘骨隨身而遷也。男留（在）【左】〔二〕，女留右，皆受書爲地下主者，二百八十年乃得進受地仙之道矣。臨終之日，視其形如生人之肉，脱死之時，尸不强直，足指不青，手足〔三〕不皺者，謂之先有德行，自然得尸解者也。此是先世有陰功密德，不拘於迹者。既非己身所辦，故以一骨酬副三官也。此骨恐是質形之骨，非神形之骨，既被遺落，當復重生之耳。（火）【大】都論仙鬼中諸人，在世有刳腹刎頸、支體分裂死者，永自不關後形。其神先以離出，故今形可得而斃傷殘，初不斷神矣。而世或有見鬼身不全者，蓋是尸魄託骸者耳，非其大神本經之主也。尸解之説復有多條，已抄記在第三篇中耳。

右此五條，皆積行獲仙，不學而得，但爲階級之難造，道用年歲耳。要自得度名方諸，不復承受三官之號令矣。此雖五條，而有七事，事中復有輕重，非至志者，亦不辨得此例也。今預在學道之品，微微小業，便可與之比肩，況乃真妙者乎。由是言之，可不自督耳。

〔二〕「左」，原作「在」，據俞本及無上祕要卷八十七引洞真藏景録形神經、雲笈七籤卷八十六引改。

〔三〕「足」，雲笈七籤卷八十六引作「皮」。

34諸有英雄之才，彌羅四海，誅暴整亂，拓平九州，建號帝王，臣妾四海者，既終，受書於三官四輔，或爲五帝上相，或爲四明公賓友，以助治百鬼，綜理死生者，此等自奉屬於三官，永無進仙之冀，坐煞伐積酷害生死多故也。鄴宮中諸人，職皆是矣。疑荀彧一人，清秀整潔，非跋扈虐害，唯以謀謨智策佐魏武耳。乃得爲賓友，與漢高等比位，恐當别有旨趣。凡在世有才識藝解，爲一時所稱者，既没，並即隨才受其職位，不必執其在生之小罪，先充諸考謫也。若過爲非理，是所不論。若悠悠冗散，不辯異人者，罪無大小，悉當安之。

35秦始皇今爲北帝上相，劉季今爲南明公賓友。有其人甚多，略示其標的耳。此是舉建號帝王者之宗耳。北帝之有上相，亦當如四明之有賓友也。

36齊桓公今爲三官都禁郎，主生死之簡録。晉文公今爲水官司命。其楚嚴公、趙簡子之徒數百人，今猶散息於三官府，未見任也。此等名位自是三官之寮耳，無豫真仙家事矣。五霸亦一時之雄，齊桓、晉文，處職並要。楚嚴公即莊王也。簡子雖非霸限，亦擅命專制，所夢天帝使射熊之事，必是北帝之府矣。劒經序稱燕昭亦得仙，燕昭，六國時英主，遂不墮於三官。乃知鍊丹獨往，亦爲殊拔也。從論忠孝已來至此，並出掾寫劒經中東卿司命所説，即是鬼神事。謹抄出繼此，以相證發。自三代已來，賢聖及英雄者爲仙鬼中不見殷湯、周公、孔子、闔閭、勾踐、春秋時諸卿相大夫及伍子胥、孫武、白起、王翦，下至韓信、項羽輩。或入仙品，而仙家不顯之。如桀紂、王莽、董卓等，凶虐過甚，恐不得補職僚也。而異域有冒頓、蹹頓、石塊、石勒諸驍傑，亦都不預及言之耳。

真誥卷之十七　握真輔第一

1 蕭寂蓽門，研神保形，和魂夷炁，守養神關者，豈可以與夫坐華屋、擊鍾鼓、饗五鼎、艷綺紈者同日而論之哉！大羅之與籠樊，俱一物耳。是以古之高人，皆去彼而取此矣。老氏寧悶悶不察察，而况我之鄙夫。未知此一篇是何書中語。既有道之辭，故聊以抄出。是兩手書耳。

2「玄玄即排起」，注之曰：

故玄玄以八風爲橐籥，天地爲隄防，四海爲壅瞿，九州爲稗穅。積之以萬殊，蒸之以陰陽。其陶鑄也，充隆吹累，剛柔清濁，象類不同，呼吸含吐。

「恭柏榮」，注之曰：

九絶獸，神禽也，罔起此在乎群麗，擥揟乎激奇之際，終年不足以極其變，萬殊不足以適其内，日月不足以曜其目，八澤不足以遊其足，青雲爲卑，九垓爲淺，八紘爲小，四極爲近。以此變動無常，恒入芥子之内，玉晨之玉竇，太微之威神矣。「玄玄即排起」、「調彈恭柏榮」並是神虎隱文揮神詩中句。如今再注之，乃取楊雄玄爲論中語，更小增損易奪之，故當是理符義會，可得然也。

3夫心與治遊乎太和，唯唐虞能充其任矣；神與化蕩乎無境，唯伏羲能承其統。故二十五絃之具，非牙、曠不能以爲神；弓矢質的之具，非羿、(逢)【逢】蒙不能以爲妙耶。此一篇亦是玄爲論中語，不知此復以何所明喻耳。猶如引抱朴外篇博喻中語也。凡有異處，皆以朱書爲別如此也。

4若夫奇神儵詭，恢譎無方，陰陽之所煥育，川澤之所函藏，則羲和浴日於甘淵，烏飛司景於扶桑，江妃登湄而解佩，二女禦風於瀟湘。潛蛟龍戰於玄泉，蕃丘喪馬於淮陽，靈洲海運於南極，東山遥集於帝鄉，驊騮抗轡於巨龜，江使感夢於宋王。是以洞庭雖廣，濟之不容刀；盧龍雖峻，越之不崇朝。嵴山懸嶺，絶闊千仞，束馬綿竹，則安樂歸晉；遼海泱瀁，横帶天渠，公孫不競，則其亡忽諸。若夫飛(壺)【狐】、白馬，即墨、天山，三江之浸，九河之源，尚曷足語哉！吾子飛軒結駟，駕眄林薄，徒聞山河之寶，魏國所以未究。夫吴起一言，而武侯心怍也。此二條是庾闡揚都賦中語也。凡四條，並異手書之，小度青紙，乃古而拙。此既與真書相連，故並存録，相隨載之也。楊君。

5秦始皇作長安渭水横橋，廣六丈，南北三百八十步，六十八間。漢時，橋北置都水令丞，領徒千五百人，署屬京兆。董卓壞之，魏武帝更作，廣三丈，今橋是也。〔夫鍾，瑞物也，當金氏之世有六鍾，將必見乎晉朝。五霸諸侯，厥德過之，故六鍾嘉瑞耳。非復耳，事誤子孫也。預告，寧無邑邑乎。〔二〕此注下四十八字，黄民手所妄益。是載義（羲）【熙】十二年，霍山崩出六鐘，故欲附會宋祖，輒立此辭。而不知事類大乖，追可忿笑。

6 秦爲阿房殿，在長安西南二十里。殿東西千步，南北三百步，上坐萬人，庭中可受十萬人。二世爲趙高所殺於宜春宫，宫在城南三里，二世葬其傍。司馬相如所云「墓蕪穢而不修」者是也。

7 秦斂天下兵器，鑄以爲銅人十二，置此十四字共一行，行前魚爛，餘十在，今足令成字如此。之諸宫。漢時皆在長安，董卓壞以爲錢，餘二人，徙在青門裏東宫前。魏明帝欲徙詣洛，載至霸城，重不能致。今在霸城大道南，胸前有銘曰：「皇帝二十六年，初兼天下諸侯，以爲郡縣，正法律、均度量，大人來見臨洮，身長五丈，足迹六尺。」秦丞相蒙恬、李斯所書也。一缺失「秦」字。廟中鍾簴四枚，皆在漢高祖廟中，魏明帝徙二枚詣洛，故尚方南銅駞巷中是也。

8 漢昭帝平陵、宣帝杜陵二銅鍾在長安。夏侯征西，欲徙詣洛，重不能致之，在青門裏道南，其西者是平陵鍾，東者杜陵鍾也。此後少始皇陵一事。鴻門在始皇陵北十餘里，漢書云

〔二〕「夫鐘」以下四十八字，原爲雙行小字注文，據日校改。案：陶弘景既已注明爲許黄民所增，應非以「墨書細字」書寫。

「張良解厄於鴻門」者也。

9秦王、應是楚王，作秦王誤耳。項籍以沛公爲漢王，都漢中，而分關中爲三秦，章邯爲雍王，都(大)〔犬〕丘，今槐里是也。司馬欣爲塞王，都櫟陽，今萬年縣是也。董翳爲翟王，都高奴。高奴縣在咸陽西北，今(雀)【省】。高祖自漢中北出，襲三面，皆平之。漢書云「乘釁而運，席卷三秦」者也。此三縣，今皆有都邑故處也。此後少十五、六條事，當是零失也。

10杜陵，宣帝陵也。宣帝少依許氏在杜縣，葬於南原，立廟於曲池之北，號曰樂遊廟，因苑爲名也。徙關東名族四十五姓，以陪杜陵。司馬相如吊二世云「臨曲江之隑洲」，謂曲池也。此一條增損，語小異，不解那得(始)〔如〕〔二〕此。

右此前十條，並楊君所寫録潘安仁關中記語也。用白牋紙，行書，極好，當是聊爾抄其中事。

11東方有赤氣之内有詠言曰：「小鮮未烹鼎，言我巖下悲。」此是東華宮中歌詩之辭。「整控啓素鄉，河靈已前驅。」此兩句是揮神詩中之辭。

〔二〕「如」，原作「始」，據章本改。

12「風伯不摇條，神虎所挾扶。」十一月二十四日，儵忽之間，聞洞房中云在丹幞㊀謂應是「幞帳」字。〔二〕中，有如人聲讀書如此。此是存洞房三真事。并前條並楊所自記所感聞之事也。

13得書，知洗心謝過，甚敍虚心，相行復來。張生頓首。覺題云許君。

14近知來有北行事，恨不面。今致黄長命縷一枚，後復果不？張生頓首。覺題云楊君。

15夢見一人似女子，著鳥毛衣，賫此二短折封書來。發讀覺，見憶昔有此語，而猶多有所忘。又夢後燒香，當進前坐。此並記夢見張天師書信。云張生者，即應是諱。今疏示長史，故不欲顯之。又見系師注老子内解，皆稱「臣生稽首」，恐此亦可是系師書耳。

16興寧三年四月二十七日，楊君夢見一人，著朱衣籠冠，手持二版，懷中又有二版。召許玉斧，出版，皆青爲字，云召作侍中。須臾玉斧出，楊仍指「此是許郎」。玉斧自説：「我

〔二〕「㊀」及注文「謂應」句，「裝」，原作「帳」，據韋本改。注文「謂應」句，原脱，據韋本補。

應十三年，今便見召，未解儀體。」向人答：「若爾，可作刺。」玉斧作，屬道「未解儀典，方習厲之，言須十三年」，向玉斧揖而去。此掾書，半紙，是口受，寫楊君所夢，故猶内楊事中。侍中之位，所謂侍帝晨者也。版青爲字，即青籙白簡也。

17　四月二十九日夜半時，夢與許玉斧俱座，不知是何處也。良久，見南嶽夫人與紫陽真人周君俱來，坐一床，因見玉斧與真人周君語曰：「昔聞先生有守一法，願乞以見授。」周君曰：「寡人先師蘇君往曾見向言曰：『以真問仙，不亦于應作「迂」字。今周君傳中亦有此經。〔一〕乎？』僕請舉此言以相與矣。」玉斧曰：「情淺區區，貪慕道德，故欲乞守一法爾。」言未絶，周君又言曰：「昔所不以道相受者，直以吴傖之交，而有限隔耳。周是汝陰人，漢太尉勃七世孫，故云傖人也。君乃真人也，且已大有所稟，將用守一何爲耶？」言訖，豁然而覺，竟不知在何處。此夢甚分明，故記之。

18　四月九日戊寅夜鼓四，夢北行登高山，迷淪不寤，至明日日出四五丈乃覺。覺憶登山半日許，至頂上，大有宮室數千間，鬱鬱不可名。山四面皆有大水，而不知是何處。某因

〔一〕「于」及注文「應作」句，「于」，原作「迂」，據章本改。注文「應作」句，原脱，據章本補。俞校曰：「『迂』字，世本作『于』，下注云：『應作迂字。按周君傳中亦有此經。』」

仰天，天中見一白龍，身長數十丈，東向飛行空中，光彩耀天。因又見東面有白衣好女子，亦於空中行，西向就白龍，徑入龍口中，須臾復出，三入三出乃止。又還某右邊，向某。而又覺某左邊有一老翁，著繡衣裳、芙蓉冠，拄赤九節杖而立，倶視其白龍。某問公：「何等女子，徑入龍口耶？」公對曰：「此太素玉女蕭子夫，取龍炁以鍊形也。此人似方相隷爲官也。」某又問：「翁何人，來登此宇？」公答曰：「我蓬萊仙公洛廣休。此蓬萊山，吾治此上。府君故來，乃得相見我耳。」某又問公曰：「此龍可乘否？」公答曰：「此龍當以待真人張誘世、石慶安、許玉斧、丁瑋寧也。」某又問：「一龍而四人共乘耶？」公曰：「此侍晨帝官龍也，譬如世軺車朱鳥，更一日乘以上直也。」須臾間，公呼此四賢。未來之間，某與公及此女以敷席共坐山上，倶北向望海水及白龍，并有設酒食。酒中如石榴子，合食之。柈亦如世間柈，柈中鮭也。覺久久許，四人並東來，共乘一新犢車，青牛、青油重車上來，到並揖此公及某，並共語。語畢，公見語曰：「向所道四人，此則是也。」覺張誘世年可五十，石慶安甚童蒙，年可十三、四，許玉斧年如今日所見，丁瑋寧年可三十四、五許，並著好單衣，垂幘履版，惟慶安著空頂幘。公又曰：「玉斧，府君師友也。」某曰：「不然。」公又曰：「張誘世，常山人，公弟子也。石慶安，汲郡人，鉤翼夫人弟子也。才均德敵，並人士也。」公因語四人言：「君並可各作一篇詩，以見府君。老子亦願聞文筆之美言也。」於是公各付一青紙及筆各一，以與四人。四人即取曰：「但恐倉卒耳。」於是石慶安先作詩，其文曰：

靈山造太霞，竪巖絶霄峰。紫煙散神州，乘飆駕白龍。相攜四賓人，東朝桑林公。廣休年雖前，所炁何蒙蒙。寔未下路讓，惟〔一〕年以相崇。

次張誘世作詩，其文曰：

北遊太漠外，來登蓬萊闕。紫雲遘靈宮，香煙何鬱鬱。美哉（樂）〔洛〕〔二〕廣休，久〔三〕在論道位。羅併真人坐，齊觀白龍邁。離式四人用，何時共解帶？有懷披襟友，欣欣高晨會。

次許玉斧作詩，其文曰：

遊觀奇山峙，漱濯滄流清。遥觀蓬萊間，巘巘衝霄冥。紫〔四〕芝被絳巖，四階植琳璚〔五〕。

〔一〕「惟」，雲笈七籤卷九十六引作「推」。
〔二〕「洛」，原作「樂」，據韋本及雲笈七籤卷九十六引改。
〔三〕「久」，雲笈七籤卷九十六引作「人」。
〔四〕「紫」，雲笈七籤卷九十六引作「五」。
〔五〕「璚」，雲笈七籤卷九十六引作「瓊」。

紛紛靈華散，晃晃焕神庭。從容七覺外，任我攝天生。自足方寸裏，何用白龍榮。

丁瑋寧作詩，其文曰：

玄山構滄浪，金房映靈軒。洛公挺奇尚，從容有無間。形沈北寒宇，三神棲九天。同寮相率往，推我高勝年。弱冠石慶安，未肯崇尊賢。嘲笑蓬萊公，呼此廣休前。明公將何以，却此少年翰。

四人作詩畢，並以呈公。公讀畢而笑曰：「此詩各表其才性也。石生有逸才而輕邁，張生體和而難解，許生廣慎而多疑，丁生率隱而發遲。夫輕邁則真炁薄，難解則道不悟，多疑則思無神，發遲則得靈稽，所謂殊途者也。若能各返其迷，悟其所悟，不當速也！府君弟子所謂管輅請論有疑，疑則無神者矣。」

言詩畢，各起（兵）〔一〕，共下山。下山之頃，又見此女子乘白龍而北去。某與諸人步行南下，至山下，而各各别去。公曰：「復二十年，當共會於七業宫，遊此地也。」於是豁然乃悟，汗流終日，不能飲食。初下半山，見許主薄來上，相逢於夾石之間。公語主薄曰：「汝何來遲？吾爲汝置四升酒，在山上坐處。可往飲之，而還逐我。」主簿即去上山，須臾見

〔一〕「兵」，據俞本、韋本删。

還，行甚疾，未至山下相及。公曰：「美酒不？」答云：「猶恨酸。」公曰：「此太平家酒，治人腸也。（彦）【諺】曰『欲得長生飲太平』，何酸之有耶！故是野家兒也。守一慎勿失，後當用汝輔翼君。」於是共至山下，各别。某末將主簿及玉斧東去，公還上山，其三人西去。五十步，公又遣一信見告云：「許牙累府君。」某答云：「在意。」

到十日夜，某先具疏此夢，上白諸真道：「得此異夢，分明如不眠，不審是何等？願告之意。」唯紫微夫人見答云：「爾真炁內感，靈求萬方，神表八玄，形與魂翔，此實著至之象，事顯幽冥，非虛構也，如洛公語也。可密示斧子等，勿廣宣露靈中旨也。非小事哉！深慎！」衆真並笑。清靈曰：「以冥通冥也，心感洞照，南嶽君之力也。」又此一夢事，後東間寫得，既不自見本，不知誰書。所稱「某」處，是楊君又當書此以呈長史，故云「某」耳。又此四月或即是乙丑年，亦可是寅年耳。

19 十月二十三日夜，夢在一大山上，有人見告：此是蒙山大洞室中也。室四面坐相向，皆柏床龍鬚席，四壁多文字而不可了。許長史著葛帴，單衣白袷，坐東面西向；復有三人，皆錦衣平上幘，其一人自稱曰：「我趙叔臺父，昔見汝於吳下矣。」定録告云：「昔趙叔臺、王世卿亦言篤學，竟不（知）〖如〗人意，爲北明公府所引。」則是似此人之子，而不知是何時人耳。吾坐北面南向，許長史伏坐上，因引筆作書，乃沈吟思惟，良久書畢，即見示曰：「此書可通否耶？」書曰：

「日月之道，虔晟再拜。今奉佳晝酒盃盤一具於南方。來年六月，可以入郭。遣送之事，好而又好。水火之期，求我於大木之日矣。「晟」猶是「成」音。漢時亦有人名此。有學之而不得者，未有不學而得之者也。信哉斯言！」右長史寫青紙上，因以見示。〖意中云：作此書，欲以刻名也〔二〕。〗

登難之曰：「郭是何義？」長史答曰：「是洞中似郭，非冢墓之郭也。」又難曰：「何以爲虔？」又答曰：「虔者，敬之始。下有『文』字，敬之文耳。」又難曰：「何以爲晟？」答曰：「晟者，日下成。侍日成而月得耳。」三錦衣人同讚曰：「幸哉，幸哉！學不可欺，往來至道之時。」此一條楊自記所夢事，不知是何年。云「六月入郭」，未測（斯）斯〔三〕徵也。此上半行被剪除，正應是稱姓名耳。

20 許先生前潛景逸世，隱光九霄，冥神洞觀，頤光靈府，幸甚幸甚！平昔周旋，纏綿盟

〔二〕「意中云」十一字，原爲雙行小字注文，日校以爲乃「墨書細字」者，是，據改。俞本此句亦爲雙行小字注文，作「意中云：欲以作此書刻名」。韋本缺此頁。

〔三〕「斯」，原作「斯斯」，俞本、日校以爲衍一字，是，據刪。

誓，超羣先覺，獨造方外。先生年乃大楊君三十歲，先生初入東山時，楊始年十六；絶迹時，年十九。如此明楊小便好道也。自隔暉塵，行已今日，東眄雲漢，涕先言隕。伏想玄宫融和，所莅休宜，時乘八風，平蕩滓翳，六天攝威，消滅魔氣。願使真正之信，流行三元，玄無之感，變無窮矣。君前臨發，頻煩想夢，所見贈惠，手跡爲信。既感冥通，銘（得）【德】之（後）【厚】，儵忽未頃，如覺千載，適能得之，奇而難解，所謂微乎妙哉，微乎妙哉！近即疏記所夢，密呈。此先生被試後，楊君因書與之也。一書麻紙，極好。此是寫本，所以得存耳。

21 羲頓首頓首。陰寒，奉告，承尊體安和以慰。未得覲，傾企。謹白，不具。楊羲頓首頓首。

22 羲白：公第三女昨來，委瘵，旦來小可，猶未出外解。群情反側，動靜馳白。

23 頃疫癘可畏，而猶未歇，益以深憂。

給事許府君侯。此六字折紙背題。

24 羲白：一吏事，近即因謝主簿屬鄭西曹。鄭西曹亦以即處聽，但事未盡過耳。事過便列上也，自己以爲意。此段陳胄、王戎之徒，實破的也。謹（曰）【白】。此書失上紙。

25羲頓首頓首。奉告，承尊體安和以慰。劉家昨夜去，使人惻惻，似中後定也。羲明日早與主簿至墓上省之也，晚或復覲。楊羲頓首頓首。

26先昨亦得車問，想當不審，且以惋怛之。自非研玄寶精，有凌霜之幹者，亦自然之常也。

長史許府君侯。此六字題折紙背上也。

27羲白：奉賜絹，使以充老母夏衣，誠感西伯養老之惠。然羲受遇過泰，榮流分外，徒銜戢恩眷，無以仰酬。至於絹帛之錫，非復所當。小小供養，猶足以自供耳。謹付還，願深見亮。羲白。

28羲白：此間故爲清淨，既無塵埃，且小掾住處亦佳。但羲尋還，不得久共同耳。尋更白。羲白。此二條共紙書。又似失上紙。

29羲頓首頓首。宿昔更冷，奉告，承尊體安和以慰。此覲返命，不具。楊羲頓首頓首。

30 羲白：得主簿書云野中異事，郄書別答，奉覲乙〻〔一〕，謹白。此背無題，恐失下紙。

31 羲頓首頓首。旦白反，不散風燥，奉告，承安和。行奉（勤）【覲】白書，不具。楊羲頓首頓首。

32 羲白：雲芝法不得付此信往，羲別當自齎。謹白。

長史許府君侯，【侍者白】〔二〕。此九字題折紙背。尋楊與長史書，上紙重「頓首」，下紙及單疏並名「白」。又自稱名，云「尊體」，於儀式不正可解。既非接隸意，又乖師資法，正當是作貴賤推敬長少謙揖意爾。侍者之號，即其事也。都不見長史與楊書，既是經師，亦不應致輕。此並應時制宜，不可必以爲（唯）【准】。

33 羲頓首頓首。吉日攸慶，未覲延情。奉告，承尊體安和以慰。羲燒香始訖，正爾當暫還家靜中，晚乃親展。謹白，不具。楊羲頓首頓首。

34 羲白：野中未復近問，然華新婦已當佳也。惟猶懸心，奉覲乙〻。

〔一〕「乙〻」，即「乙乙」，重文符。下第34條同。

〔二〕「侍者白」，原爲雙行小字注文，據俞校改。

35羲白：承今日穫稻，昨已遣陳伋經紀食飲，守視之。謹白。長史許府君侯。此六字題折紙背。應在山廨中答書，十月五日也。

36羲白：符書訖，有答教事，脱忘送。適欲遣承，會得告。今封付，别當抄寫正本以呈也。不審竟得服制蟲丸未？若脱未就事者，當以入年爲始耶？羲前所得分者即服，日日爲常，不正聞有他異。唯覺初時作，六七日(聞)〖間〗，頭腦中熱，腹中校沸耳。其餘無他，想或漸有理。謹白。

37羲白：主簿、孝廉，在此奉集，惟小慰釋。小掾獨處彼方，甚當悒悒。羲比日追懷，眷想不可言，上下頃粗可。承行垂念。謹白。

38羲白：昨及今比有答教事，甚忽忽，始小閡爾。頃在東山所得手筆及所聞本末，往當以呈，比展乃宣。羲白。

39羲白：奉告，具諸一二動靜。每垂誨示，勞損反側。羲白。

40羲白：五色紙故在小郎處，不令失也。謹白。

41羲白：明日當【往】東山，主簿云當同行，復有解厨事，小郎又無馬。羲即日答公教，明日當先思共相併載致理耳。不審尊馬可得送以來否？此間草易於都下，彼幸不用，方欲周旋三秀，數日事也。謹白。右此前五書，並是在縣答長史書。或是單疏，或失上紙也。

42義白：許東興昨中後見顧，主人猶小設，亦不覺久。垂當去，張泓續至，其時日猶可也。奉告云「扶關入門，甚爲異事」，由義不能節適酒食，量宜遣賓。伏用悚息，願復察恕。謹白。此事在都答書長史，當在護軍府中時。

43義白：承撰集得五十許人，又作敍，真當可視。乃益味玄之徒，有以奬勸，伏以慨然。義聞似當多此比類。暮當倒笈尋料，得者遣送。謹白。已具紙筆，須成，當自手寫一通也。願以寫白石耳，願勿以見人。此當是責石方，或是五公腴法。楊書自此後並是掾去世後事，不知誰領録得存。當是黄民就其伯間得也。

44義白：漢書載季主事，不乃委曲。嵇公撰高士傳，如〔一〕爲清約。輙寫嵇所撰季主事狀讃，如别謹呈。洞房先進經已寫，當奉，可令王曠來取。一作已白，恐忘之，謹又白。

〔一〕「如」，俞本作「殊」。

今所有紅牋紙書者，即是此也。

45 羲白：承昨雨不得詣公，想明必得委曲耳。明晴，暫覲乃宣。羲白。此三書似失上紙，並是在都時答。

46 羲頓首頓首。晴猶冷，奉告，承尊體安和以慰。比復親展，反命不備。楊羲頓首頓首。

長史許府君侯，〖侍者白〗。此九字題折紙背。

47 羲白：季主學業幽玄，且道跡至勝，乃當在卷之上首耶。東卿君大歎季主之爲人，又羨委羽之高沖矣。承撰集粗畢，極當可視，未覩華翰，預已欣歎。奉覲一二，謹白。所書東卿論季主事，本別書青紙，與此不相隨，今在第四篇中。

48 所撰要當令得七十二人，不審已得幾人？若人少者，亦當思啓冥中，求其類例也。然造一段作，且當徐徐，未可便出也。亦欲自繕寫一通呈明公。明公常所存棲，乃希心於此者也。羲白。

49 羲白：孔安國撰孔子弟子亦七十二人，劉向撰列仙亦七十二人，皇甫士安撰高士

（宗）〔二〕亦七十二人，陳長文撰耆舊亦七十二人。此陳留耆舊也。此一書首尾具而不見題，當是函封也。

50義白：別紙事，覺憶有此。乃至佳，可上著傳中也。輒待保降，當咨呈求姓字，亦又當見東卿。此月内都當令成畢也。動静以白。此又失上紙。書語是初送神仙傳答也。「保降」者，須保命君來也。又注此并書，並似在縣下時，非京都也。

仙傳猶未得治益，要當（代）【待】東卿至，乃委曲耳。昨日更委曲，再三讀之，故爲名作，益以慨然。符待晴當畫之。别白。

51義白：傳未得書上王生，所以爾者，欲以見東卿。東卿近來，倉卒不得啓此，須後至乃呈。尊處已别有一本，不審可留此處本否？義又欲更有所上，所上者畢，乃頓以奉還也。謹白。長史此仙傳遂不顯世，不解那得如此。恐楊以呈司命，不許真事宣行，因隱絶之也。

52不審方隅山中幽人爲已設坐於易遷户中未？聊白。方隅幽人，即謂掾也。令設虚坐於其母户

〔二〕「宗」，疑涉下形近而衍。

中耳。

53信還，須牛。明日食竟遣送。右此書失上紙。亦應是函封，在縣下時。

54羲頓首。奉反告，承服散，三旦，宣通心中。此是得力，深慰馳情。願善將和，無復感動。羲頃公私匆匆，是故替覲，小闋奉展。楊羲頓首頓首。

55承二紀有患，懸情。近得師子書，都不道病，此必輕微耳。小晴，遣信參之。謹白。

56承石生往，可念，羲乃識之。頃者甚多暴卒。亦無題，此似都下書。

57羲頓首頓首。奉告，見所疏夢并上章本末，尋省反覆。夢既是注，章亦苦到，甚以慨然。想此魍魎尋散滅耳。比行奉覲。楊羲頓首頓首。

58別疏願不以示人，諸所屈曲，奉覲一二。

59尊所疏夢，當可解爾。然大要是注氣之作也。羲白。

60羲近連亦夢小掾，有所道小云云，大都無他耳。亦欲不復信夢悟，故不上白耳。尊疥患未和，多當是注炁小動，所以爾耳。上章根具，亦當足滅之。謹白。

61羲白：昔得小掾細白布、青紙、香珠之屬，然此逼左道虛妄之說，是故不復稍說耳。

自當以此物期之甲申也。諸所曲屈，筆不能盡。謹白。自掾去後，楊多有諸感通事。長史既恒念憶，故楊每及之也。世中多不愜信幽顯，所以不欲備說。爾來已經太元九年、元嘉二十一年兩甲申矣，不知此所期謂在何時，謂丁亥數周之甲申乎？

62義頓首頓首。奉告，承尊體不和，餘疢連動，懸情灼灼。想當偶爾行損，承欲章書自陳，亦足以斷注鬼之害也。夢悟亦不可專信，惟當以心鎮之耳，尋復平承。楊羲頓首頓首。

63承紀謁者還，欣之。尊已相見，問其委曲邪？謹白。

64自小掾去世後，（咯）【略】無月不作十數夢見之。又於睡卧之際，亦形見委曲也。所言所行，如平存爾。然不信既著，遠近所嗤，不敢復言之也。

65見告，今具道夢，聊復以白，願不怪忤。若尊意爲此爲罔罔者，願見還，當即以付火。此書無題，亦是函封。掾恒面來共記，託以睡夢耳。于時諸遊貴，或聞楊降神，信者多所請問，不信者則興誚毁，故有此言以厲之。

真誥卷之十八　握真輔第二

1 三月十九日夜，夢小掾來，在此靜中坐，良久，自説：「小茅山三會水處，極可看戲。向從四平山中來，路上見叔父，持火炬滿手，欲以作變。先生可向阿郎道。如此鬼火，使人口噤不得語。此物乃化爲風，先生知之不？」小掾又曰：「方山大有倏叔草，異佳，葉乃大，昨乃大取。近乃失去布複袪，欲就先生乞此衣。」掾兩庶生叔並早亡，不知此當是誰者。方山即四平山，所謂「遊處方源，常與龍伯高等爲旅」也。既採南燭，又乞複袪，則在洞中者猶須衣食，故云「杜廣平亦伐薪貿糧」，而況今洞上之士乎！斯真豈復不知斷穀，特是不應爲之耳。

2 小掾又曰「今塟處不吉，斷墓脉多所」云云。右十九日夕所夢。此則前書所（六）【云】以白者。如此則掾亦還塟舊墓。雖曰虛塚，猶須吉地。

右與長史書。今所見真手者訖此。

3 ㊀㊀前少一行，又闕失上兩字。情兼，無以喻懷。尋省來告，粗承同之，僕尋往，相見近矣。

比者翹注，良不可言。給事安和即長史也。以十九日南州，二十二日當還。功曹已入，昨相見慰懷。功曹，掾庶長兄小名揆者也。方尔悠悠，未卒歸也。將琴絃之陰德乎？聊當一笑。琴絃事出彭素經，房中之術也。此即日無他，公明日當復南州，與大司馬別。大司馬剋二十六發也。第七似不從征。公是簡文，爲司徒也。大司馬是桓温也，鎮在姑熟，應北伐慕容。第七似是掾叔小名嗣伯者，爲尚書郎。于時是太和四年己巳歲三月中書也。乃遠送米，將供洞齋之備耶？若君遠研玄鏡，澄聲上音，在深林之中，遐人事之跡，使此物之來，卒無緣也。於今逢耳，誠理盡備矣。洞齋即大洞齋法，今有真書小訣。如此則掾是備行上品七卷耳。

4想所寫已了，校當令熟。秋冬之間，其經當復示也。不知是何經。明年，掾便遁化也。

5故服飢不？春草生，此物易尋，想數詣玄水之處逍遥也。僕此月必往，敘其不久。南燭，冬乃不彫，春時色味彌好。既呼爲飢，則是掾合服石和者，所以定録云「次服飢飯，兼穀無違」。但一劑千祀，其事不同耳。即不知玄水在何處也。

6亦不煩屬李，李疾病未攝事。承田已爲勞，意敕語陳暉，如此必有秋望也。此誠小小，不暫勞君意者，則事去矣。

7給事云：「南州還，當并急。四月半間，欲至東山，想無差錯矣。」比更告。茶一簿。直注行下云「茶一簿」，未正可解。當爲寄與掾也。茶則是茗，掾患淡飲所須，兼亦以少寐也。

8一日不見君，常恐鄙悋之心已生矣。君未復能屑屑中出於風塵之間耶！右八條楊書，並是在都送還山與掾。失上紙。此書師與弟子，灼然作「君」、「僕」，用古體也。

9承給事體氣如故，且甚延悚念。侍省惶懼辭正爾。燒香入靜具啓，夜當根陳情事，使盡丹苦之理。動靜別白，尋更承問。此少上紙，似在縣下答虎牙，道長史病事。

10糊連給事前後書，上啓神母，因書小掾并呈前後答神母云。小掾截留給事書，唯餘此見還。此亦（是）【與】虎牙，是掾去後事也。神母，應是南真夫人。右楊君在此所寫外書及自記夢事，并與答長史兩掾諸書疏，及有存録者記此。又別有紀事酬答真人書，已在前篇中。

長史書：

11暮卧，先存斗星，在所卧席上。

12暮卧存星之時，皆先陰呪星名，然後存耳。祝畢，乃存星，安卧其中也。然後密叩齒，祝九星之精。右二條，長史抄修洞房事。

13見斧云：「酉年學，戌年當歸。戌年道炁當行天下。云從戌年當受法。」此一條是掾去後所記。掾記是庚午年，去此戊年，即應癸酉、甲戌年。「受法」者，是就其真人受經「二奔之道」，十一年成真。故定録云「復十六年，乃覩我於東華」者也。

14經云：「主諸關鏡聰明始。」此黃庭經中語。九月十七日，已一百九十過。

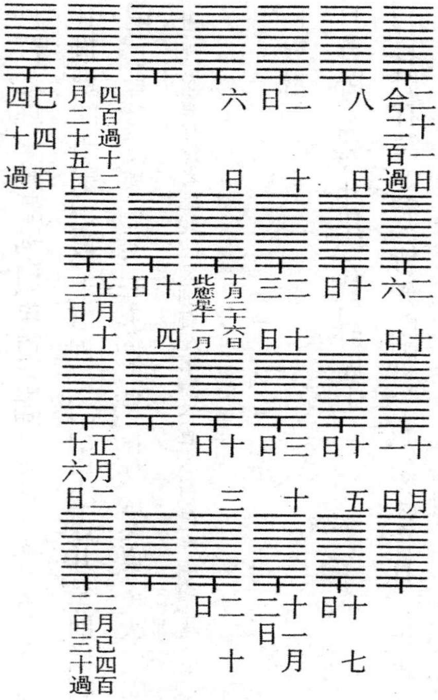

已上並是朱畫、朱書。

九月二十六日夜始。此前後間中細字注者，皆真手也。自别復一紙。既有兩九月，便是一〔二〕年中事，其間亦恐多有零落不存。

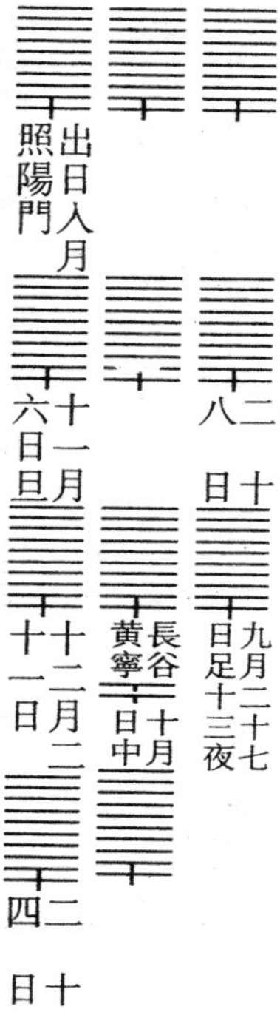

已上並是朱畫、朱書。

右此是長史自讀黃庭遍數也。朱墨雜畫者，是因修用時遇得筆便題記之耳。云「長谷」、「出日」等，亦是經中語，當是讀至此句，忽有事應起，故疏誌處也。

15 大洞真玄，張錬三魂。出惡夢祝。

16 太上高精，三帝丹靈。出善夢祝。此二條事本經並應出大丹中，今以抄出，别已在第五篇中。

17 太都天録，顯於玄宮。出紫文仙相。

〔二〕「一」，韋本作「二」。

18左目童子。出五神經。
19仙者，心學。出二十四神經也。
20先閉炁二十四息。出紫文玄闕事。
21行之十八年。亦是玄闕事。
22大帝玄書。玄闕符事。
23徒行事而不知神名，還精而不知服此符。亦玄闕事。
24魄唯得飲徊水月精。出紫文拘魂祝(云)【文】。
25吾是天目。出飛步經祝。
26三啄齒，太元上玄。夢冢墓祝。今在第三篇。
27魄唯聽飲月黄日丹。紫文制魄祝。
28沐浴祝太上高真。出九真經傳祝。
29制蟲丸。出蘇君傳。
30季道、思和。似是記憶二茅君字，疑作「道」字是誤耳。
31玉簡青録，高閣刻石。出空常祝語。
32石精玉馬，照知鬼形。亦是空常祝語。

33苞山下有石室銀户，方圓百里。

34崑崙山下有黄水，名曰日月水，飲者得仙。此二條未知何出，未見其事。

35告王君使傳知真者，告青童使傳成真者。夫知真者，謂知真而得真；成真者，謂勤求而獲真耳。出消魔經序。凡此者當皆是略記其旨，自以備忘耳。

36正月四日、二月八日、三月十一日、四月十六日、五月二十日、六月二十四日、七月二十八日、八月十九日、九月十六日、十月十三日、十一月十日、十二月七日。

右老子拔白日。此是太清外術事，似長史自抄用。

37正月庚申、二月辛酉、三月庚戌、四月癸亥〔一〕、五月壬子、六月癸丑、七月甲寅、八月乙卯、九月甲辰、十月丁巳〔二〕、十一月丙午、十二月丁未。

右上帝煞害日，不可請乞，百事無宜。此諸日皆是隨月支干衝破凶日也，可以類求之，亦恐非真受。雖百事無宜，而常所脩行，或值諸吉，恐不可闕也。

〔一〕「癸亥」，俞校曰：「似當作辛亥。」

〔二〕「丁巳」，俞校曰：「似當作乙巳。」

38所謂靜室者，一曰茅屋，二曰方溜室〔一〕，三曰環堵。制屋之法，用四柱三桁二梁，取同種材。屋東西首長一丈九尺，成中一丈二尺，二頭各餘三尺，後溜餘三尺五寸，前南溜餘三尺。棟去地九尺六寸，二邊桁去地七尺二寸。東南開户，高六尺五寸，廣二尺四寸。用材爲户扇，務令茂密，無使有隙。南面開牖，名曰通光，長一尺七寸，高一尺五寸。在室中坐，令平眉。中有板床，高一尺二寸，長九尺六寸，廣六尺五寸，薦席隨時寒暑，又隨月建周旋轉首。壁墻泥令一尺厚，好摩治之。此法在名山大澤、無人之野，不宜人間。入室，春秋四時皆有法。然此蓋本道相承道家之一事耳，不足爲異也。粗要知，是以及。道機作「靜室法」，與此異，恐是別有告受者，而不知審的。今存想入室，亦可依之。或云應有經也。

39以正月十五日，尚書省中直，乞夢非常，皆靈仙真像，多所道其子孫慶。以閏月二日夕，又夢仙靈共會，吾請乞佳應，又見有(厶)缺失一字。非常好。以月半中，忽見九老先生乘軺引從詣吾，相見欣然，云「連在宣城四十日，始還」。問吾消息，云：「今至蕪湖，二十三日當還，還當省。」吾得見之，欣然。此是作餘姚還爲尚書郎時也。

〔一〕「方溜室」，上清道類事相卷四引作「萬溜屋」。

40以閏月四日夕，夢綵物如旛形，皆舒著席上，或如畫，或如錦繡，文字煥炳如言，可解而不可解，愈舒愈更奇異。云是楊舍人物，時亦不見楊君也。意言當寫取，云「須能畫人整頓」。所未常見，當有十許旛。（太）〖永〗和八年閏十月，而楊君年二十三，簡文始爲司徒，恐未爲舍人。亦恐是後年諸閏耳。

41十一月十二日，夢棺器露有水。

42十二月十八日左右，夢以鐵釵刺玄武。此玄武恐是所言墓之玄武也，非所存龜蛇者也。

43二十一日，夢見天子。天子當年十六七許，在殿上。此應康帝時，不知是何年。

44重復夢見在一處懸嶮，自放落下岐危。遥見劉升遠與語「從此當迴還」。迴還道難，得一（細）【紐】，以手巾穿之。見吾〔二〕城扶助，吾遂得迴旋。右六條並長史自記夢事。

45十月九日，（詭）〔跪〕上厨五人，旨南山治。此長史自記事。「旨」應作「（旨）【指】〔三〕」。謂指誓雷平山宅淨（金）【舍】也。牙詣夫人，（詭）〔跪〕當用雙金環。汝無，吾當具交以謝恩也。

〔二〕「吾」，韋本作「吴」。

〔三〕「指」，原作「旨」，據俞本、韋本改。

46厚若有金貫，便以奉夫人，云以謝吏兵。華功曹至意密語新婦脱「婦」字。令知，密之，密之！若無便，可以二雙金環奉（跪）〔䞈〕，勿忝勿忝！若欲得體上所寶玩者爲好。華功曹似是華僑，而後又云楊意旨，恐是非也。厚似是虎牙婦也。

47吾近日疏與汝，説二君應有（詭）〔䞈〕，其夕即有誥，云「吾二人吏兵若無功（詭）〔䞈〕，後小子不復爲人使」。楊意旨中謂可用釵，小君即言「釵所以導達開通，自可用也」。新婦有金釵即可用，可停貫也。先詣夫人，次詣二靈，汝疇量之。汝索鐶如一日疏，新婦銀釵亦可用。良無，便當用鐶。吾停汝辭，須（詭）〔䞈〕當（詭）〔䞈〕，辭繼其下也，不復別作。此書即涉前事也。

48得佳清閑，云敕汝修内經，是保命，汝不答漠漠，不當爾。然此非常意，皆發自冥妙，當作本末答，當奉行此意。口又無言，爲不可也。内經或應是黄庭。不爾，即應是洞房中法耳。

49陶休以二百紙與汝，吾留百枚。檢陶譜，長史婦親屬不見名休者。

50斧白：米已當向盡，汝餉之。此是供染爲青餅者。

51還告云：「汝當小不佳，防之。」還是易還夫人也。右此七條並長史與虎牙書。

右許長史在世抄記經中事目及夢，并與兒書有存録者，訖此。其與真靈書，已別在前卷中。

52先生自寄神炁，投景東林，沐浴閑丘，乖我同心。每東瞻滄海，歎逝之迅，西眄雲涯，哀興内發，髣髴故鄉，鬱何壘壘！將欲身返歸塗，但矯足自抑耳。於是靜心一思，逸憑靈虚，登巖崎嶇，引領仰玄，冥志扉上，遊雲竦真，始覺形非我質，遂亡軀（遂）【逐】神矣。浪心飈外，世路永絶，足樂幽林，外難一塞，建志不倦，精誠無廢，遂遇明師，見授奇術，清講新妙，玉音洞密，吐納平顔，鍊魂保骨，沖氣夷泯，無復内外也。此則王世龍等所受服玉液諸法也。

但恨吾遭良師之太晚也，反滯性之不早矣。吾得道之狀，艱辛情事，定録真君已當説之矣。崇賴成覆救濟之功，天地不能渝也。謂應作「踰」字。此則是定録所説被試事也。

聞弟遠造上法，上清諸道也。偶真重幽，雲林降也。心觀靈元，謝過法也。炁陶太素，五神事也。登七闕之巍峩，飛天堮也。味三辰以積遷，日月五星。虚落霄表，精（郎）【朗】九玄，此道高邈，非是吾徒所得聞也。亦由下挺稟淺，未由望也。然高行者常戒在危殆，得趣者常險乎將失，禍福之明，於斯而用矣。道親於勤，神歸精感，丹心待真，招之須臾。若念慮百端，狹以營道，雖騁百年，亦無冀也。三官急難，吾昔聞之在前；重論排遣諸試難事，得爲爾前通也。七考之福，既以播之於後，子（何）【阿】功業，當復延及長史父子也。因運乘易，不亦速耶！幾成而敗，自己而作，試校千端，因邪而生耳。想善加苦心勞形，勤諸功德，萬物云云，亦何益哉！斧子蕭蕭，其可羡也。各不自悟，當造此事。斧獨何人，享其高乎？歎獨絶超邈也。師友之結，得失所宗，託景希真，在於此舉也。吾方棲神岫室，蔭形深林，采汧浴不應安散水，而猶作「谷」字。〔一〕之幽芝，掇丹草以成真矣。成真之辭，小爲夸激。昔約道成，當還（詭）〔跪〕信。雖未都通徹，粗有髣髴，亦欲暫偃洞野，看望墳塋，不期而往，冀暫見弟。因緣簡略，臨書增懷。映謝。「從曾祖本名映，改名遠遊。」此十字榮弟注。右一條，先生被試後，因事長史，于時應已在蓋竹山。定録云辰年當暫出還人食（詭）〔跪〕，則此應是丙寅、丁卯年中書也。

53 掾，泰和元年八月，服六甲符。此靈虛六甲法。別有經。

54 泰和二年，太歲在丁卯，正月，行迴元道。此是謝過法。別有經。

55 泰和二年二月中，行空常。此飛步別法。

56 泰和二年四月，服青牙。此青牙始生法。世未見經。

57 泰和二年七月，行日月在心泥丸之道。右五條，共一片紙記。

58 存日月在泥丸法，泰和二年六月行。前云七月，而此云六月，字當有舛誤者。此即服日月芒法。

59 泰和三年五月，行奔二景道。此則儀璘之法。雖已有抄事，未見大經。（又）【右】二條又別一片紙，

〔一〕「浴」及注文「不應」句，「浴」，原作「谷」，據韋本改。注文「不應」句，原脱，據韋本補。

朱書，不與前事相連也。

60 二月三日夜，□□脱失兩字，應似是名。夢鄭白夫人：「道之交有内密而外疏者，鄭之區區，今即是也。當與嶒姑俱來。」鄭者，鄧芝母也，與易遷夫人周旋，故夢於掾，以結芝冥津。嶒姑，未測是誰。交夢亦應是二、三年二月中也。

61 四月二十七日夜半，夢見一女子，著上下青綾衣，與吾相見。自稱云「我是王眉壽之小妹也」。相見時，似如在山林之間。云「明日可暫出西門外，有犢車白牛，皮巾裹僕御頭者，是我車也。後別相詣於貴解」。因口喻作詩如別：「乘炁涉淥津，採藥中山巔。披心煥靈想，蕭蕩無悟言。願與盛德遊，驂駟騁因緣。榮塵何足尋，疾激君清玄。苟能攝妙觀，吐納可長年。」王眉壽之小妹，即中候夫人也。掾既未接真，故假夢以通旨。而有「榮塵」之句，又恐非掾矣。

62 泰和元年六月五日夕，夢忽聞天上有金石鍾鼓之音，仍仰看，見彩雲如虹，氣狀爽爽，彌漫天上，從東直西趣。意中謂是女靈行，或呼爲元君。忽復如從路上行，欻然已過。玉斧又將主簿追望，唯見輦輿，後從朱衣人，皆迴還見禮。路邊有一人，白衣，似卜師，因見語云：「君體羸不堪事，可專修所行，勿雜他事。若不專，君當得病。君不見信者，自當得夢。」此人自稱姓滕。主簿即兄虎牙也。

63七月向末，玉斧夢身體飛揚，豁然入一屋，下累床，南向坐，自謂是合日揚光顛迴五辰之道。此語出消魔經，太上之辭焉。見一人在東面立，手舒卷書，看見如畫圖像山岳狀，下輒有書說。亦與執書人語良久。

64八月三日夕，夢忽有一人弊衣長形容，從一小兒來，如佝簫。「簫」作「嘯」旨，謂如今佝嘯賣物人也。坐與玉斧語，乃說上道事。斧仍驚愕，更危坐。須臾，將進内户，大論上道，顧小兒：「莫令人見我外鼓。」斧問：「樂耶？」謂鈞天廣樂上清之曲也。云：「不來。欲得可取之爾。君自當得鈞樂。」因問鈞樂幾人，答曰：「十人一鈞，大法乃至於萬，不知道至十萬。」仍覺，復眠，又夢見卷書，見玉斧書先舒，惟見後是王君事，似四輔傳盡共在上，多論王君學道時。見語「學道歷年事，自可須二三年間邪」。意甚敬此人。未得拜，便覺。末見主簿亦在坐。

65泰和元年八月三十日夕，夢得一帙，有四小卷書，云是神母書，或云是傳。皆以青細布爲（秩）【帙】，（秩）【帙】兩頭紅色，書皆是素。時先生亦在間，又爲玉斧書此傳〔一〕上篇於户外壁辟方素上。其字似符，或如獸像。帙布亦不正似布。謹記。先生即楊君也。

66泰和三年三月二十五日夕，玉斧夢行，見天上白雲彌滿纏合，甚下而不高，仰望雲

〔一〕「傳」，俞校曰：「『傳』字，世本作『得』字。」

間，時有空處，狀如山穴。東行數步，覺東北有大道，便順道行，得一深室，或如石室，白炁從室中出，又似水鬱勃，來冠玉斧身。時急坐，亦不恐。向炁忽散，見室裏有牀席器物，殊整潔。意中自謂是靈人所住止處。仍向室拜叩頭訖，請乞。室内有一穴，玉斧復從此前進。穴内甚急小，不得前。意復更欲進，忽見一人在室外語玉斧「未可進，尋當得前」。乃向此人再拜揖而退。又見送至道上，説玉斧應受書之言，極殷勤委曲，當勤存南真夫人。使三人送玉斧，令通板橋。初出，又見犢車中有二露頭年少，與向人言笑。未至所住，便覺。欣願靈悟，如夢之告。謹以記之。右七條並掾自疏記夢事。于時區區之心，亦與隱居今日何異。

67 三月八日拜疏。玉斧言：鄭恨還，奉敕。尊猶患飲，痛不除，違遠竦息，陰臑。願今湌食無恙。即日此蒙恩，牙近至此便西，願早至。謹及啓疏。玉斧再拜。

玉斧言：尊欲得六甲符，似在句容牙處。斧都不以書來山中，願就牙器中料。謹啓。此六甲符非靈飛也，當是(在)〔左〕〔一〕右玄録也。

玉斧言：承近三日會流盃，尊亦作詩，後信願寄還。謹啓。

〔一〕「左」，原作「在」，據韋本改。

鹽茗即至，願賜檳榔，斧常須食。謹啓。恒須茗即檳榔，亦是多痰飲意，故云「可數沐浴，濯水疾之痕也」。此書體重，小異今世。呼父爲尊，於理乃好，昔時儀多如此也。

68四月十七日拜疏。玉斧言：漸熱，不審尊體動靜何如？願飲漸覺除，違遠燋竦，急假願行出。即日此蒙恩，謹及啓疏。玉斧再拜。

玉斧言：有檳榔，願賜。今暫倩徐沈出，至便反。謹啓。

69四月十八日拜疏。玉斧言：昨徐沈啓願即至。漸熱，不審尊體康和？飲漸覺除，違遠戀竦。牙如常，揆時得出。斧粗蒙恩，謹及馮令史啓疏。玉斧再拜。揆是庶長兄也。

70四月二十一日拜疏。玉斧言：陰熱，不審尊體動靜何如？飲覺蒙恩。陳輝來，尊今日當至。斧近齋，唯尊來，餘人難相見。願道路安穩。小史在户内使，不欲經遠或淹。謹及陳輝啓疏。玉斧再拜。此亦明真齋，惟在斷外人避淹而已。小史當是其名，而猶進小兒於室内使者，貴勝人自不能躬親猥碎也。

玉斧言：揆、牙亦得暫還此安穩。謹啓。

71四月二十三日拜疏。玉斧言：奉敕昨夜，至慰馳竦。熱，願尊體餐食無恙。未得侍見，戀慕。且陳滕啓疏，願已至。謹及啓疏。玉斧再拜。

玉斧言：楊舍人弟病委頓，爲懸耿，想行當佳。謹啓。前楊書云老母，今此云弟，唯兩事顯耳。

其餘親族，皆莫之聞。

72四月二十八日拜疏。玉斧言：昨奉敕，慰竦息。陰炁，願尊體無恙。飲覺除，違燋竦。謹及啓疏。玉斧再拜。

玉斧言：錢即與田主，此間都無，復密付二升餘。華新婦欲得少許，願分之，亦長在中。謹啓。山家貧（險）【儉】，亦殊爲契闊。華新婦，即牙妻也。

73五月四日拜疏。玉斧言：節至，增感思。濕熱，不審尊體動靜何如？飲猶未除，違遠竦灼。服散，微得飲水，猶是得益。願彼大小無恙。尊五日當下，願必果。謹遣扶南啓疏。玉斧再拜。

玉斧言：陳鹿至，尊賜脯及蒸葱，即至帝都，已還。東甚得◯◯◯◯。失四字。謹啓。

從「二十三日」來凡三書。長史並似在縣下家中時也。

74玉斧言：承舍人下，恐過句容，未進此。湛家穀猶未熟。今遣朱生出參，願尊即令生反。得穀，願爲都作米，此無可舂者。若至，便當就合，恐藥草燥，得米下船，乃可採草。謹啓。

玉斧言：此間釜小，可正一斛，不與甑相宜。又上稻應得釜用，都有大釜容二斛已上者。願與諸藥俱致，無見可否？足借，斧當於縣下。少一行十許字。謹啓。此求米及大釜，皆是作飢飯所須也。云「穀未熟」，當在九月中。此一書，長史在都下。

右八條，掾在山與答父書。于時長史在都及縣下也。

右此並掾在世間所記事及書有存録者訖此。又有與真靈辭，具在前篇。

真誥卷之十九　翼真檢第一

真誥敘録

真誥運題象第一，此卷並立辭表意，發詠暢旨，論冥數感對，自相儔會，分爲四〔一〕卷。真誥甄命授第二，此卷並詮導行學，（誠）【誡】厲愆怠，兼曉諭分挺，炳發禍福。分爲四〔二〕卷。真誥協昌期第三，此卷並修行條領，服御節度，以會用爲宜，隨事顯法。真誥稽神樞第四，此卷並區貫山水，宣敘洞宅，測真仙位業，領理所闕。分爲四〔三〕卷。真誥闡幽微第五，此卷並鬼神宮府，官司氏族，明形識不滅，善惡無遺。分爲二卷〔四〕。真誥握真輔第六，此卷是三君在世自所記録及書疏往來，非真誥之例。分爲二〔五〕卷。真誥握真檢第七，此卷是標明真

〔一〕「四」，韋本作「上下二」。此入藏時所改。下同。

〔二〕「四」，韋本作「上下二」。

〔三〕「四」，韋本作「上下二」。

〔四〕「分爲二卷」，韋本無。此入藏時所增。下同。

〔五〕「分爲二卷」，韋本無。

緒，證質玄原，悉隱居所述，非真誥之例。分爲二卷〔一〕。

右真誥一藴。其十六〔二〕卷是真人所誥，四〔三〕卷是在世記述。

仰尋道經上清上品，事極高真之業；佛經妙法蓮華，理會一乘之致；仙書莊子内篇，義窮玄任之境。此三道足〔四〕以包括萬象，體具幽明。而並各二十〔五〕卷者，當是〔法〕〔六〕璇璣七政，以齊八方故也。隱居所製登真隱訣，亦爲七貫。今述此真誥，復成七（日）【目】。五七之數，物理備矣。

夫真人之旨，不同世目。謹仰範緯候，取其義類，以三言爲題。所以莊篇亦如此者，蓋長桑公子之微言故也。俗儒觀之，未解所以。

〔一〕「分爲二卷」，韋本無。
〔二〕「十六」，韋本作「五」。此入藏時所改。下同。
〔三〕「四」，韋本作「二」。
〔四〕「足」，韋本作「右」。俞校曰：「『足』字，世本作『右』。」
〔五〕「二十」，韋本、俞本作「七」。案：原應作「七」，此爲入藏時所改。俞校曰：「『各並二十卷』，世本作『七卷』，是入藏分作二十卷時易之，文理大舛。」今姑存底本之舊。
〔六〕「法」，原脱，據韋本補。

真誥者，真人口受之誥也，猶如佛經皆言佛説。而顧玄平謂爲「真迹」，當言真人之手書迹也，亦可言真人之所行事迹也。若以手書爲言，真人不得爲隸字；若以事迹爲目，則此迹不在真人爾。且書此之時，未得稱真，既於義無旨，故不宜爲號。

南嶽夫人傳載青籙文云：「歲在甲子，朔日辛亥，先農饗旦，甲寅羽水，起安啓年，經乃始傳。得道之子，當修玉文。」

謹推按晉曆，哀帝興寧二年太歲甲子，正月一日辛亥朔，曆忌可祀先農。四日甲寅羽水。正月中炁。「羽」即雨也。起者，興也；安者，寧也，故迂隱其稱耳。如此則興寧二年正月，南真已降授楊君諸經也。今檢真授中有年月最先者，惟三年乙丑歲六月二十一日定録所問。從此月日相次，稍有降事。

又按：中候夫人告云：「令種竹(比)【北】宇，以致繼嗣。」又云：「福和者當有二子，盛德命世。」尋此是簡文爲相王時，以無兒所請，於是李夫人生孝武及會稽王。福和應是李夫人私名也，于時猶在卑賤。孝武崩時年三十五，則是壬戌年生，又在甲子前二歲。如此，衆真降楊已久矣。

又：定録以乙丑年六月喻書與長史，云「曾得往年三月八日書」，此亦應是癸亥、甲子年中也。

又按：愕緑華以升平三年降，即是己未歲，又在甲子前五年。此降雖非楊君，楊君已知見而記之也。

又按：乙丑歲，安妃謂楊君曰：「復二十二年，明君將乘雲駕龍，北朝上清。」則應以太元十一年丙戌去世。如此二十許載，辭事不少，今之所存，略有數年，尋檢首尾，百不遺一。

又按：衆真未降楊之前，已令華僑通傳音意於長史。華既漏妄被黜，故復使楊令授，而華時文迹都不出世。

又按：二許雖玄挺高秀，而質撓世迹，故未得接真。今所授之事，多是爲許立辭，悉楊授旨，疏以示許爾。唯安妃數條，是楊自所記録。今人見題目云「某日某月某君喚許長史及掾某」，皆謂是二許親承音旨，殊不然也。今有二許書者，並是別寫楊所示者耳。

又按：掾自記云「泰和三年行某道」，二録是二年受，自三年後，無復有疏。長史正書既不工，所繕寫蓋少。今一事乃有兩三本，皆是二許重寫，悉無異同。然楊諸書記，都無重本。明知唯在掾間者，於今頗存，而楊間自有，杳然莫測。自楊去後六七年中，長史間迹亦悉不顯。

又按：今所詮綜年月，唯乙丑歲事最多，其丙寅、丁卯各數條而已。且第一卷猶可領略次第，其餘卷日月前後參差，不盡得序。

又按：凡所注日月某受，多不書年。今正率其先後，以爲次第。事有斷絶，亦不必皆得。又本無年月及不注某受者，並不可知，依先闕之。

又按：真授説餘人好惡者，皆是長史因楊請問，故各有所荅，並密在許間，于時其人未必悉知。

又按：併衿接景，(陽)〔楊〕〔一〕、安亦灼然顯説。凡所興「有待」、「無待」諸詩及辭喻諷旨，皆是雲林應降嬪儷侯事義，並亦表著。而南真自是訓授之師，紫微則下教之匠，並不關儔結之例，但中候、昭靈亦似別有所在，既事未一時，故不正的的耳。其餘男真，或陪從所引，或職司所任。至如二君，最爲領據之主。今人讀此辭事，若不悟斯理者，永不領其旨。故略標大意，宜共密之。

又按：二許應修經業，既未得接真，無由見經，故南真先以授楊，然後使傳。傳則成師，所以長史與右英書云：「南真哀矜，去春使經師見授洞房。」云云。而二許以世典爲隔，未崇禮敬，楊亦不敢自處。既違真科，故告云：「受經則師，乃恥之耶？」然則南真是

〔一〕「楊」，原作「陽」，據韋本改。

玄中之師，故楊及長史皆謂爲玄師。又云「疾者當啓告於玄師，不爾不差」，而長史與右英及衆真書亦稱「惶恐言」者，此同於師儀爾，實非師也。

又按：楊書中有草、行多儳黵者，皆是受旨時書。既怱遽貴略，後更追憶前語，隨復增損之也。有謹正好書者，是更復重起以示長史耳。

又按：三君手書，今既不摹，則混寫無由分別，故各注條下。若有未見真手，不知是何君書者，注云「某書」。又有四五異手書，未辨爲同時使寫、爲後人更寫，既無姓名，不證真僞，今並撰録，注其條下，以甲乙丙丁各甄別之。

又按：書字中有異手增損儳改，多是許丞及丞子所爲，或招引名稱，或取會當時，並多浮妄，而顧皆不能辨，從而取之。今既非摹書，恐漸致亂或，並隨字注銘。若是真手自治，不復顯別。

又按：三君手迹，楊君書最工，不今不古，能大能細。大較雖祖效郄法，筆力規矩，並於二王。而名不顯者，當以地微，兼爲二王所抑故也。掾書乃是學楊，而字體勁利，偏善寫經畫符，與楊相似，鬱勃鋒勢，迨非人功所逮。長史章草乃能，而正書古拙，符又不巧，故不寫經也。隱居昔見張道恩善別法書，歎其神識。今覩三君跡，一字一畫便望影懸了，自思非智藝所及，特天假此監，令有以顯悟爾。

又按：三君手書作字有異今世者，有龜、龍、虚、華、顯、服、寫、辭、闕、關之例，三君同爾。其楊「飛」，掾「飛」。楊「我」，掾「我」。楊「靈」，長史「靈」、掾「靈」。楊「真」，長史「真」。楊「師」，掾「師」。楊「惡」，長史「惡」。此其自相爲異者。又鬼「魔」字皆作「摩」，「淨潔」皆作「盛潔」，「盛貯」皆作「請貯」，凡大略如此，亦不可備記。恐後人以世手傳寫，必隨世改動，故標示其例，令相承謹按爾。此諸同異，悉已具載在登真隱訣中。

又按：三君書字有不得體者，於理乃應治易，要宜全其本跡，不可從實。闇改則澆流散亂，不復固真。今並各朱郭疑字，而注其下。

又按：三君多書荆州白牋，歲月積久，或首尾零落，或魚爛缺失，前人糊搶，不能悉相連補，並先抄取書字，因毁除碎敗。所缺之處，非復真手。雖他人充題，事由先言。今並從實綴録，不復分析。

又按：三君書有全卷者，唯道授（是）〔一〕二許寫，酆都宮記是楊及掾書，並有首尾完具，事亦相類。其餘或五紙三紙、一紙一片，悉後人糊連相隨，非本家次比。今並挑（扶）【拔】，取其年月事類相貫，不復依如先卷。

〔一〕「是」，原脱，據韋本補。

又按：衆真辭（百）【旨】，皆有義趣，或詩或戒，互相酬配。而顧所撰真迹，枝分類别，各爲部卷，致語用乖越，不復可領。今並還依本事，并日月、紙墨相承貫者，以爲詮次。

又按：起居寶神及明堂、「夢祝」、（述）〔术〕[三]敘諸法十有餘條，乃多是抄經，而無正首尾，猶如「日芒」、「日象」、「玄白」、「服霧」之屬，而顧獨不撰用，致令遺逸。今並詮録，各從其例。

又按：有未見真本，復不測有無流傳，所記舛駁不類者，未敢便頓省除，皆且注所疑之意，各於條下。

又按：所載洞宫及諸山仙人氏族，並欲以外書詳注，出其根宗，恐大致顯泄，仰忤冥軌。唯有異同疑昧者，略標言之。其酆宫鬼官，乃可隨宜顯説。

又按：此書所起，以真降爲先，然後衆事繼述。真降之顯在乎九華，而顧撰最致末卷。

又：先生事迹，未近真階，尚不宜預在此部。而顧遂載王右軍父子書傳，並於事爲非。今以安記第一，省除許傳，别充外書神仙之例。唯先生成仙之後與弟書一篇，留在下卷。

又：長史書即是問華陽事，華陽事仍是答長史書。强分爲兩部，於事相失。今依旨還

〔三〕「术」，原作「述」，據章本改。

爲貫次。又顧所記二許年月，殊自違僻。今謹依真嗳檢求，又以許家譜參校，注名異同，在此卷後。

又按：三君書迹，有非疏真嗳，或寫世間典籍，兼自記夢事及相聞尺牘，皆不宜雜在真誥品中。既寶重筆墨，今並撰録，共爲第六一卷。顧所遺者，復有數條，亦依例載上。

又：真誥中凡有紫書大字者，皆隱居別抄取三君手書經中雜事，各相配類，共爲證明。諸經既非聊爾可見，便於例致隔，今同出在此，則易得尋究。又此六篇中有朱書細字者，悉隱居所注，以爲誌別。其墨書細字，猶是本文。

真經始末

伏尋上清真經出世之源，始於晉哀帝興寧二年太歲甲子，紫虛元君上真司命南嶽魏夫人下降，授弟子瑯琊王司徒公府舍人楊某，使作隸字寫出，以傳護軍長史句容許某并（弟）【第】三息上計掾某某。二許又更起寫，修行得道。凡三君手書，今見在世者，經傳大小十餘篇，多掾寫；真嗳四十餘卷，多楊書瑯琊王即簡文帝在東府爲相王時也。長史、掾立宅在小茅後雷平山西北，掾於宅治寫修用，以泰和五年隱化，長史以泰元元年又去。掾子黃民時年十七，乃收集所寫經符祕籙歷歲。于時亦有數卷散出在諸親通間，今句容所得者是也。元興三年，京畿紛亂，黄民乃奉經入剡，長史父昔爲剡縣令，甚有德惠，長史大兄亦（又）【久】在剡居，是故投憩焉。爲東闡馬朗家所供養。朗一名温公。朗同堂弟名罕，共相周給。時人咸知許先生得道，又祖父亦有名稱，多加宗敬。錢塘杜道鞠，即居（十）【士】京産之父。道業富盛，數相招致。于時諸人並未知尋閱經法，止禀奉而已。

至義（義）【熙】中，魯國孔默崇信道教，爲晉安太守，罷職還至錢（瑭）【塘】，聞有許郎，先人得道，經書具存，乃往詣許。許不與相見，孔膝行稽顙，積有旬月，兼獻奉殷勤，用情甚至。許不獲已，始乃傳之。孔仍令晉安郡吏王興繕寫。興善有心尚，又能書畫，故以委之。孔還都，唯寶録而已，竟未修用。元嘉中，復爲廣州刺史。及亡後，其子熙先、休先，才學敏贍，竊取看覽，見大洞真經説云「誦之萬遍，則能得仙」，大致譏誚，殊謂不然。以爲仙道必須丹藥鍊形，乃可超舉，豈有空積聲詠，以致羽服。兼有諸道人助毁其法，或謂不宜蓄此，因一時焚蕩，無復孑遺。此當是冥意不欲使流傳於外世故也，後熙（光）【先】等復與范曄同謀被誅也。

王興先爲孔寫，輒復私繕一通。後將還東修學，始濟浙江，便遇風淪漂，唯有黄庭一篇得存。興乃自加切責，仍住剡山。稍就讀誦，山靈即火燒其屋，又於露壇研詠，俄頃驟雨，紙墨霑壞，遍數遂不得畢。興深知罪譴，杜絶人倫，唯書曆日貿糧，以續炁命。其子道泰爲晉安船官督，資産豐富，數來拜獻，兼以二奴奉給。興一無留納，而終乎剡山。於是孔、王所寫真經二本，前後皆滅，遂不行世。此當是興先不師受，妄竊寫用，所致如此也。

復有王靈期者，才思綺拔，志規敷道，見葛巢甫造構靈寶，風教大行，深所忿嫉，於是詣許丞求受上經。丞不相允，王凍露霜雪，幾至性命。許感其誠到，遂復授之。王得經欣躍，退還尋究，知至法不可宣行，要言難以顯泄，乃竊加損益，盛其藻麗，依王、魏諸傳題目，張開造制，以備其録。并增重（詭）〔跪〕信，崇貴其道，凡五十餘篇。趍競之徒，聞其豐博，互來宗稟。傳寫既廣，枝葉繁雜，新舊渾淆，未易甄別。自非己見真經，實難證辨。其點綴手本，頗有漏出，即今猶存。又朱先生僧標學增〔二〕諸公伯玉，語云：「天下才情人，故自絶羣。吾與王靈期同船發都，至頓破崗埭，竟便已作得兩卷上經，實自可訝。」自靈期已前，上經已往往舛雜。弘農楊洗，隆安（和）〔三〕四年庚子歲，於海陵再遇隱盟上經二十餘篇，有數卷非真。其云尋經已來一十二年，此則楊君去後，便以動作，故靈寶經中得取以相揉，非都是靈期造製，但所造製者自多耳。今世中相傳流布，京師及江東數郡，略無人不有，但江外尚未多爾。此當是道法應宣，而真妙不可廣布，故令王造行此意也。

〔二〕「增」，日校以爲衍字。

〔三〕「和」，日校以爲衍字，是，據刪。

王既獨擅新奇，舉世崇奉，遂託云真授，非復先本。許見卷袠華廣，（詭）〔跪〕信豐厚，門徒殷盛，金帛充積，亦復莫測其然。乃鄙閉自有之書，而更就王求寫。於是合迹俱宣，同聲相讚，故致許、王齊轡，真僞比蹤，承流向風，千里而至。

後又有菜買者，亦從許受得此十數卷，頗兼真本。分張傳受，其迹不復具存。菜買善行下道之教，於上經不甚流傳也。

馬朗既見許所傳王經，卷目增多，復欲更受，營理（詭）〔跪〕信，克日當度。忽夢見有一玉椀從天來下，墜地破碎。覺而發疑，云：「此經當在天爲寶，下地不復堪用。」於是便停。論馬朗雖不修學，而寶奉精至，夢既不凡，解之又善，亦應是得道人。

元嘉六年，許丞欲移歸錢塘，乃封其先真經一厨子，且付馬朗淨室之中，語朗云：「此經並是先靈之迹，唯須我自來取。縱有書信，慎勿與之。」乃分持經傳及雜書十數卷自隨，來至杜家。停數月，疾患，慮恐不差，遣人取經。朗既惜書，兼執先旨，近親受教敕，豈敢輕付，遂不與信。（我）【俄】而許便過世，所賚者因留杜間，即今（世上）〔居士〕[一]諸經書悉是也。許丞長子榮弟，迎喪還鄉。服闋後，上剡就馬求經。馬善料理，不與其經。許既慙戢，

[一]「居士」，原作「世上」，據韋本改。

不復苦索，仍停剡住。因又以靈期之經，教授唱言，並寫真本，又皆注經後云「某年某月某真人授許遠遊」，于時世人多知先生服食入山得道，而不究長史父子事迹故也。人亦初無疑悟者。經涉數年中，唯就馬得兩三卷真經，頗亦宣泄。今王惠朗諸人所得者是也。元嘉十二年，仍於剡亡，因葬白山。榮弟在剡，大縱淫侈，都不以經學爲意，所以何公在馬家快得尋寫。

馬朗、馬罕敬事經寶，有過君父。恒使有心奴子二人，一名白首，一名平頭。常侍直香火，洒掃拂拭。每有神光靈炁，見於室宇。朗妻頗能通見，云：「數有青衣玉女，空中去來，狀如飛鳥。」馬家遂致富盛，資産巨萬，年老命終。朗子洪，洪弟真，罕子智等，猶共遵向，末年事佛，乃弛廢之爾。此當是經運應出所致也。

山陰何道敬，志向專素，頗工書畫。少遊剡山，爲馬家所供侍，經書法事，皆以委之。見此符跡炳焕，異於世文，以元嘉十一年，稍就摹寫。馬罕既在別宅，兼令何爲起數篇，所以二録合本，仍留罕間。何後多換取真書，出還剡東墅青壇山住，乃記説真經之事，可有兩三紙。但何性鄙滯，不能精修高業，後多致散失，猶餘數卷，今在其女弟子始豐後堂山張玉景間。何常以彭素爲事，質又野朴。顧居士聞其得經，故往詣。尋（詣）〔二〕正遇見荷鋤外還，顧謂是奴僕，因問何公在

〔二〕「詣」，疑爲衍字。

否，何答不知，於是還裹，永不相見。顧留停累日，（謂）【請】苦備至，遂不接之。時人咸以何鄙耻不除，而失知人之會也。

何既分將經去，又泄説其意，馬朗忿恨，乃洋銅灌厨籥，約敕家人，不得復開。

大明七年，三吴饑饉，剡縣得熟，樓居士惠明者，先以在剡，乃復擕女師鹽官鍾義山、眷屬數人，就食此境。樓既善於章符，五行宿命亦皆開解，馬洪又復宗事，出入堂静，備覩經厨。先已見何所記，意甚貪樂，而（有）【扃】鐍嚴固，觀覽無方。景和元年乃出都，令嘉興殳季真啓敕封取。景和既猖狂，樓謂上經不可出世，乃料簡取真經真傳及雜⿰口受十餘篇，乃留置鍾間，唯以豁落符及真⿰口受二十許小篇并何公所摹二録等將至都。殳即以呈景和，於華林暫開，仍以付後堂道士。（秦）【泰】始初，殳乃啓將出私解。

陸修静南下，立崇虚館，又取在館。陸亡，隨還廬山，徐叔標後將下都。及徐亡，仍在陸兄子瓌文間。此中有三君所書真（受）〔⿰口受〕，後人糊連裝擒，分爲二十四篇。建元三年，敕董仲民往廬山營功德。董欲求神異，徐因分楊書一篇爲兩篇與董，還上高帝。高帝以付五經典書戴慶。戴慶出外，仍將自隨。徐因亡後，弟子李果之又取一篇及豁【落】以去。所餘惟二十一〔二〕篇，悉以還封昭臺也。

〔二〕「一」，韋本作「二」。

樓從都還，仍住剡。就鍾求先所留真經，鍾不以還之。乃就起寫，久久方得數篇。既與馬洪爲恨，移歸東陽長山。馬後遂來濳取，而誤得他經。樓中時似復有所零落，今猶應一兩篇在。其二卷已還封昭臺。

真誥卷之二十　翼真檢第二

孔璪賤時，杜居士京産將諸經書往剡南墅大墟住，始與顧歡、戚景玄、朱僧標等數人共相料視。顧先已寫在樓間經，粗識真書，於是分別選出，凡有經傳四五卷，真受七八篇，今猶在杜家。其經二（真）〔卷〕並真受，已還封昭臺。宋大明末，有戴法興兄延興作剡縣，亦好道，及吴興天目山諸玄秀，並頗得寫杜經。樓從弟道濟及法真、鍾興女傳光，並得寫樓、鍾間經，亦互相通涉。雖各摹符，而殊多麄略，唯加意潤色，滑澤取好，了無復規矩鋒勢，寫經又多浮謬。至庚午歲，隱居入東陽道，諸晚學者，漸効爲精。山陰潘文盛、錢塘杜高士、義興蔣弘素、句容許靈真，並是能者。時人今知摹二王法書，而永不悟摹真經。經正起隱居手爾，亦不必皆須郭填，但一筆就畫，勢力殆不異真。至於符無大小，故宜皆應郭填也。

（秦）【泰】始四年，終於剡，移還始寧岹山。馬智晚爲衆僧所説，改事佛法，悉以道經數十卷送與鍾，皆是何公先爲其父寫者，亦有王靈期雜經。唯四五篇并真受，六七篇是真手，不關樓所得者。其經二卷（此）〔並〕〔二〕真授等，悉已還封昭臺。鍾亡後，所餘亡，應在兄女及戚景玄處。

昔有陳雷者，東陽人，是許長史門附，謹敬有心。長史常使典看經書，頗加訓授。其亦換有所寫，兼得長史自步七元星圖。長史去後，因還東陽，義熙十三年，與東陽太守任城魏欣之兄子二人共合丹。丹成，三人前後服，服皆有神異，託迹暫死，化遁而去。雷有孫名某，號爲長樂，今居永康横江橋北。菁山道士樊仙亦頗就得所寫經書，但步圖猶在其處，今所服用，即是其本。自此前凡諸經書在處者，其篇數並別有目録。若止零牒一兩篇者，今復顯題卷目如後。

楊書靈寶五符一卷，本在句容葛粲間。泰始某年，葛以示陸先生，陸既敷述真文赤書、人鳥五符等，教授施行已廣，不欲復顯出奇迹，因以絹物與葛請取，甚加隱閉。顧公聞而苦求一看，遂不令見，唯以傳東陽孫遊嶽及女弟子梅令文。陸亡，亦隨還廬山，徐叔標後將出。徐亡，乃在陸環文間。已還封昭臺。

楊書王君傳一卷，本在句容葛永真間，中又在王文清家，後屬茅山道士葛景仙。已還封昭臺。

〔二〕「並」，原作「此」，據文意改。

掾書飛步經一卷，本在句容嚴虬家。大明七年，饑荒少糧，其里王文清以錢食與嚴求得之，因在王家。已還封昭臺。

掾書西嶽公禁山符、楊書中黄制虎豹符凡二短卷，本上虞吴曇拔所得許丞一瓠𤬪雜道書，吴以此二卷與褚先生伯玉。伯玉居南霍，遊行諸山，恒帶自隨。褚亡，留在弟子朱僧標間。後褚（弟）【第】五弟之孫名仲儼，又就朱取之。已還封昭臺。吴曇拔者，上虞且廱人，頗有才致，初爲道士，許丞以一瓠𤬪書，皆三君小小要用雜訣，以與之。其後事佛出家，悉分散乞人都盡。後又罷佛還俗，遂留宕而終。諸書（決）【訣】並未測所在。

掾書太素五神、二十四神並迴元隱道經一卷，及八素陰陽歌一卷，並東陽章靈民先出都遇得之。章于時未識真書，唯言是道家常經而已。歸東陽，以示顧，顧不即向道，仍留之，分迴元爲二卷。章後既知，方就求得，今在章間。其二景歌一卷，章已與孫公。已還封昭臺。章云：「于時又有曲素、金真、（舍）【金】華等數卷，魚爛穿壞。既未悟其真手，不知揄録，惟寫取文字而已，經本悉埋藏之也」。

掾書所佩列紀、黄素書一短卷，本許丞以與弟子蘇道會，道會以授上虞何法仁，法仁以傳朱僧標，僧標以奉鍾法師。樓居士見而求取，今猶應在樓間。

掾抄魏傳中黄庭經並復真授數紙，先在剡山王惠朗間。王亡後，今應是其女弟子及同學章靈民處。

永興有一姓解家者，昔亦經供養許郎，又得小小雜書。後菁山女道士樊妙羅，因緣得其楊書酆宮事一卷。樊亡，在其女弟子沈偶間。沈又以與四明山孔總。已還封昭臺。解家所餘，今絶蹤迹。又聞山陰及錢塘數家皆有古經，恐脱雜真書，從來遂未獲尋檢。想好學挺分之子，可殷勤求之。脱有所得，見使一覩，則瓊礫辨矣。又魏夫人小息（還）【遐】爲會稽時，携夫人（中）〖巾〗箱法衣，並有經書，自隨供養，後仍留山陰。于今尚在，未獲尋求之。

真胄世譜

此是今日（伸）【仰】述，故可稱真胄。

謹按：許長史六世祖名光，字少張，即司徒許敬之第五子也。靈帝時，兄訓及訓子相並（儻）【黨】附閹人貴盛。光懼患及，以中平二年乙丑歲來渡江，居丹陽之句容縣都鄉吉楊里。後值吳初，（事）〔仕〕〔一〕爲光禄勳，今許光禄墓是也。則肇時猶居汝南平輿。顧云「句容子阿」，謬矣。

〔一〕「仕」，原作「事」，據韋本改。

真誥云「長史七世祖肇字子阿，有振惠之功」，今檢譜，七世祖名敬，字鴻卿，後漢安帝時爲光禄，順帝永建元年拜司徒，名字與真誥不同，未詳所以舛異。安帝永初二年、三年大饑，斗米二千文，人相食，若所救活四百八人，必應在此時也。應劭漢官儀載崔瑗表云「許敬年且百歲，猶居相位」，如此，非唯陰德遠流後胤，（交）【又】自陽功著世，所以年永身安，位至台鼎。子訓、孫相，並爲三公。光來過江，奕世丕承，遂至神仙。蜀司徒許靖，字文休，是長史六世族祖；漢徵士許劭，字子將，是五世族祖；吴丞相許晏，字孝然，四世族祖，並同承十一世祖光武時許交州後。交（相）【州】子名聖卿。許姓本出炎帝時姜氏，至周武王，封許叔於許，今豫州許昌也。至周敬王十五年，爲鄭所滅，徙居山陽昌邑，因國爲姓，至交州乃移於汝南平（與）【輿】也。

敬父名甹，公府掾。

敬第五子名光，字少張，尚書郎、鉅鹿太守、少府卿。過江，值吴初，爲光禄勳。妻戴氏，同葬今句容安成里墓。爲拗造之始，縣人傳呼云許光禄墓。今墳碑顯然，並甲向。

光第二子名闕，字季優，有才學，吴尚書郎、長水校尉。妻戴氏，同葬墓次。

闕第三子名休，字文烈，優遊道素，高尚其氣。州辟别駕，不就。前妻晉陵華氏，後妻同縣葛氏，侍中葛相女，同葬墓次。

休長子名尚，字元甫，有才學令聞。吴鳳凰三年爲中書郎，年五十亡。妻同郡陶氏，即荆州刺史陶濬女，同葬墓次。

尚第二子名副，字仲先，庶生，即長史之父也。淳和美懿，州郡所稱，爲晉元帝安東參軍，又征北參軍，帶下邳太守。後爲寧朔將軍，與孔坦討沈充，封西城縣侯。出爲剡令。有風化，與謝奕兄弟周旋。值蘇峻亂，又攜親族往剡。事平，還拜奉車都尉，年七十七亡。前妻晉陵華氏，名轉，御(吏)【史】中丞華琦妹也。後妻應氏名來子，竟陵太守應彦徽女，同葬縣北大墓也。

副有八男，第一奮，一名守，字孝方，庶生。有文武才望，出繼叔父朝，爲何次道參軍。後爲所後弟夷吾所譖，康帝誅之，年三十六。妻王氏，(墓)【同】葬縣北大墓。有曾孫薈之，位至三府。

第二炤，字行明，正生，承嫡襲封。通濟有當世局度，亦爲何次道參軍，南臺侍御史，淮陵太守，年七十一亡。妻游氏，别葬縣東合留村。

第三群，字太和，正生。明爽有才幹，爲虞譚參軍，年四十四亡。妻歷陽邵氏，同葬縣北大墓。

第四邁，即先生也。

第五某，即長史也。並同正生，别記在後。

第六茂玄，庶生，早亡。母姓陳也。

第七礭，字義玄，小名嗣伯，庶生，母姓朱也。出後伯父捷。梗槩有大度，好學，出爲桓温楊州從事、謝安衛軍參軍，隨謝玄討苻堅，有功，封都鄉侯，尚書(蒼)【倉】部駕部郎、正員郎、通直常侍。後患風，不能言，隆安二年亡，年七十。妻宣城紀氏，同葬縣北大墓。

第八靈寶，庶生，早亡。母亦姓陳。

副有四女。長女名姜，正生，早亡。第二女名娥皇，正生，出適同郡建康令黄演。第三女名修容，庶生，母姓張，出適安固令晉陵弘升。第四女名暉容，與確同生，出適同郡紀詮也。

副弟名朝，字楊先，勇猛以氣俠聞，歷爲襄陽、新野、南陽、潯陽太守。後與甘卓謀討王敦，事覺，卓死，朝自裁，年五十三。還葬縣北大墓。妻葛悌女，抱朴姊也。初養奮，後自生夷吾、高子，並(又)【幼】亡。無後。

先生名邁，字叔玄，小名映。清虚懷道，遐棲世外，故自改名遠遊。與王右軍父子周旋，子猷乃修在三之敬。按手書授六甲陰陽符云「永昌元年，年二十三歲」，則是永康元年庚申歲生也。而譜云「永和四年秋絶迹於臨安西山，年四十八」，此則永寧元年辛酉生，爲少一年。今以自記爲正，絶迹時年四十九矣。娶吴郡孫宏字彦達女，即驃騎秀之孫。既離好，無子歸宗。先生得道事迹在第二卷中。定録所喻被試事，已具載焉。

長史名謐，字思玄，一名穆，正生。少知名，儒雅清素，博學有才章。簡文皇帝久垂俗表之顧，與時賢多所儔結。少仕郡主簿、功曹史，王導、蔡謨、臨川辟從事，不赴。選補太學博士，出爲餘姚令，入爲尚書郎、郡中正、護軍長史、給事中、散騎常侍。雖外混俗務，而内修真學，密授教記，遵行上道，挺分所得，乃爲上清真人，爵登侯伯，位編卿司，治仙佐治，助聖牧民。按泰和二年丁卯歲司命所告云「丙子年當去，時年七十二」，此則永興二年乙丑生，太元元年去也。而譜云「孝武寧康元年去世，年七十一」，此爲泰安二年癸亥生，爲多二年。今以真爲正。顧云「寧康元年，七十二」，又非也。

妻同郡陶威女，名科斗。興寧中亡，即入易遷宮受學。同葬縣西北二里舊墓。

長史三男一女，長男名𠠇，小名揆，庶生。郡（公）【功】曹，妻劉氏。少子名鳳遊，郡主簿。鳳遊子道伏，字明之。明之少子靜泰，字元寶，爲海平縣令。久居會稽禹井山，頗遵承家法，傳受經書，皆摹寫而已。靜泰妻同郡葛氏，唯有一子，名靈真。戊午生，今猶在會稽，亦敦尚道業，善能符書。自長史後唯有此六世孫一人而已。

中男名聯，字元暉，（少）【小】名虎牙，正生。敦厚信向，郡主簿、功曹。謝安爲護軍，又引爲功曹，除永康令、衛尉丞、晉康太守，不之官。又爲輔國司馬。安帝元興三年於家去世，年六十八，則成帝咸康三年丁酉歲生也。顧云「咸和三年生」，亦大謬。妻晉陵華琦孫，名子容。同葬江乘界新安里中。子赤孫，字玄真，篤實和隱，郡主簿、功曹，年七十四亡。有四子及孫，並早亡，今無後也。

小男名翽，字道翔，小名玉斧，正生。幼有珪璋標挺，長史器異之。郡舉上計掾、主簿，並不赴。清秀瑩潔，糠粃塵務，居雷平山下，修業勤精，恒願早遊洞室，不欲久停人世，遂詣北洞告終，即居方隅山洞方原館中，常去來四平方臺。故真誥云：「幽人在世時，心常樂居焉。」又楊君與長史書亦云：「不審方隅山中幽人，爲已設坐於易遷户中未？」亡後十六年，當度往東華，受書爲上清仙公、上相帝晨。譜云「年三十」，而不記去歲。按二録「泰和二年丁卯，時年二十七」，則是咸（寧）〖康〗七年辛（卯）〖丑〗生也。顧云「咸和六年生」，又云「司徒辟掾」，皆爲非實。自泰和三年已後，無復蹤迹。依譜，年三十，即是庚午年去世。又真誥云「從張鎮南之夜解」，而未審張解之法。耆老傳云「掾乃在北洞北石壇上，燒香禮拜，因伏而不起，明旦視形如生」。此壇今猶存歷然，則是故求隱化，早絶世塵也。事別在第二卷中。妻建康令黄演女，即姑娥皇之子，名敬儀。生黄民，乃遺還家。後離絶，又出適宛陵令戴耆之。

長史一女名素薰，庶生。出適越騎校尉晉陵華瑛子名廣。

掾子黄（名）【民】，字玄文。升平五年辛酉生，時掾年二十一。仕郡主簿，察孝廉，司農丞、南蠻參軍、臨沮令。宋元嘉六年亡，年六十九。妻西陽令葛萬安女。萬安是抱朴子第二兄孫也。

黄民長子榮（第）〖弟〗，一名預之，宋元嘉十二年亡，不知年幾。有女名道育，隆安元年丁酉生，宋孝建元（元）年甲午歲，於剡任埭山亡。世謂之許大娘，卧尸石壙，不殯，常有芳香之氣。

黄民小子名慶，宋泰始五年己酉歲，亦於剡任埭山亡，不知年幾。有女名神兒，一名瓊輝，元嘉六年己巳生，齊永明四年丙寅歲亡。世謂許小娘，東關道士多有識者。

右所承長史後如此，今唯有撰玄孫靈真而已。

楊君名羲，成帝咸和五年庚寅歲九月生，本似是吴人，來居句容，真降時猶有母及弟。君爲人潔白，美姿容，善言笑，工書畫。少好學，讀書該涉經史。性淵懿沉厚，幼有通靈之鑒。與先生、長史年並懸殊，而早結神明之交。長史薦之相王，用爲公府舍人自隨。簡文登極後，不復見有迹出。顧云是簡文師，或云博士。楊乃小簡文十歲，皆恐非實也。按真誥云「應以太元十一年丙戌去」，又云「（苦）〔若〕不奈風火，可修劒解之道，作告終之術」。如此，恐以早逝，不必丙戌也。得真職任，略如九華所言，當輔佐東華爲司命之任，董司吴、越神靈人鬼，一皆關攝之。楊先以永和五年己酉歲受中黄制虎豹符，六年庚戌又就魏夫人長子劉璞受靈寶五符，時年二十一。興寧三年乙丑歲，衆真降授，年三十六。真降之所，無正定處，或在京都，或在家舍，或在山館。山館猶是雷平山許長史廨。楊恒數來就掾，非自山居也。

右楊君事大略如此，須傳出更記。

按真誥中有云「鳳巢高木，素衣衫然」者，配况長史名也。「曾參出田」云云者，離合長史字也。許仙侯、許卿者，得真位也。給事、常侍者，在世官也。

有云「許朝」者，即長史叔南陽也。

有云「寅獸白齒」者，是虎牙也。亦直云「寅獸」者，亦云「寅客」，亦云「許虎」、「許牙」也。「許主簿」者，牙位也。「華新婦」者，牙妻也。似云名厚，即所謂許厚。「華侯」、「華書吏」者，牙婦弟也。

有云「瓊刃」者，譬訓掾小名也，即青録所載若鋒者矣。「企望人飛」云云者，即離合掾官名也。

有云「許犵子」，似是揆小名也。

有云「易遷夫人」及「斗」者，即掾母陶科【斗】也。

有云「勿憂嗣伯之（詭）〔 䠩 〕」者，即長史（第）〔弟〕〔一〕小名也。

有云「來子雖善於爾」者，即是長史後母也。

有云「當奈張者何」者，即是長史父妾也。

有云「黄娥」者，即長史（姊）〔二〕娥、掾婦母也。出適黄家，故曰黄娥，本名娥皇。

有云「演小子耳」者，即娥皇壻黄演也。

〔一〕「弟」，原作「第」，據韋本改。
〔二〕「姊」，原脱，據文意補。

有云「赤孫」者，即虎牙兒也。

登升者三人。先生、長史、掾也。

度世者五人。虎牙、黄民、榮弟、大娘、小娘。尋虎牙云「遂得不死，過度壬辰」，必是度世之限。其餘無迹顯出。黄民傳奉經業，道育亡有異徵，恐或預例，其二人亦可更在後世子孫。若必以七世爲限，則靈真之子寔鍾斯慶。

長史婦，陶威女。雖入易遷，恐此自承陶家福耳，不必關許氏五人之數也。

有云李東者，許家常所使祭酒，先生亦師之。家在曲阿，東受天師吉陽治左領神祭酒。

華僑者，晉陵冠族，世事俗禱。僑初頗通神鬼，常夢共同饗醊，每爾輒静寐不覺，醒則醉吐狼藉。俗神恒使其舉才用人，前後十數，若有稽違，便坐之爲譴。僑忿患，遂入道，於鬼事得息，漸漸真仙來游，始亦止是夢。積年乃夜半形見，裴清靈、周紫陽至，皆使通傳旨意於長史，而僑性輕躁，多漏説冥旨，被責，仍以楊君代之。僑後爲江（城）【乘】縣令，家因居焉。今江乘諸華，皆其苗裔也。華與許（氏）【世】有婚親，故長史書與裴君，殷勤相請也。若如前篇中有保命所告，則僑被罪也。今世中周紫陽傳即是僑所造，故與真誥爲相連也。

附録

明俞安期萬曆三十二年重修本校刻真誥凡例

一、真誥有刻本，有藏本。大都刻本十卷，行世久矣，入藏時分作二十卷，刻自我明。故勘校處稱目謂刻本爲「世本」，入藏者爲「藏本」云。

一、此刻先得藏本，刻成後乃得世本，即有繆誤，勢難更正。姑依藏本，仍作二十卷，其繆誤與字有兩可者，第疏之每卷之末，命曰「辨訛」。

一、條欵提頭，藏本溷亂，今既刻成，尤難更正。第於斷處，作一横截，其當别起者，悉疏之「辨訛」中。

一、難識字，考諸字書，直音其下；其有不能直音者，始用反切；其字義亦略疏二三字，附之卷末。

一、藏本注云「某事在第幾卷中」，入藏者不悟十卷已分作二十，不改舊文，舛繆可笑。今爲注明，有空行即附其下，無空行者附之卷末「辨訛」中。

一、是書余得藏本，付之某生，未經勘校，遽爾入刻。刻成，未令余勘樣本，業已布之肆中。其舛繆殊甚，以余名附校其中，竊自恥之。甲辰歲，乃購其板爲之訂正，其前署名原作「陶弘景造」，向改「造」

作「撰」，今仍改「撰」作「造」。又向作「俞安期校」，今改「校」作「訂」。凡改「造」、「訂」二字者，始爲重校本，庶其恥稍雪焉。

歷代著録、題跋及論述

舊唐書經籍志子部道家

真誥十卷。陶弘景撰。

新唐書藝文志子部神仙

陶弘景登真隱訣一十五卷，又真誥十卷。

宋崇文總目道書類

真誥十卷，陶弘景撰。

宋祕書省續編到四庫闕書目子部道書

真誥鈔一卷。

宋中興館閣書目子部道家

真誥十卷

陶宏景撰，載楊權、許長史口授仙真修煉等術。

宋史藝文志子部道家附神仙

陶弘景真誥十卷。

宋鄭樵通志藝文略道家二

真誥十卷，梁陶弘景撰。

宋晁公武郡齋讀書志神仙類

真誥十卷。

右梁陶弘景撰。皆真人口授之誥，故以爲名。記許邁、許謐、楊羲諸仙受道之説。本七卷：運題一，象甄二，命授三，協昌期四，稽神樞五，握真輔六，翼真檢七。後人析第一、第二、第四，各爲上下。

宋尤袤遂初堂書目

真誥

宋陳振孫直齋書録解題神仙類

真誥十卷，梁華陽隱居陶宏景撰，述楊羲、許邁、許玉斧遇仙真傳受經文等事。

元劉大彬茅山志

真誥十卷

明文淵閣書目道書

真誥　一部二册

真誥　一部一册

明晁瑮晁氏寶文堂書目道藏

真誥五册

明趙用賢趙定宇書目

真誥不全。欠一套。

明陳第世善堂藏書目各家部神仙道家

真誥十本

明焦竑國史經籍志子類道家

真誥十卷　陶宏景

明祁承㸁澹生堂藏書目子類道家詮述

真誥十卷，陶弘景。

真誥十册二十卷。陶弘景。運題象四卷，甄命授四卷，協昌期二卷，稽神樞四卷，闡幽微二卷，握真輔二卷，翼眞檢二卷。

明白雲霽道藏目録詳注

真誥卷一至二十。卷九有符。

華陽洞天貞白先生陶隱居集。内言句曲洞天形勝及真人鬼神事迹，並存想服术等法，實昇仙之要書也。

明趙琦美脉望館書目

真誥十本，甲；又十本，乙。

清錢曾述古堂藏書目録道藏

陶隱居真誥。

清徐乾學傳是樓書目

真誥二十卷，梁陶弘景撰，十本。

清范邦甸天一閣書目子部

真誥十卷，梁陶宏景撰，明王瓚序。

清四庫全書總目子部道家類

梁陶宏景撰。宏景有刀劍録，已著録。是書凡運象篇、甄命授、協昌期、稽神樞、闡幽微、握真輔、翼真檢等七篇。其運象篇，書末宏景敘録又作運題象，前後必有一訛，然未詳孰是也。文獻通考作十卷，此本乃二十卷，蓋後人所分析也。所言皆仙真授受真訣之事。朱子語録云：「真誥甄命篇，却是竊佛家四十二章經爲之，至如地獄託生妄誕之説，皆是竊佛教中至鄙至陋者爲之。」黄伯思東觀餘論則云：「真誥衆靈教戒條後方圓諸條，皆與佛四十二章經同，後人所附。」然二氏之書，亦存此一家於天地間耳，固不必一一別是非，亦無庸一一辨真僞也。伯思又云：「小宋太乙宫詩『瑞木千尋聳，仙圖幾弔開』注云『真誥謂一卷爲一弔』，殊不知真誥所云弓即卷字，蓋從省文，真誥音亦爾，非弔字也。」然則此書諸卷，皆原作弓字，陶宗儀説郛，蓋本於此。今皆作卷幾，亦非宏景之舊矣。

清陸心源皕宋樓藏書志

真誥二十卷，明刊本。

梁華陽隱居陶宏景撰。

王徹序。

清沈德壽抱經樓藏書志

真誥二十卷，明刊本。

梁華陽隱居陶宏景撰。

王徹序。

清瞿鏞鐵琴銅劍樓藏書目録

真誥二十卷，明刊本

梁陶宏景撰。此明俞安期依道藏本雕刻，前有高似孫、屠隆序，每卷末附音釋、辨訛，考訂文字，極爲詳慎。是書舊止十卷，文獻通考與書録解題、郡齋讀書志皆合。此本二十卷，蓋入藏時分析，説詳安期凡例。

清丁丙八千卷樓書目

真誥二十卷，梁陶宏景撰，學津討原本，明刊本。

清邵懿辰增訂四庫簡明目録標注

真誥二十卷，梁陶弘景撰，明刊本，明俞安期校刊，前後二本：張氏照曠閣刊本，即學津討原本；藏輯要本。

〔附録〕俞(善)〔羨〕長刊，劣甚。以道藏及舊本爲佳。俞本每卷末附音釋辯誤，考正文字異同。有高似孫、屠隆序(星詒)。

〔續録〕金陵叢書本

清莫友芝撰傅增湘訂補藏園訂補郘亭知見傳本目録子部道家類

真誥二十卷。

梁陶宏景撰，明俞安期校，前後二本：○學津討原本，○道藏輯要本。

〔補〕○明正統道藏本，在太玄部。已印入道藏舉要中。○明萬曆刊俞安期重修本，九行十七字。余有殘本。

＊＊＊＊＊＊

朱子語類卷一百二十六

道書中有真誥，末後有道授篇，却是竊四十二章經之意爲之。非特此也，至如地獄託生妄誕之説，皆是竊他佛教中至鄙至陋者爲之。

宋黄伯思東觀餘論卷上論弖字

小宋太一宫詩「瑞木千尋竦，仙圖幾弔開」注云「真誥謂一卷爲一弔」，殊不知真誥所謂「弖」即「卷」字，蓋從省文，真誥音亦爾，非「弔」字也。碧虚子陳景元據真誥以此字即「篇」字，蓋亦誤云。

同書卷下跋崇寧所書真誥册後

真誥所載楊、許三君往返書牘，語存而迹逸，深可嗟慨，故聊書之，殊愧詞翰不倫也。然予書格本出魏晉，知者觀之，亦可求古人之筆意。丙戌歲三月二十日書。

同書卷下跋王易簡玉仙傳後

昔東晉楊君羲，精思句容，夢登蓬巒，與洛廣休等五仙人遇，其游觀奇山峙。漱濯滄流清語，道者流，類能言之。今觀玉仙傳後所書坐玉溪、酌雲腴二夢，與楊君事殊世冥符，斯亦異矣。於戲！玉虚大漠之游，公其勉之。政和二年十一月九日，武陽黄某書。

同書卷下跋真誥衆靈教戒條後

此下「方圍」諸條，皆與佛四十二章經同，恐後人所附益，非楊、許書。

同書卷下跋瘞鶴銘後

又，其著真誥，但云己卯歲而不著年名，其他書亦爾。

宋周紫芝太倉稊米集卷四十九讀真誥

神仙不可驟得，惟積行累功有陰德于人者，乃可馴致。故真誥言之：「有英雄之才，誅暴禁亂，拓平九州，建號帝王者，永無進仙之期，坐殺伐積酷害生尤多故也。」其有若此者，「既死之後，必受書於三官四輔，或爲五帝上相，或爲四明公賓友，以助治百鬼，綜理死生」。且言秦始皇今爲北帝上相，漢高祖今爲南明公賓友，魏武帝今爲北君太傅，蜀先主爲北河侯，晉宣帝爲四明公賓友，而周文王亦爲西明公，周武王爲鬼官北斗君，皆爲上世帝王不得爲神仙者。夫神仙記人功行，不差毫釐，而今乃善惡同區，無有差別。文王視民如傷，仁霑朽骨，不過爲四明公；秦始皇以暴虐吞噬海宇，魏武帝以簒逆賊虐賢智，猶得爲北帝上相、北君太傅，此何理耶！以彼其人，當作長蛇封豕耳，豈得復爲五帝上相耶！便總言之，文王之人固已優入神仙之域，而秦、魏二主何爲乎？又別論五條，以至忠至孝至貞至廉之人，或一百四十年，或二百八十年爲一階，從此漸得補仙官。有上聖之德者，反受三官書，後二千四百年才得爲中仙。其言大率無倫，可不攻而破。嗚呼！陶弘景何人哉，乃敢妄立異論，以欺世俗如此耶？！

元俞琰席上腐談卷下

陶隱居真誥所述多有仙女下降之詩，識者之所不取，蓋隱居自爲之辭耳。朱晦庵曰：真誥末後道授篇，皆是竊佛氏四十二章經之意爲之而已。

元陶宗儀輟耕録卷二弓字

弓即「卷」字，真誥中謂一卷爲一弓。或以爲「弔」字及「篇」字者皆非。

明王瓚序韋興嘉靖二年刻本

凡聖哲有所創，則必有述之者矣。孔子集羣聖之大成而道在焉，顔、曾、思、孟擅其宗，濂、洛、關、閩闡其奧，吾無間然矣。自餘諸子，非不志於道也，克底其成者，幾何人哉！廣成、軒轅之道，與日月參光，與天地並常。而以長生久視爲至，赤松、偓佺、子喬之流，號爲優入其域者。老子五千餘言，精微具焉，魏伯陽又爲參同契以廣之。自是以還，葛稚川孝先、陶隱居並以其術鳴，然皆不能以不終而底于成也。隱居少得稚川神仙傳，晝夜研尋，輒有養生之志。齊高引爲諸王侍讀，久之，脱朝服掛神武門而去。去隱華陽洞天，遂徧歷名山，訪覔仙藥。及梁武即位，書問不絶，冠蓋相望。隱居既悟神符祕訣及辟穀導引之法，以爲神丹可成，厥後所合飛丹，色如霜雪，服之體輕，眼亦有時而方焉。卒時至八十五，所著書數百卷，不列真誥。今真誥八卷，豈傳所謂「撰而未訖者」歟？抑其弟子所紀録者歟？自古有道無仙，而廣成、軒轅之説荒幻冥怪，莫可究詰。由老氏迄於今，猶有學其學焉而未之距者，又二千餘載于兹矣。道其所道，非孔子之所謂道也。孔子之所謂道者，率吾性而已。性可以學而盡，而不克盡，則功之未至耳。仙不可强而能，而其能者，誰則覿之？隱居勤一生以爲仙，而亦捐世長逝，固未始乘羽車，駕鸞鑣以飛騰于霄漢之上，而今世之士乃有不煉精氣，不務吐納，其年齡自踰于百者，亦獨何哉？唯其遇見信之主，逢時來之運，而超然獨往，取逸丘樊，視軒冕其如浼，辭禮聘而不顧，猶爲高世之特也。真誥一書，貞詭並載，瑕瑜參陳，有如持鑑燭物者，亦有如繫風捕影者，豈其幽説賾旨，聊復爾爾，不昭示罄發，以泄其藏邪！内侍省蒼梧存誠子韋公興，性好清淨，得内養延齡之妙，嘗刻金丹大要諸書以行於世。頃獲此誥於彭澤陶仲文氏，復出貲梓之，以庋諸茅山隱居所嘗居之丹室。是其意必有默契焉者。韋公之言曰：「昔隱居讀神仙傳，以爲仰青天、覩白日，不覺爲遠矣。」吾於此亦云。嗚呼！是何獨脩真之士所樂觀哉，學士大夫有欲資博洽之識、沖遠之度者，亦所不廢也。

嘉靖元年歲次壬午夏四月朔旦

賜進士及第通議大夫南京禮部左侍郎前兩京國子祭酒同修國史經筵講官永嘉王瓚序

明屠隆序俞安期萬曆三十二年重修本

夫泠泠澗谷，水過之而有聲；蕭蕭松篁，風入之而成韻。丁當琮琤，聲爲妙聲，韻爲逸韻，其天機所流耶？故塵言不吐於素襟，靈音不出於凡竅，緊豈維神聖玄德，謦欬不凡，即塵俗中品流，亦自有敻別者。體旡稍爾清虛，則佳言霏屑；胸次不勝塵坌，則穢語喧豗，如鼓隨枹，如響應谷，弗可强也。靈人上喆，或頓轡太霄，鳴珂宸御，或隱形洞府，棲迹名山，館蘂珠翠瓔之房，披紫袿玄綃之服，飲金漿玉醴之液，餐瓊華桂膏之珍。所蒐擥者，靈飛洞元之章；所揚扢者，昇霞曜景之事。其神宅乎玄虛幽邈，其趣標乎寥廓高遐，其襟度湛於朗日冰壺，其智鑒澈於明鏡止水。以故吐爲言詞，抒爲文采，往往超世俗而究真宗，蜕塵囂而達玄旨。如靈照、中候、紫微、雲林右英、九華、西城、南岳、桐柏、小有等諸真，如八素真經、太清上經、藏天隱月、紫書金根、白簡素籙、紫度炎光、大洞真經、大丹隱書、九赤班符、金液隱芝、徊水玉精、絳樹青實、琅玕華丹、白羽紫蓋、玉珮金鐺、紫繡毛帔、白羽黑翮、金玲青帶等諸篇，弢之洞匣，則萬神呵護；行之人間，則白靈郵傳，詎正若凡俗書史，所謂藏之名山，副在京師者哉！是陶貞白真誥之所爲作也，夏蟲之徒或疑駴不信，目爲荒唐，良繇身無靈骨，心有俗情，方滯泥中，何知雲表。乃今隆觀虛華妙界，六羽邵行，及重光垂制，端寂解丸，虛極一鶴，抱虛寄靈，衆聖之飛雲上篆，語含天章，書騰霞彩，墮自碧落，降在瑤壇。予得目睹，動魄驚魂。此既不誣，彼益足信矣。按都水清靈人，幼慕青雲，夙晞白日，玄心天稟，道韻風踈，宜其絫接上真，親承寶笈。真誥之纂，夫豈偶然！隆向讀是編，庋爲帳中之祕，震維居士一旦剛而公之人人，其意更弘偉。居士文人之雄，晚窺玄理，故亦非凡品，余亦烏敢復祕諸。婆羅居士七曲遷人屠隆撰。

清錢謙益牧齋有學集卷四十六跋真誥

稽神樞第二：「淳于斟入吴烏目山中隱居，遇仙人慧車子，授以虹景丹經。」注云：「吴無烏目山，婁及吴興並有天目山，或即是也。」此未悉烏目山爲虞山别名耳。

又

真誥未見宋本。近刻經俞羨長刊定者，至改「握真輔」爲「掘真輔」，舛繆可笑。此鈔依金陵焦氏本繕寫，與道藏本及吾家舊刻本略同，比羨長刻，蓋霄壤矣。里中有二譚生，長應明，字公亮，伉俠傲物，扳附海内鉅公名士，好購書，多鈔本。客至，鄭重出眎，沾沾自喜。次應徵，字公度，此本則公度所藏也。公度紈袴兒郎，尤爲里中兒賤簡，不知其于汗簡墨汁有少因緣如是。余悲兩生身沈家乏，有名字翳肰之感，故録而存之。

清盧文弨抱經堂文集卷第十書真誥後

修練服食之事，吾不能爲也。家有此書，聊復寓目。其書事與史傳相涉者，頗差互不可考，然吾於其中得要藥焉。其曰：「念不宜多，多則正散。正散而求不病，猶開門以捍猛敵。」此在吾尤爲對證之方也。志權勢，營財利，侈觀美，極耆欲，吾早已淡然，不嬰於懷已。終日所營營者，惟在乎書策之閒。壯年矢志，欲取十三經、諸史而全校之，奪於人事，至今未畢，而年已耆矣。又經史外每見一書，輒披閱盡卷乃已，常有顧此失彼之懼。即一書中牽引衆書甚多，是以千條萬緒，紛綸交錯，事有遺忘，每費尋檢。近來多病，常爲風寒所乘，未必不由此也。雖然世短意常多，衆人皆有此病，其爲亡羊均也。吾寧讀吾書，終不願爲頑仙矣。乾隆四十三年十月二十七日書。

清孫星衍廉石居藏書記内編

右真誥二十卷，梁陶宏景撰，明俞安期校刊。前有宋嘉定間高似孫敘，稱「易如剛告予，茅山刊真誥，欲敘其略」，是此書爲宋時茅山道士刊行者。按其書記神仙降形書寫歌詩之屬，似近世所謂扶箕降仙書者。道術小數，能致鬼物，亦或有之，所云仙人名目，皆寄託也。人陽也，而接於陰，非致福之道。明鄭鄤以家數世降仙扶箕，父母信奉之，其父以仙人責過其母。温體仁附致其罪，不得，遂以此罪鄤以逼父杖母，罹於極刑，天下冤之。扶箕之弊如此，可不畏歟。

清周中孚鄭堂讀書記卷六十九

真誥二十卷，學津討原本。

梁陶弘景撰。弘景仕履，見雜家類。四庫全書著録。隋志不載，新舊唐志始載之，作十卷。崇文目、道書類。讀書志、神仙類。書録解題、通考、神仙家。宋志俱同。晁氏稱是書「皆真人口授之誥，故以爲名。記許謐、楊羲諸仙受道之説，本七卷：運提一、象甄二、命授三、協昌期四、稽神樞五、握真輔六、翼真檢七。

後人析第一、第二、第四各爲上下」。按今本作運象篇一、甄命授二、協昌期三、稽神樞四、闡幽微五、握真輔六、翼真檢七，與翼真檢篇首録合。惟運象篇作運題象爲異。然則晁氏之説爲後人傳刻之譌也。至今本作二十卷，蓋又後人所分析耳。朱子語録謂「道書中真誥後有道授篇，當是命甄授之誤。却是竊佛家四十二章經爲之。非特此也，至如地獄託生妄誕之説，皆是竊他佛教中至陋者爲之。某嘗謂其徒曰，自家有箇寶珠，被他竊去了，却不照管，亦都不知，却去他牆根壁角，竊得箇破瓶碎罐用，此甚好笑。」文公所言，亦可謂罕譬而喻矣。而前有嘉定癸未高疏寮似孫。序，尚極口稱道之，蓋失于不深考耳。